外科学

孙德俊　著

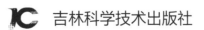
吉林科学技术出版社

图书在版编目（CIP）数据

外科学 / 孙德俊著. -- 长春 : 吉林科学技术出版
社，2021.7
ISBN 978-7-5578-8349-2

Ⅰ．①外… Ⅱ．①孙… Ⅲ．①外科学 Ⅳ．①R6
中国版本图书馆 CIP 数据核字（2021）第 127998 号

外科学

著	孙德俊	
出 版 人	宛　霞	
责任编辑	刘健民	
封面设计	长春美印图文设计有限公司	
制　　版	长春美印图文设计有限公司	
幅面尺寸	185mm×260mm	
字　　数	280 千字	
印　　张	11.75	
印　　数	1—1500 册	
版　　次	2021 年 7 月第 1 版	
印　　次	2022 年 5 月第 2 次印刷	

出　　版　吉林科学技术出版社
发　　行　吉林科学技术出版社
地　　址　长春市净月区福祉大路 5788 号
邮　　编　130118
发行部电话/传真　0431-81629529 81629530 81629531
　　　　　　　　　　81629532 81629533 81629534
储运部电话　0431-86059116
编辑部电话　0431-81629518
印　　刷　保定市铭泰达印刷有限公司

书　　号　ISBN 978-7-5578-8349-2
定　　价　60.00 元

前　言

　　外科学是医学科学中的一个重要组成部分，随着医学科学的发展，人们对人体各系统、各器官的疾病在病因和病理方面获得了比较明确的认识，加之诊断方法和手术技术的改进，现代外科学也在不断地更新变化。因此，作为外科专业的医务人员，不仅需要具有扎实的外科学基础知识与实践训练，而且还需要掌握专业领域内新的诊疗技术、治疗药物和手术方法。

　　全书主要对外科常见疾病的相关基础及临床应用进行了介绍，尤其是对各种常见病、多发病的病因、临床表现、诊断要点及治疗方法进行了阐述。本书内容全面新颖、简洁明了、深入浅出，是一本实用性很强的医学著作，可供外科医务人员以及基层医务工作者参考阅读。

　　在本书编写过程中，由于编写时间有限，书中难免存在疏漏之处，恳请广大读者及同行批评指正。

目　　录

第一章 甲乳外科疾病

第一节 甲状腺肿

一、常见病因

（一）碘缺乏

环境性缺碘是引起单纯性甲状腺肿的主要因素。外源性碘供给的充足是维持正常甲状腺功能的必要条件，在生理条件下，碘进入甲状腺，在甲状腺过氧化物酶的作用下氧化为活性碘，然后碘化甲状腺球蛋白的酪氨酸残基，经过后分子内耦联生成有生物活性的三碘甲状腺原氨酸（T_3）和四碘甲状腺酪氨酸（T_4），最后甲状腺球蛋白裂解释放和分泌出 T_3、T_4。正常情况下，碘平衡由营养源维持，成人每天需要 $100\sim300\mu g$，鱼和海产品是高碘食物，牛奶、鸡蛋、肉中碘含量很少，而大多数水果和蔬菜中几乎不含碘，高原、山区土壤中的碘盐被冲洗丢失，以至引水和食物中含碘量不足，因此我国多山地区的居民患此病的居民较多，因此又称为"地方性甲状腺肿"。由于碘的摄入不足，无法合成足够量的甲状腺素，便反馈性的引起垂体 TSH 分泌增高并刺激甲状腺增生和代偿性增大。初期因缺碘时间较短，增生扩张的滤泡较为均匀性地散布在腺体各部，形成弥散性甲状腺肿，随着缺碘时间延长，病变继续发展，扩张的滤泡变聚集成多个大小不等的结节，形成结节性甲状腺肿，有的结节因血液供应不良发生退行性变时，还可引起囊肿或纤维化、钙化等改变。

（二）致甲状腺肿物质

除了碘缺乏以外，环境和食物中的一些物质也可以引起地方性甲状腺肿。

（三）高碘

由于经常摄入超过生理需要量的碘可以导致高碘性甲状腺肿，根据流行病学的特点，可以分为散发性和地方性两大类。

根据高碘摄入的途径，地方性高碘性甲状腺肿可以分为食物性及水源性两类。

散发性高碘甲状腺肿大多为应用含碘的药物引起，如服用碘化钾合剂、结膜下注射碘化钠、碘化油造影或者饮用浓度过高的碘消毒饮水等。

发病机制：大多数人认为高碘甲状腺肿的发病机制，主要是由于碘阻断效应，又称为 Wolf-Chaikoff 效应。无论是正常人或是各种甲状腺疾病患者，给予较大剂量的无机碘或有机碘时，可以阻止碘离子进入甲状腺组织，这种现象称为碘阻断。目前多数人认为是碘抑制了甲状腺内过氧化酶的活性,从而影响到甲状腺合成过程酶的活化、酪氨酸的活化及碘的有机化过程。对过氧化酶的作用方式,有学者认为甲状腺内过氧化酶蛋白质的游离部分有 2 个活性基的酶,这个酶在 H_2O_2 作用下失去 2 个电子变成复合物 I。复合物 I 的一个活性基与 I^-(碘离子)结合并将 I^- 氧为 I(碘原子)。这个带有碘原子的复合物称为复合物 II。复合物 II 的另一个活性基再与活化的酪氨酸再结合即形成 MIT(一碘酪氨酸),并重新释放出游离的过氧化物酶。这就是碘的活化、酪氨酸活化与碘的有机化过程。当机体进入过多碘时,过氧化物酶形成复合物 II 后,碘同时占据了过氧化物酶原来用于催化酪氨酸的活性基,变成了 I(碘原子),因而 I(碘原子)与原有的 I 结合氧化为 I_2,使 I(碘原子)与酪氨酸的结合无法完成(即碘的有机化),不能形成 MIT 或 DIT,进而使 T_3、T_4 的合成减少,反馈地使垂体前叶分泌更多的 TSH,促使甲状腺增生与肥大,形成甲状腺肿。另外,碘还抑制甲状腺激素的释放的能力,因为甲状腺激素释放时,甲状腺球蛋白中的二硫键(-S-S-)要先在还原型谷胱甘肽酶的作用下还原成巯基(SH),才能被溶酶体的酶水解,然后释放出甲状腺素。但产生还原型谷胱甘肽需要谷胱甘肽还原酶,而碘对该酶有抑制作用。因而抑制了甲状腺素的释放,依上述同理,引起甲状腺肿大并可产生甲状腺功能减低。

碘阻断效应常是暂时的,而且机体可以逐步适应,这种现象称为碘阻断脱逸。这就是大多数人大剂量服碘剂后并不发生高碘性甲状腺肿的原因。

多数人认为高碘甲状腺肿,即阻断效应容易发生甲状腺本身有异常的患者,如甲状腺功能亢进、桥本甲状腺炎、甲状腺功能亢进同时长效甲状腺刺激素(LATS)、抗甲状腺球蛋白抗体、抗微粒体抗体、甲状腺刺激抗体或甲状腺抑制抗体同时存在时,自身免疫性甲状腺炎、有隐形甲状腺激素合成障碍、甲状腺功能亢进患者用[131]I 或手术治疗后等,因机体对碘阻断常失去适应能力,易导致高碘甲状腺肿。

(四)细菌感染

饮用被大肠埃希杆菌污染的水可以引起地方性甲状腺肿。

(五)微量元素

锌、硒等微量元素的缺乏可诱发单纯性甲状腺肿。

(六)生理因素

有些青春发育期、妊娠期或者绝经期的妇女,由于对甲状腺素的生理需要量暂时性升高,也可发生轻度弥散性甲状腺肿,称为生理性甲状腺肿。

单纯性甲状腺肿的病因可分为 3 类:①甲状腺素原料缺乏(碘缺乏);②甲状腺素需要量增加;③甲状腺素合成和分泌障碍。

二、临床表现

(一)甲状腺肿大或颈部肿块

单纯性甲状腺肿女性患者多见,甲状腺肿大是单纯性甲状腺肿的特征性的临床表现,患者常诉颈部变粗或者衣领发紧,甲状腺功能和基础代谢率除了结节性甲状腺肿可以继发甲状腺功能亢进外,大多正常。甲状腺位于颈前部,易于向外生长,有时可以向下发展进入胸骨后。

因此,甲状腺不同程度的肿大和肿大结节对周围器官引起压迫症状是本病的主要临床表现。

甲状腺不同程度的肿大和肿大结节引起对周围器官引起的压迫症状是本病的主要临床表现。早期甲状腺呈对称弥散性肿大,腺体表面光滑,质地柔软,随吞咽上下活动,随后在肿大腺体的一侧或两侧可以扣及多个(单个)结节,当发生囊肿样变的结节并发囊内出血时可以引起结节迅速增大。

(二)压迫症状

1.压迫气管

轻度气管受压通常无症状,受压较重可以引起喘鸣、呼吸困难、咳嗽,开始在活动时出现,以后发展到静息时也出现。胸骨后甲状腺肿引起的喘鸣和呼吸困难常在夜间发生,可随体位改变而发生(如患者上举上肢)。

2.压迫食管

食管位置靠后,一般不易受压,如甲状腺向后生长可以压迫食管引起吞咽困难。

3.压迫喉返神经

单侧喉返神经受压可以引起声带麻痹、声嘶,受压双侧喉返神经受压还可以引起呼吸困难。喉返神经可以为受压一过性也可以为永久性。出现喉返神经的症状时要高度警惕恶变的可能。

4.压迫血管

巨大甲状腺肿,尤其是胸骨后甲状腺肿可以压迫颈静脉、锁骨下静脉,甚至上腔静脉可以引起面部水肿,颈部和上胸部浅静脉扩张。

5.压迫膈神经

胸骨后甲状腺肿可以压迫膈神经,引起呃逆,膈膨升。膈神经受压很少见。

6.压迫颈交感神经链

胸骨后甲状腺肿可以压迫颈交感神经链,引起 Horner 综合征。颈交感神经链很少受压。此外,结节性甲状腺肿可以继发甲状腺功能亢进,也可以发生恶变。

三、诊断

(一)青春期甲状腺肿

(1)发生于青春发育期,特别是女性。

(2)甲状腺肿大;甲状腺看不见但易扣及或者看得见也摸得着。双叶对称,峡部肿大较明显,质地柔软如海绵状,无结节、无触痛、无震颤、无血管杂音。

(3)甲状腺肿大程度有自发性波动,可能与情绪波动和月经周期有关;身体发育、智力成长正常。

(4)血清 T_3、T_4、FT_3、FT_4 测定正常,摄[131]I率正常,甲状腺 SPECT 检查或 B 超检查显示甲状腺弥散性增大,但无结节。

(二)弥散性甲状腺肿

(1)自觉颈部增粗,持续时间较长。

（2）甲状腺弥散性肿大。一般达Ⅱ度以上肿大，左右叶对称或右叶比左叶更显著。甲状腺外形无明显改变，表面光滑或轻度隆起，质地柔软或稍硬，无明显结节、无触痛、无震颤、无血管杂音。

（3）血清 T_3、T_4、TSH 测定正常，摄^{131}I率正常，甲状腺 SPECT 检查或 B 超检查显示，甲状腺弥散性增大，但无结节。

（三）结节性甲状腺肿

（1）年龄常超过 30 岁，颈部增粗时间较长。有些患者发现有某个结节突然增大且伴有胀痛。

（2）甲状腺肿大，多为双叶不对称。甲状腺可扪及 2 个以上结节，结节大小不一，质地不一，光滑，无触痛。有时结节界限不清，甲状腺表面仅有不规则或分叶感觉。巨大的结节性甲状腺肿或胸骨后甲状腺肿可以出现与相邻器官受压的症状和体征。

（3）血清 T_3、T_4、FT_3、FT_4 测定正常，摄^{131}I率正常。但如合并有甲亢时，则这些检查会有相应的改变。甲状腺 SPECT 显示甲状腺多个结节。甲状腺 B 超可显示甲状腺结节的数目、大小、有否囊性变或钙化。

（4）巨大结节性甲状腺肿应行颈胸部 X 线检查，以了解有否胸骨后甲状腺肿，气管受压、移位及结节钙化情况。

（四）地方性甲状腺肿

除了上述弥散性甲状腺肿或结节性甲状腺肿的甲状腺检查特点外，主要是生长或长期居住在甲状腺肿流行区，有长期缺碘史。T_3 正常或升高，T_4 正常或偏低，血清 T_3/T_4 比值升高。TSH 正常，严重缺碘时 TSH 升高。24 小时尿碘排泄降低（正常值＞100μg）。甲状腺吸^{131}I率增高，高峰值提前，但可为外源性甲状腺激素所抑制。

四、鉴别诊断

甲状腺肿最重要的是与颈前区非甲状腺疾病如颈前区脂肪过多、颈部黏液水肿及颈前区其他肿块性病变（如上前胸纵隔伸出前颈部的畸胎瘤）等进行鉴别。鉴别的要点是甲状腺及甲状腺的结节或肿块可随吞咽而上下移动。鉴别有困难时，甲状腺 SPECT 检查或甲状腺 B 超检查便可明确。其次与甲状腺其他疾病进行鉴别。例如，甲状腺峡部的结节要与甲状舌管囊肿或异位甲状腺进行鉴别；弥散性甲状腺肿要亚急性甲状腺炎或淋巴细胞性甲状腺炎进行鉴别；结节性甲状腺肿的单个结节型、腺瘤型、囊肿型要与甲状腺肿瘤进行鉴别，但这种鉴别通过甲状腺外诊或 SPBT、B 超均难确定，有赖于手术切除的病理学检查。

五、治疗

（一）青春期甲状腺肿或生理性甲状腺肿

无须特殊治疗，无须服药，更不宜手术。除给予劝慰外，可嘱多食含碘丰富的食物，如海带、紫菜、海蜇等海产食物，并坚持食用碘盐。

（二）弥散性甲状腺肿

根据患者年龄及其他具体情况，有两种治疗方案。

（1）年龄＜20岁的弥散性甲状腺肿患者以内科治疗为主，不宜手术。因为手术不仅妨碍甲状腺的功能，而且复发率高。可给予小剂量的甲状腺素片服用，以抑制腺垂体促甲状腺激素的分泌，其疗效较为满意。常用剂量为甲状腺素片40mg/次或左甲状腺素片50μg/次，1次/天。用药前应检查T_3、T_4、FT_3、FT_4、TSH。3～6个月为1个疗程。每月应复查1次T_3、T_4等，以调整剂量，让患者保持这些检查项目的正常高值较为恰当。单用碘、左甲状腺素片或碘与左甲状腺素片联用3种疗法，通常6～12个月内可使甲状腺体积缩小25%～30%。治疗常用碘100～200mg/d预防复发。Meng认为，对于青少年患者，优先使用碘疗法；而对于成人，宜选择联合疗法。碘和左甲状腺素片最佳联用剂量比是2:1。单独使用左甲状腺素片是无意义的。

（2）年龄＞35岁的弥散性甲状腺肿患者因病程长，甲状腺肿大明显，往往Ⅱ度以上，且多有程度不等的压迫症状，影响患者的生活和工作或者明显影响患者的仪容者，可行双叶甲状腺次全切除术。

（三）地方性甲状腺肿

1.口服甲状腺制剂

甲状腺素片或左甲状腺素片。口服这些制剂时，要由小剂量开始，逐渐加量，对于有心血管疾病者、老年患者，使用时要慎重。

2.口服碘化物或碘化物注射

有些学者认为甲状腺结节内注射的方法容易引起感染或神经损伤，发生粘连，给以后手术造成困难，故不宜使用。

（四）结节性甲状腺肿

1.手术指征

一般宜外科手术治疗。对甲状腺外诊未扪及明确结节，仅在甲状腺B超检查发现甲状腺有小结节者，且甲状腺肿大不明显时，可先试行内科治疗，试服甲状腺素片或左甲状腺片（左甲状腺素片每50μg相当于甲状腺素片40mg），40mg/次，1～2次/天。服药期间，应每月随诊复查1次，了解甲状腺恢复情况。当甲状腺外诊，甲状腺肿大达Ⅱ度以上，可以扪及明确甲状腺结者，一般选用手术治疗，特别是对单结节型、腺瘤型、囊肿型的结节性甲状腺肿。

有下列情况之一的结节性甲状腺肿，应及时手术治疗：①胸骨后甲状腺肿；②继发性甲亢；③临床疑有恶变；④对邻近器官有压迫引起临床症状；⑤结节巨大者，影响患者生活和工作；⑥单个结节，且直径＞2cm。

近年来，有学者提出结节性甲状腺肿是甲状腺癌的癌前期病变，结节性甲状腺肿的恶变率达3%～5%，故而对结节性甲状腺肿的手术指征有放宽之势。

2.手术术式

结节性甲状腺肿手术，为不规则甲状腺切除，要根据术中对甲状腺的检查情况来灵活确定。一般来说是施行双叶甲状腺次全切除术。

（1）如术中发现结节集中在一叶，另一叶完全正常者，可以做该叶的全切、近全切除或次全切除加峡部切除，对侧如检查确无结节者，则不必处理。

（2）如双叶均有大小不等结节者，则可做双叶的次全切除或一叶的近全切、对侧叶的大部分切除或次全切除。

（3）如结节集中在一叶，另一叶仅为单个结节者，则可能做一叶的次全切除，另一叶的单个结节可行结节剜除术。

因为结节性甲状腺肿的本质是甲状腺功能低下，如手术时保留甲状腺组织过少，术后甲状腺激素将进一步减少，TSH 分泌量更多，容易引起结节性甲状腺肿的复发。故结节性甲状腺肿手术总的原则是：所有的结节一定要全部切除，正常的腺体能保留者尽量保留。不必追求规则的术式。采用不规则切除，术式灵活，操作简便，节省时间，并发症少，复发率亦低。不规则甲状腺切除术式的原则如下。

①单个或少数几个结节或结节较集中者可行甲状腺部分切除术。

②多发性、弥散性结节限于一叶者，可行该腺叶切除或大部分切除，剩余组织中若有残留结节，再予以个别摘除。

③如遇巨大结节性甲状腺肿，不易显露时，可先纵形切开甲状腺组织，在囊内将较大结节摘除，缩小甲状腺体积，便于操作。

④紧贴甲状腺固有膜游离甲状腺，操作在被膜内进行，甲状腺上、下动脉是否需要结扎，可视结节的部位、大小及腺叶切除的多少而定，一般以能控制切面出血、术野清晰为准。结节性甲状腺肿术后复发率较高，因此，术中一定仔细检查保留的腺体内有否小结节残存，此种残存的小结节是术后复发的根源。同时坚持术中快速切片检查。

3.术后治疗和随访

结节性甲状腺肿术后复发率高，且因大部分甲状腺组织被切除，故术后一定要常规服用甲状腺素片。

用法：甲状腺素片 40mg/次，1 次/天；或左甲状腺素片 50μg/次，1 次/天。在术后出院时即开始服用，至少 1 年以上。满 1 年以后，逐步试行减少服药剂量，应缓慢停药，顿然停药，导致结节复发。在服药期间应定期（1～3 个月）检查 T_3、T_4、FT_3、FT_4、TSH，根据其结果适当调整用药量。

对结节性甲状腺肿手术治疗后的病例，应长期进行随访，定期门诊复查。复查的主要内容是进行术后药物剂量的调整指导，检查有否复发结节。术后复发的主要原因是术中结节切除不彻底或术后未常规服用甲状腺素片。

结节性甲状腺肿术后复查发现有复发性结节，应做甲状腺 B 超检查及甲状腺 SPECT 检查。对其小结节者，可以服用甲状腺素片治疗观察，结节可能消失。但遇到较大的结节宜再手术切除。

六、预 防

随着对地方性甲状腺肿的普查和防治工作的全面深入开展，单纯性甲状腺肿的发病率有所降低。预防单纯性甲状腺肿的发生要从病因方面入手，要注意合理的膳食，清洁的饮用水和良好的生活卫生条件；要避免使用引起甲状腺肿大的药物。

（一）多食含碘食物

如海带、海蜇、海参、紫菜等海产品，以及豆类、大白菜、菠菜、鸡蛋、山药、芹菜、柿子、枣等含碘量较高,经常食用可以补充当地水和食物中的碘缺乏,起到预防作用。

(二)食用碘盐

我国自 1996 年起立法实行全民食盐加碘。目前国家标准(GB 5401—2000)规定的食盐加碘剂量是(35±15)mg/kg。据 2005 年国家监测报告资料,全国碘盐覆盖率 94.9%,合格碘盐食用率 90.2%,甲状腺肿患病率 5.0%(触诊法)、4.0%(超声检查法)。我国内地省、直辖市和自治区平均尿碘中位数(MUI)246.3μg/L,其中 2 个省 MUI<100μg/L;8 个省的 MUI 处于 100～200μg/L;16 个省 MUI 处于 200～300μg/L;5 个省 MUI>300μg/L。根据 2001 年国际防治碘缺乏病权威组织的建议,理想的成人碘摄入量 150μg/L,MUI 应当控制在 100～200μg/L 之间。一般来说,弥散性甲状腺肿经持续补碘 6～12 个月,甲状腺肿可回缩至正常,少数需要数年时间,但结节一般不会因补碘而消失。对甲状腺肿大明显者可以加用左甲状腺素治疗。对于甲状腺肿明显、有压迫症状者可以采取手术治疗。

防治碘缺乏病时要注意碘过量的倾向。2001 年 WHO、UNICEF、ICCIDD 提出了依据学龄儿童尿碘评价碘营养状态的流行病学标准。这个标准首次提出了"碘超足量"(MUI 200～300μg/L)和"碘过量"(MUI≥300μg/L)的概念,他们认为碘超足量和碘过量可能导致对健康的不良影响,包括碘致甲亢、自身免疫性甲状腺病和甲减,特别是在碘缺乏地区人群和具有自身免疫甲状腺病遗传背景的人群。国内学者的前瞻性流行病学研究结果显示,碘超足量和碘过量可以导致自身免疫性甲状腺炎,发病率呈 4.4 倍和 5.5 倍升高,亚临床甲减呈 11.3 倍和 12.6 倍升高。碘超足量和碘过量还可以影响抗甲状腺药物治疗甲亢的效果。

妊娠期的碘摄入量务必保证在 200μg/d。妊娠碘需求量的增加源于尿碘排泄量的增加和胎儿甲状腺和对碘的需求。轻度碘缺乏地区的孕妇因缺乏特异症状容易忽视妊娠期补碘。现已明确,妊娠期的甲减和亚临床甲减都可以导致胎儿神经发育迟缓。引起甲减和亚临床甲减的原因之一是碘缺乏。

综上所述,甲状腺肿多属碘缺乏病,是碘缺乏的一种临床表现,因地区、年龄、性别、病程长短而表现不一。其中结节性甲状腺肿为甲状腺肿的后期表现,多需手术治疗。碘缺乏是可以预防和纠正的,食用碘盐则是其主要预防措施。

第二节 甲状腺功能亢进

甲状腺功能亢进症(简称甲亢)是由于血液循环中甲状腺激素过多,引起代谢率增高和神经兴奋性增高为主要表现的综合征,是内分泌系统疾病中的一种常见病,与外科关系十分密切。对外科医师来说,主要是掌握甲亢的手术指征和围术期的处理。关于甲亢的定义,各个版本、各个学者不尽一致。《外科学》将甲亢定义为:甲亢是由各种原因引起循环中甲状腺素异常增多而出现以全身代谢亢进为主要特征的疾病的总称。《中国甲状腺疾病诊治指南》(简称《指南》)中提出的概念是:甲状腺毒症是指血循环中甲状腺激素过多,引起以神经、循环、消化等系统兴奋性增高和代谢亢进为主要表现的一组临床综合征。其中由于甲状腺体本身功能亢进,合成和分泌甲状腺激素增加所导致的甲状腺毒症称"甲状腺功能亢进症";由于甲状腺滤泡被炎症(例如亚急性甲状腺炎、安静型甲状腺炎、产后甲状腺炎等)破坏,滤泡内储存的甲状腺激素过量进入循环引起的甲状腺毒症称"破坏性甲状腺毒症",该症的甲状腺功能并不亢进。

甲亢所具有的共同特征:①甲状腺解剖形态学上的改变(甲状腺肿大或有结节);②循环中甲状腺激素增高;③临床上表现有代谢增高及神经兴奋性增高。

一、甲状腺功能亢进症的分类、病因和病理

(一)分类

确切的甲亢分类困难,故目前尚无明确的甲亢分类。临床上最常见、最为习惯的是将甲亢分为 3 类,即发性甲亢、继发性甲亢和高功能腺瘤。

1.原发性甲亢

原发性甲亢是最常见的一种。其特征是甲状腺肿大的同时伴有甲状腺功能亢进的一系列临床表现。患者年龄多在 20～40 岁之间。甲状腺腺体肿大多为弥散性,双叶基本对称,常伴有突眼。突眼是原发性甲亢的特点。因其常伴有突眼,故又称突眼性甲状腺肿。在英美文献中,称原发性甲亢为 Graves disease,即常见于文献中的 Graves 病、Flajani 病。也有不少学者称毒性弥散性甲状腺肿,《指南》称甲状腺毒症。

2.继发性甲亢

特征是先出现甲状腺肿大,经过一段时间(数月或数年)后才出现甲状腺功能亢进的相关症状。其发病率比原发性甲亢低,临床上常见的是结节性甲状腺肿基础上继发甲亢。结节性甲状腺肿并甲亢又称结节性毒性甲状腺肿、Plummer 病。患者年龄多在 40 岁以上。肿大的甲状腺呈结节状,两叶多不对称,多无眼球突出,但易并发心肌损害。常并发有心肌损害是继发性甲亢的特点。

3.高功能腺瘤

高功能腺瘤又称毒性腺瘤,较少见。高功能腺瘤腺体内存在单个或多个自主性高功能结节(AFIN),结节周围的甲状腺组织萎缩。这种自主性高功能结节是具有自主和分泌功能的结节,既不受腺垂体 TSH 的调控,又有抑制其周围正常腺体的功能。患者一般无突眼,容易与一般的甲状腺肿的患者或结节性甲状腺肿相混淆。SPECT 图像为"热结节",可为单发,也可为多发。单发结节可为腺瘤,多发结节多继发于结节性甲状腺肿,常见于地甲病流行区。内分泌学家对甲亢的研究涉及领域较多,除上述分类外,尚提供许多其他方面的甲亢类型(表 1-1)。

表 1-1　甲亢分类

常见:

1.原发性甲亢

特点:甲状腺肿大,同时有功能亢进症状

2.继发性甲亢

特点:先有结节性甲状腺肿,后并发功能亢进症状

3.高功能腺瘤

特点:甲状腺内有自主性功能结节并有甲亢症状

其他:

4.外源性碘引起甲亢(碘甲亢)

特点:摄^{131}I率下降,长期以来有甲状腺多发结节,曾用过大剂量碘剂

5.分泌促甲状腺素的垂体瘤

特点:肿瘤压迫症状(视野缺失),测定血清 TSH 升高可确诊

6.肢端肥大症伴甲亢

机制不清

7.卵巢甲状腺

特点:甲亢患者有腹水或触诊发现卵巢肿瘤,甲状腺多为结节性,卵巢放射性核素显像可确诊

8.三碘甲状腺原氨酸毒症、四碘甲状腺原氨酸毒症

特点:多为毒性结节性甲状腺肿,BMR 测定、跟腱反射半松弛时间测定有助于诊断;摄^{131}I 率正常或高,口服甲状腺片摄^{131}I 不受抑制(不低于服药前值 50%),为诊断重要间接依据;测定血清 T_3 或 T_4 升高可确诊

9.外源性甲状腺激素摄入过多

特点:常见于治疗肥胖不适当服用过多甲状腺激素

10.甲状腺癌并甲亢

11.甲状腺循环中有其他甲状腺刺激物的恶性肿瘤

特点:绒癌或葡萄胎、睾丸胚胎性癌、其他胃肠肿瘤、支气管肺癌、前列腺癌、子宫恶性肿瘤等

12.甲状腺炎并甲亢

13.其他疾病

Albright 综合征、恶性贫血、肾上腺皮质功能不全(艾迪生病)、重症肌无力

(二)病因

甲亢的确切病因,目前尚未明了。因其发病机制复杂,故其发病原因尚难确定为某一单因素。迄今为止,研究指出甲亢的发病原因可能与下列因素相关。

1.自身免疫机制因素

在近几年的研究中,发现原发性甲亢患者体内存在有 2 种刺激甲状腺的自身抗体。

(1)长效甲状腺刺激素(LATS):能刺激甲状腺功能,作用与 TSH 相似,但作用时间较 TSH 持久。

(2)甲状腺刺激免疫球蛋白(TSI)。

这 2 种物质都属于 G 类免疫球蛋白,来源于淋巴细胞,都能抑制 TSH,而与 TSH 受体结合,从而加强甲状腺细胞功能。刺激甲状腺滤泡增生,分泌大量 T_3、T_4。有学者通过对 Graves 病患者甲状腺及外周血中淋巴细胞亚群的观察,发现甲状腺内活化淋巴细胞与外周血

中甲状腺微粒体抗体(MCA)滴度密切正相关,表明甲状腺内淋巴细胞与自身抗体的产生密切相关。

2.家族或遗传因素

据曾调查过204例本病患者,发现60%有家族素质的倾向。有报道说,有1/4～1/5的甲亢患者,其近亲也患过此病。此种家族史或许意味着有某种相同的生活环境、个体特异性素质或内分泌功能异常的遗传因素在起作用。特别是有相同的免疫(尤其是淋巴-浆细胞系统)异常遗传作为基础。有学者指出,本病患者常有一种遗传体质,其解剖特征为全身的淋巴增生,而纤弱敏感的女性易患此症。

3.精神或神经受刺激因素

不少患者在发病前往往有过某种精神、神经方面的创伤,如忧虑、悲伤、惊恐和痛苦等或者因此而病情加重。有报道,在第二次世界大战期间,如丹麦、挪威等国本病的发病率一度明显增加,而战后其发病率又恢复至战前水平。不安定、不和谐的生活经历常可诱发本病的发生。有学者认为,精神创伤导致本病的发生机制与肾上腺皮质有关,剧烈的精神刺激使肾上腺发生不同程度的功能不全,缺乏足量的肾上腺皮质激素,由于得不到抑制,甲状腺持续而不受约束地分泌,导致循环中 T_3、T_4 的增加,于是甲亢发生。

4.其他因素

如性腺活动的影响、感染等。本病女性远较男性为多,尤以 30～40 岁年龄组女性最为常见。此时期正值性腺活动最兴盛的时期,甚至月经周期对甲状腺的大小和功能都有明显影响。也有些患者发病,直接发生于急性传染病之后,尤其是上呼吸道感染和急性扁桃体炎后,偶尔也可以发生在脑外伤后。有学者根据流行病分析,认为 1942—1944 年丹麦、挪威与法国的甲亢患病率显著上升是一种非特异性感染因素所致。

有些学者称精神创伤、生殖腺活动的影响及感染因素为诱发甲亢的"触发因素"。

(三)病理

甲亢患者的病理变化除甲状腺组织自身的病理改变外,涉及全身其他各器官、系统的改变。甲状腺自身变化主要是甲状腺实质的增生与肥大;其他器官的变化主要是眼睛,其次为骨骼及横纹肌。

甲亢患者甲状腺腺体的血管增多,腺细胞上皮由立方上皮变成柱状上皮。由于过度生长,切片时呈现乳头状皱襞,腺细胞活动度增强,可见高尔基器肥大,线粒体数日增多,胶质中空泡增多,基质内可见淋巴细胞、浆细胞浸润。更典型者有单核细胞聚积和类淋巴组织生发中心,病理上称"局限性甲状腺炎"。甲亢经过治疗后,甲状腺的病理切片上可见到退行性变,粒状上皮的形状、大小不等,均匀的胶质减少,基膜界限清楚,滤泡间布满毛细血管、淋巴细胞和纤维细胞。腺细胞顶端突入毛细血管腔内,杯状绒毛伸向滤泡腔内,绒毛内可见到小泡与游离的核糖体,这些绒毛大小、形态不一,有些绒毛将胶质包围,腺细胞核靠近细胞基底部,线粒体数目增多,形态较大而长,甚至有分支。内质网及高尔基体附近常能发现多泡体、致密体、胶质滴及胶质小球。嗜溶酶体常见。

原发性甲亢是全身性疾病,除甲状腺外,主要病变在眼睛,其次为骨骼及横纹肌,其他脏器也可能有一定的病理变化。如神经垂体,变化虽不显著,但有时可见易染细胞呈退行性变。用放射性碘治疗后嗜两性细胞增多,如肌细胞退行性萎缩、脂肪浸润、横纹消失、空泡形成、细胞核增生或退行性变。不同患者受损害肌肉不同,不同的骨骼肌有间质性肌炎,眼外肌最重,骨骼肌次之,心肌较轻。横纹肌肌纤维膜下有黏多糖呈弦月状沉积。心肌呈退行性变,包括灶性细胞坏死、单核细胞浸润及黏多糖沉积。骨骼有骨质疏松改变,青年女生患者尤为重。骨密质与骨疏质均受影响,有时在椎体可见纤维骨炎改变。较早报道指出,原发性甲亢患者肝脏有局灶性甚至弥散性肝细胞坏死、萎缩、硬化,包括门静脉周围的纤维化改变,曾有学者称"甲状腺功能亢进性肝硬化"。近年的报道发现,甲亢患者的肝脏与正常肝脏差别不大,但肝糖含量少,脂肪含量增多。其他如脾、胸腺、淋巴结均可呈增生性改变。

眼睛的变化主要有两个方面,即交感神经过度兴奋引起的功能异常(非浸润性)和眼眶内容物的浸润性病变。交感神经过度兴奋引起的眼功能异常时,检查患者的眼睛常可发现睑裂增宽,眼球不能向上注视,向下注视时上睑又不能随之向下,因此巩膜露出部分较多,常呈怒目凝视状态,但眼球本身并无突出。一般认为这是由于上睑肌肉因交感神经刺激过度而痉挛收缩的结果,在甲亢治愈后多能恢复正常,这种病变对视力无影响。另一种眼睛的变化为眼眶内容物的浸润性病变,这是原发性甲亢的特征,和上述功能异常的情况同时存在,但属不同性质。浸润性眼病的基本病变是球外肌肉肥厚和球后脂肪的水肿。其主要表现如下。

(1)眼眶内容物明显水肿,以致眼睑和眼眶周围组织有水肿现象,眼睑充血,结膜水肿,经常流泪畏光。

(2)球后脂肪组织大量增生,并有水肿以致眼球突出,角膜前缘一般可突出眼眶边缘外2～3mm甚至更多,因而眼睑不能闭合,往往引起角膜溃疡。有时伴有泪腺肿大。

(3)球外的眼肌肥大水肿,常伴退行性变,致使眼球运动迟钝,可有复视现象。最初出现是眼球不能向上注视,以后因内收肌麻痹而向外斜视,甚至眼球完全不能活动。眼肌的麻痹不与突眼和水肿现象同时出现,可能与重症肌无力症不易鉴别。肌无力症注射氯化乙基(3-羟苯基)二甲铵(系非洲箭毒对抗剂)2～10mg后1分钟内症状就有好转,疗效可持续若干分钟,而对原发性甲亢无作用。

(4)视神经和视网膜的损害。视网膜可因静脉充血或出血而受损害,有时有视盘水肿,视神经受累,视盘苍白,而视力大为减退。

如上所述,原发性甲亢的突眼可分为非浸润性和浸润性突眼两大类。非浸润性突眼主要是由于血中甲状腺激素过多,交感神经活动亢进,使患者上眼睑退缩,故睑裂增宽有凝视。引起浸润性突眼的原因及机制如下。

(1)垂体致突眼因素:有学者提出垂体分泌"致突眼物质"(EPS)为浸润性突眼致病因素。也有学者认为突眼的发生与促甲状腺激素不能分开,它含有"促进眼病因素"。

(2)突眼抗体:突眼患者血清中 γ 球蛋白可与眼眶组织"抗原"起反应。这些患者在"促眼病因素"存在下可和眼眶组织膜结合。因为既有内分泌因素,又有抗原-抗体反应参加,所以将突眼称"双重因素"疾病。

(3)细胞免疫:最近发现突眼患者的白细胞对球后抗原所致的移动抑制因素(MF)有反应。对同时有突眼和甲状腺疾病的患者用球后肌肉抗原、甲状腺抗原作移动抑制因素实验,都证明有细胞中介的免疫机制因素存在。反之,只有突眼而无任何甲状腺疾病者,只有对球后肌肉抗原而无对甲状腺抗原的移动抑制因素。以上提示突眼与甲亢可能是两种不同的疾病,但在病因上有密切关系。由于球后组织水肿,脂肪和黏多糖类聚积,细胞浸润,使球后组织体积增加,但因为眼眶四周骨质壁的限制,眶内压上升使眼球向前突出,淋巴液、静脉回流受阻,肌肉显著肿胀可使眼球活动受限,甚至造成眼肌麻痹。

二、临床表现

Graves病的临床症状和体征可分为与其他甲状腺毒症相似的甲亢表现(表1-2)和Graves病特有的表现——特异性眼眶病、眼病以及少见的皮肤病变。眼病很少单独存在或与桥本病并存,但它常常与甲亢同时发生或者在甲亢发生前、后发生。

表 1-2 甲状腺毒症的常见表现

症状	体征
心悸	心动过速
情绪紧张	甲状腺肿大
易疲劳	体重减轻
易动	震颤
腹泻	心房纤颤
多汗	肌肉萎缩
怕热	凝视
食欲亢进	眼睑回缩

(一)高代谢症群

常见症状有:①由于甲状腺激素分泌过多和交感神经兴奋性增高,促进物质代谢,加速氧化,使产热和散热明显增加,患者常有怕热、多汗、皮肤温暖湿润,面部皮肤红润,不少患者伴有低热,常在38℃左右。发生甲亢危象时可出现高热,可达40℃以上。②甲状腺激素可促进肠道糖吸收,加速糖的氧化利用和肝糖原分解等,可引起糖耐量异常或使糖尿病加重。甲状腺激素除影响胰岛素的分泌与作用、糖的清除和利用以外,对胰岛素受体也有影响。③甲状腺激素促进脂肪的氧化与分解,胆固醇合成、转化及排泄均加速,因而常导致血总胆固醇水平降低。④蛋白质代谢加速,引起负氮平衡、体重下降、尿酸排出增多。⑤骨骼代谢和骨胶原更新加速,尿钙磷等排出增加。⑥肌肉体积减少约20%。

(二)甲状腺肿

甲状腺只有在病理情况(甲状腺疾病)和某些生理情况下(如青春期和妊娠期),才可在颈部触摸到。Graves病患者的甲状腺一般呈不同程度弥散性肿大,为正常的2～3倍,也可呈巨大型。质地变异较大,可分软、硬、韧。通常呈对称性肿大,无压痛,随吞咽上下移动。表面一般平滑,但有时可触到分叶。严重病例,可触到震颤,通常在上极,震颤总是伴随可听到的血管杂音。震颤和血管杂音是血流增加的结果,一般呈连续性,但有时只出现于收缩期。但少数Graves病甲状腺功能亢进患者甲状腺也可正常大小,而且有20%的老年患者无甲状腺肿。

（三）精神神经系统

患者神经过敏、兴奋、紧张易激动、多言多动、失眠、烦躁多虑、思想不集中、记忆力减退，重者可出现多疑、幻觉，甚至发生躁狂症，有类似精神病表现。但也有寡言、抑郁者，以老年多见。伸舌和手平举时，可见舌和手指细颤。腱反射活跃，时间缩短等。

（四）心血管系统

1.心动过速

是心血管系统最早最突出的表现，心动过速多为窦性，一般每分钟为 $90\sim120$ 次，休息和睡眠时心率仍快，并与代谢增高程度明显相关。静息状态下窦性心动过速主要与 T_3 兴奋窦房节肌细胞 f-通道蛋白质的转录，细胞质 f-通道的电导性增加有关。

2.心律失常

以期前收缩，尤其是房性期前收缩常见，阵发性或持续性心房纤维颤动或心房扑动、房室传导阻滞等也可发生。有些患者可仅表现为原因不明的阵发性或持续性心房颤动，在老年人多见。

3.心音改变

由于心肌收缩力增强，使心搏量增多，心音增强，尤其在心尖部第一心音亢进，常有收缩期杂音，偶尔在心尖部可闻及舒张期杂音。

4.心脏扩大

病期较长的患者或老年患者，可有心脏扩大和充血性心力衰竭。如遇额外增加心脏负荷时如合并感染、β-肾上腺素能阻断剂使用不当，可影响心肌收缩力，诱发充血性心力衰竭。持久的房颤也可诱发充血性心力衰竭。出现心脏扩大和心脏杂音可能是由于长期高排出量使左室流出道扩张所致，心脏并无明显解剖学异常。

5.血压改变

甲亢患者血压改变为收缩压增高、舒张压下降和脉压增大，循环时间缩短，心搏量和每分钟排出量均增加。有时可出现毛细血管搏动、水冲脉等周围血管征。发生原因为心脏收缩力加强，心排出量增加和外周血管扩张、阻力降低所致。

6.甲亢性心脏病

见下文。

（五）消化系统

患者食欲亢进，但体重下降。少数老年患者可出现畏食，以致消瘦更加明显。有些患者可达到恶病质状态。也有少数患者呈顽固性恶心、呕吐，以致体重在短期内迅速下降。当甲状腺明显肿大，压迫食管时可出现吞咽梗死症状。由于肠蠕动增加，不少患者发生顽固性腹泻，大便次数增多，内含不消化食物。甲状腺激素对肝脏也有直接毒性作用，可致肝大，肝功能异常，转氨酶升高或黄疸，发生甲亢性肝病。

（六）血液和造血系统

1.白细胞总数偏低

本病末梢血中白细胞总数常可偏低，一般 $(3.0\sim4.0)\times10^9$ /L。但淋巴细胞及单核细胞相对增加。可能是由于大量甲状腺激素抑制骨髓正常的造血功能或甲亢患者体内产生了针对白细胞的抗体,导致白细胞的破坏增多,而致白细胞减少;或者在大量甲状腺激素作用下,白细胞分布异常。

2.血小板减少

部分患者可出现皮肤、黏膜紫癜。其原因可能是由于在甲亢状态下,机体代谢旺盛,能量消耗过多,形成铁、维生素、叶酸等营养物质不足,进而影响巨核细胞生成而致血小板减少;也可因过多的甲状腺激素损伤干细胞,影响巨核细胞或血小板的生成而使血小板减少;另一方面可能是由于血小板破坏过多,血小板寿命缩短或免疫因素使血小板减少。

(七)运动系统

主要表现为肌无力、肌萎缩,严重者发生甲亢性肌病。

1.浸润性突眼伴眼肌麻痹

可有突眼及眼外肌无力,复视,双眼球可同时受累或一侧早于另一侧,在疾病发展过程中,眼外肌受累逐渐增多,最终整个眼球突出且固定,眼球转动困难。

2.急性甲亢性肌病或急性延髓麻痹

起病急,严重肌无力,迅速发生软瘫,可发生急性呼吸肌麻痹而危及生命。

3.慢性甲亢性肌病

患者有消瘦表现,肌肉不同程度萎缩,部分患者可进行性加重,多见于中年男性,女性少见,以手部大、小鱼际、肩肌、骨盆肌等较为明显,严重者将影响日常生活。

4.甲亢性周期性瘫痪

4%的患者可发生四肢或下肢麻痹。男性甲亢患者多见,血钾降低,疲劳、精神紧张为诱发因素,多在夜间发作,发作频率不一致,长者1年,短者1天内数次发作,发作持续时间长者数天,短者数十分钟,为可逆性病变,甲亢控制后肢体麻痹不再发作。

5.甲亢伴重症肌无力

主要表现为受累肌肉易疲劳,活动后加重,休息后减轻或恢复,最常累及眼外肌、呼吸肌、颈肌、肩胛肌等。甲亢控制后重症肌无力可减轻甚至缓解。此外,甲亢时可伴骨密度降低。Vestergaard等调查一组864例甲亢(Graves病和毒性结节性甲状腺肿)患者,骨折危险性由病前的1.2(0.7~2.0)上升到1.7(1.2~2.3),年龄在50岁以上者升高到2.2(1.5~3.3)。

(八)生殖系统

50%~60%的女性患者可发生月经紊乱,早期月经量减少,周期延长,久病者可闭经。部分患者仍能妊娠和生育。甲亢经控制后3个月内,月经可恢复正常。很多证据显示,甲亢患者生育能力降低,甲亢病情愈重,生育能力愈低,甲亢治愈后,生育能力可完全恢复正常。约25%男性阳痿,半数男性性欲降低,偶见乳腺发育。黄体生成素(LH)分泌增多(男女性),男性的血促卵泡刺激素(FSH)升高,LH和FSH的脉冲式分泌不受影响。泌乳素(PRL)分泌正常。

(九)皮肤病变

患者大多皮肤湿润,面部及颈部皮肤呈现弥散性斑状色素加深征象。不到5%的Graves病患者可发生皮肤病变,几乎总伴有浸润性眼病,而且眼病病情通常较重。皮肤病损可引起腿部尤其胫前和足背皮肤色素过度沉着,非凹陷性硬化(胫前黏液性水肿),通常表现为大小不等的结节和斑块,偶可融合成片,边界清除。可发生于面部、肘部或手背的皮肤病变但较罕见。甲亢治愈后,皮损多不能消退而长期存在。皮肤病变发生于胫前的原因尚不清楚,可能是暴露区域的创伤引起。事实上。这些组织的手术创伤可显著加重病情。

(十)指端

有的患者手指、足趾肥大粗厚,外形呈杵状指和肥大性骨关节病,指骨和四肢长骨远端的骨膜下新骨形成,受到累及的骨表现软组织肿胀,但血液循环不增加。指甲脆薄、萎缩或见反甲,其特点是指甲或趾甲的甲床附着缘与甲床分离。X线检查显示,病变区有广泛性、对称性骨膜下新骨形成似肥皂泡样粗糙突起,有局部皮肤增粗增厚。称为甲亢指端病。

(十一)其他内分泌腺异常

甲状腺激素分泌过多,可引起除性腺以外的其他内分泌腺体功能不平衡。如肾上腺皮质功能在本病早期常较活跃,血促肾上腺皮质激素、皮质醇及 24 小时尿 17-羟皮质类固醇(17-OHCS)升高,而在重症(如危象)患者中,因受过多 T_3、T_4 抑制而尿 17-OHCS、17-酮类固醇(17-KS)均下降,皮质醇半衰期缩短,其功能相对减退。肾上腺皮质储备功能轻微受损。

三、特殊的临床表现和类型

(一)甲状腺危象

也称为甲亢危象,是甲状腺毒症急性加重的一个综合征,可危及生命,发生原因可能与循环中甲状腺激素水平增高有关,多发生于较重甲亢未予治疗或治疗不充分的患者。主要诱因为感染、应激(包括精神刺激、过度劳累、高温、饥饿、心力衰竭、脑血管意外、分娩及妊娠毒血症等)、不适当地停用碘剂及甲状腺手术前准备不充分等。早期为患者原有的症状加剧,伴中等发热,体重锐减,恶心,呕吐。典型临床表现有:高热(常在 39℃以上)、大汗、心动过速(140 次/分以上)、烦躁、焦虑不安、谵妄、恶心、呕吐、腹泻,严重患者可有心衰、休克及昏迷等。甲亢危象的诊断主要靠临床表现综合判断。临床上高度怀疑本症及有危象前兆者应按甲亢危象处理。甲亢危象的死亡率在 20% 以上。死亡的原因多为高热虚脱,心力衰竭,肺水肿,严重水、电解质代谢紊乱等。

(二)甲状腺毒症性心脏病

甲亢可引起心肌损害,导致心律失常、心脏扩大、心功能减退等表现。甲亢引起的心脏病称甲亢性心脏病(简称甲亢心),甲亢严重并发症之一,好发于男性及老年人。近年来,甲亢心发病率有所增加,占甲亢的 10%~22%。甲亢心的心力衰竭分为两种类型。一类是心动过速和心排出量增加导致的心力衰竭。主要发生在年轻甲亢患者,此类心力衰竭非心脏泵衰竭所致,而是由于心脏高排出量后失代偿引起,称为"高排出量型心力衰竭",常随甲亢控制,心功能恢复。另一类是诱发和加重已有的或潜在的缺血性心脏病发生的心力衰竭,多发生在老年患者,此类心力衰竭是心脏泵衰竭。心房纤颤也是影响心脏功能的因素之一。甲亢患者发生心力衰竭时,30%~50%与心房纤颤并存。甲亢心诊断标准:①甲亢伴房颤、频发期前收缩或心脏扩大;②高输出量顽固性心功能衰竭而无其他原因者;③甲亢控制后上述情况好转或明显改善。对以下情况应该高度怀疑:①原因不明的房颤、房扑且心室率不易控制;②以右心衰为主或首发为右心衰者,但无心脏瓣膜病、肺心病、先天性心脏病病史及体征、心脏彩超依据,且对利尿剂效果欠佳;③无原因可解释的窦性心动过速,心脏增大或心电图异常等。

(三)甲减后甲亢

原发性甲减患者在病程进展过程中也可发生 Graves 病,目前已报道 70 多例,这些患者发生甲亢的原因主要与自身免疫有关。

四、实验室检查

(一)血清甲状腺激素测定

甲状腺功能检查结果除有实验误差外,还有由于地区、年龄、测定方法等的不同而产生的差异。各实验室应根据自己的正常参考值范围判断结果的临床意义。

1.血清总甲状腺素(T_4)

T_4 全部由甲状腺产生,每天产生 $80\sim100\mu g$,是判定甲状腺功能最基本的筛选指标。血清中 99.96% 的 T_4 以与蛋白结合的形式存在,其中 80%～90% 与甲状腺激素结合球蛋白(TBG)结合。TT_4 测定的是这部分结合于蛋白的激素,所以血清 TBG 量和蛋白与激素结合力的变化都会影响测定的结果。妊娠、雌激素、急性病毒性肝炎、先天因素等可引起 TBG 升高,导致 TT_4 增高;雄激素、糖皮质激素、低蛋白血症、泼尼松、先天因素等可引起 TBG 降低,导致 TT_4 降低。如果排除以上因素,TT_4 稳定、重复性好,仍然是诊断甲亢的主要指标。

2.血清总三碘甲状腺原氨酸(TT_3)

人体每天产生 T_3 $20\sim30\mu g$,20% 的 T_3 由甲状腺产生,80% 的 T_3 在外周组织由 T_4 转化而来。血清中 T_3 与蛋白结合达 99.5% 以上,所以本值同样受到 TBG 含量的影响。T_3 浓度的变化常与 T_4 的改变平行。正常情况下,血清 T_3 与 T_4 的比值小于 20。甲亢时 TT_3 增高,T_3 与 T_4 的比值也增高。但在甲亢初期与复发早期,T_3 上升往往很快,约 4 倍于正常,T_4 上升较慢,仅为正常的 2.5 倍。故 TT_3 为早期 Graves 病、治疗中疗效观察及停药后复发的敏感指标,亦是诊断 T_3 型甲亢的特异指标。但应该注意老年人淡漠型甲亢或久病者 TT_3 也可能不高。

3.血清游离甲状腺素(fT_4)、游离三碘甲状腺原氨酸(fT_3)

游离甲状腺素是实现该激素生物效应的主要部分。尽管 fT_4 仅占 T_4 的 0.025%,fT_3 仅占 T_3 的 0.35%,但它们与甲状腺激素的生物效应密切相关,而且,它们不受血中 TBG 变化的影响,直接反映甲状腺功能状态,所以是诊断临床甲亢的首选指标。但因血中 fT_4、fT_3 含量甚微,测定方法学上许多问题尚待解决,测定的稳定性不如 TT_3、TT_4。

4.血清反 T_3(rT_3)

rT_3 是 T_4 在外周组织的降解产物,它没有生物活性,其血清浓度的变化与 T_4、T_3 含量维持一定比例,尤其与 T_4 变化一致,可以做为了解甲状腺功能的指标。Graves 病初期与复发早期可仅有 rT_3 升高,而 TT_3 明显降低,为诊断低 T_3 综合征的重要指标。

(二)促甲状腺激素(TSH)测定

血清 TSH 浓度的变化是反映甲状腺功能最敏感的指标。血清 TSH 测定技术经历了放射免疫法(RIA)、免疫放射法(IRMA)后,目前已进入第三代和第四代测定方法,即敏感 TSH (sTSH)和超敏 TSH(uTSH)测定法(检测限达到 0.005mU/L)。免疫化学发光法(ICMA)属于第四代 TSH 测定法,成人正常值为 0.3~4.8mU/L。该方法简单、快速可靠,而且不需要担心放射污染。时间分辨免疫荧光法(TRIFA)克服了酶标记物不稳定,化学发光标记仅能一次发光及荧光标记受干扰因素多等缺点,非特异性信号降低到了可以忽略的程度,其分析检测限和功能检测限分别为 0.001mU/L 和 0.016mU/L。sTSH 成为筛选甲亢的第一线指标,甲亢时 TSH 通常小于 0.1mU/L。sTSH 或 uTSH 使得诊断亚临床甲亢成为可能,因为后者甲状腺激素水平正常,仅有 TSH 水平的降低。传统的应用 TRH 刺激试验诊断不典型甲亢的方法已被 sTSH 或 uTSH 测定所取代。必须指出的是,不论 TSH 测定的灵敏度多高,都必须结合临床和其他甲状腺功能检查才能做出正确诊断、判断预后或做治疗决策。

(三)TSHR 抗体(TRAb)测定

TRAb 是鉴别甲亢病因、诊断 Graves 病的指标之一。测定试剂已经商品化,放射受体法测定。反应体系中的 TSH 受体是放射碘标记的牛 TSH 受体或可溶性猪 TSH 受体或重组的人 TSH 受体。未经治疗的 Graves 病患者,血 TRAb 阳性检出率可达 80%~100%,有早期诊断意义,对判断病情活动、是否复发亦有价值;还可作为治疗后停药的重要指标。最近研究表明,TRAb 的升高与突眼相关,而与眼外肌受累无关。

(四)TSHR 刺激抗体(TSAb)测定

是诊断 Graves 病的重要指标之一。与 TRAb 相比,TSAb 反映了这种抗体不仅与 TSH 受体结合,而且这种抗体产生了对甲状腺细胞的刺激功能。测定原理:目前反应体系中,培养的靶细胞是转染了人类 TSH 受体的中国仓鼠卵巢细胞(CHO 细胞),测定细胞培养液中的 cAMP 水平。TSAb 与 CHO 细胞表明的 TSH 受体结合,通过腺苷酸环化酶-cAMP 途径产生生物学效应,即 cAMP 水平增加。85%~100%的新诊断 Graves 病患者 TSAb 阳性,TSAb 的活性平均在 200%~300%。

(五)TRH 兴奋试验

甲亢时血 T_3、T_4 增高,反馈抑制 TSH,因此,TSH 不受 TRH 兴奋。如静脉注射 TRH $200\mu g$ 后 TSH 有升高反应可排除 Graves 病。如果 TSH 不升高(无反应),则支持甲亢的诊断。应该注意 TSH 无反应还可见于甲状腺功能"正常"的 Graves 眼病、垂体疾病伴 TSH 分泌不足等。本试验不良反应少,对冠心病及甲亢性心脏病患者较 T_3 抑制试验更安全。

(六)^{131}I 摄取率

^{131}I 摄取率是诊断甲亢的传统方法,目前已经被 sTSH 或 uTSH 测定技术取代。本方法诊断甲亢的符合率达 90%,缺碘性甲状腺肿也可升高,但一般无高峰前移,必要时行 T_3 抑制试验鉴别。本法不能反映病情严重程度与治疗中的病情变化,但可用于鉴别不同病因的甲亢,如 ^{131}I 摄取率降低可能系甲状腺炎伴甲亢、碘甲亢或外源性甲状腺激素引起的甲亢。本法受多种食物和含碘药物的影响,如 ACTH、利血平、保泰松、对氨基水杨酸、甲苯磺丁脲等均可使之降低,长期使用女性避孕药物则使之升高,因此,测定前应停用上述药物 1~2 个月。^{131}I 摄取率还受许多疾病的影响,如肾病综合征时增高,应激状态、吸收不良综合征、腹泻时降低。妊娠及哺乳期禁用此项检查。^{131}I 摄取率正常值(盖革计数管测定)为 3 小时 5%~25%,24 小时 20%~45%,高峰在 24 小时出现。甲亢时 ^{131}I 摄取率表现为总摄取量增加,摄取高峰前移。

此外，[131]I摄取率用于计算[131]I治疗甲亢时需要的活度。

（七）T$_3$抑制试验

本法主要用于鉴别甲状腺肿伴[131]I摄取率增高系由甲亢或非毒性甲状腺肿所致，亦可用于长期抗甲亢药物治疗后，预测停药后复发可能性的参考。甲状腺功能正常的活动性眼病的患者40%～80% T$_3$抑制试验阳性。大多数学者认为对伴发眼病的Graves病诊断来说，T$_3$抑制试验较TRH兴奋试验更可靠，但把二者结合起来可增加诊断准确性。先测定基础[131]I摄取率，然后口服T$_3$ 20μg，每日3次，连续6天（或甲状腺片60mg，每日3次，连服8天），然后在测定[131]I摄取率。对比两次结果，正常人和单纯甲状腺肿患者[131]I摄取率下降50%以上。甲亢时不能被抑制，故[131]I摄取率下降＜50%。伴有冠心病、甲亢性心脏病或严重甲亢者禁用本试验，以免诱发心律失常、心绞痛或甲亢危象。

五、影像学检查

（一）超声检查

Graves病时，甲状腺呈弥散性、对称性、均匀性增大，可增大2～3倍，边缘多规则，内部回声多密集、增强光点，分布不均匀，部分有低回声小结节状改变。腺体肿大明显时，常有周围组织受压和血管移位。多普勒彩色血流显像显示，甲状腺体内丰富彩色血流呈弥散性分布，为红蓝相间的簇状或分支状图像，似繁星闪烁的丰富血流，血流最大速度也增快，超过70cm/s，有甚者可达200cm/s。血流量为正常人的8～10倍。同时显示低阻力的动脉频谱和湍流频谱。甲状腺上下动脉管径明显增宽。弥散性甲状腺肿大，有时难与其他结节性甲状腺肿相区别，因此必须结合临床资料检查，利用多普勒彩色血流显像观察，有特异性血流频谱就不难做出正确的诊断。彩色多普列超声也可用于Graves病治疗后的评价。

（二）核素检查

甲亢时，可见颈动、静脉提前到6～8秒显像（正常8～12秒颈动脉显像，12～14秒颈静脉显像），甲状腺于8秒时显像，其放射性逐渐增加，明显高于颈动、静脉显像。该检查对诊断甲状腺自主高功能腺瘤也有意义，肿瘤区浓聚大量核素，肿瘤区外甲状腺组织和对侧甲状腺无核素吸收。

（三）CT或MRI检查

CT检查可见甲状腺弥散性增大，边缘清楚，其内密度较均匀，但密度较正常甲状腺低。增强后甲状腺组织有轻度增强表现。甲状腺明显增大时，可压迫气管，引起气管形态改变，甚至狭窄。MRI T$_1$和T$_2$强图像上均为均匀性高信号。由于血运丰富、小血管扩张，在肿大的甲状腺实质内可显示多个血流空信号区。此外，眼部CT和MRI可以排除其他原因所致的突眼，评估眼外肌受累的情况。

六、诊断

Graves病的诊断程序是：①甲状腺毒症的诊断：测定血清TSH和甲状腺激素的水平；②确定甲状腺毒症是否来源于甲状腺功能亢进；③确定引起甲状腺功能亢进的原因：如

Graves 病、结节性毒性甲状腺肿、甲状腺自主高功能腺瘤等。

(一)功能诊断

典型病例经详细询问病史,依靠临床表现包括高代谢症状和体征,甲状腺肿,血清 4、fT_4 增高,TSH 降低即可诊断。不典型病例,尤其是小儿、老年或伴有其他疾病的轻型甲亢或亚临床甲亢病例易被误诊或漏诊。

在临床上,遇有病程长的不明病因体重下降、低热、腹泻、手抖、心动过速、心房颤动、肌无力、月经紊乱、闭经等均应考虑甲亢可能;对疗效不满意的糖尿病、结核病、心衰、冠心病、肝病等,也要排除合并甲亢的可能。不典型甲亢的诊断有赖于甲状腺功能检查和其他必要的特殊检查。血 fT_3、fT_4(或 TT_3、TT_4)增高,sTSH 低于正常低限者符合甲亢;仅 fT_4、TT_4 增高而 TT_3、fT_3 正常者为 T_4 型甲亢;仅 TT_3、fT_3 增高而 fT_4、TT_4 正常者为 T_3 型甲亢;fT_4、fT_3 正常而 sTSH 降低者为亚临床甲亢。

(二)病因诊断

诊断标准:①甲亢诊断成立;②甲状腺弥散性肿大(触诊和 B 超证实),少数患者可无甲状腺肿大;③眼球突出和其他浸润性眼征;④胫前黏液性水肿;⑤ TRAb、TSAb、TPOAb 和 TGAb 阳性。在以上标准中,①②项为诊断的必要条件,③④⑤项为诊断的辅助条件。甲状腺有结节者须与自主性高功能性甲状腺结节、多结节性甲状腺肿伴甲亢、毒性腺瘤、甲状腺癌等相鉴别。多结节性甲状腺肿和毒性腺瘤患者一般无突眼,甲亢症状较轻,甲状腺扫描为"热"结节,结节外甲状腺组织的摄碘功能受抑制。亚临床甲状腺炎伴甲亢症状者,甲状腺摄^{131}I 率减少。

七、鉴别诊断

如果患者有 Graves 病的主要表现,即甲状腺毒症、甲状腺肿以及浸润性突眼,则不存在诊断问题。对于缺乏这些特征的甲状腺毒症患者,最佳诊断方法是甲状腺放射性核素(^{99m}Tc、^{123}I或^{131}I)扫描,Graves 病特征性的弥散性高摄取足以与结节性甲状腺病、破坏性甲状腺炎、异位甲状腺组织和人为甲状腺毒血症鉴别。继发于垂体 TSH 瘤的甲状腺功能亢进症也表现为弥散性甲状腺肿,但未受抑的 TSH 及 CT 或 MRI 影像显示脑垂体肿瘤可明确诊断。

有些 Graves 病患者,以一个 Graves 病典型表现为主或仅出现一个该病的临床表现,这些临床表现可能与包括惊恐发作、狂躁症、嗜铬细胞瘤以及恶性肿瘤引起的体重减轻等其他疾病表现相似。如果 TSH 和 T_3 水平正常,可以很容易地排除甲状腺毒症的诊断。弥散性甲状腺肿患者如 TSH 正常,可以排除 Graves 病。

在临床上 Graves 病常需与下列疾病鉴别:

(一)糖尿病

糖尿病的"三多一少"症状与甲亢的多食易饥相似,特别是少数甲亢患者糖耐量低,出现尿糖或血糖轻度增高。糖尿病患者亦可出现高代谢症状,但患者无心慌、怕热、烦躁等症状,甲状腺一般不肿大,甲状腺部位无血管杂音。实验室检查甲状腺功能基本正常可鉴别。

(二)神经症

由于神经症患者的自主神经功能紊乱,故临床表现为激动、失眠、心慌、气短、阵发性出汗。

与甲亢不同的是怕热多汗不是持久性的而是有时怕热,有时怕冷。神经症食欲变化与情绪变化有关,心率变化与甲亢有明显区别,即白天心率加快,夜间睡眠时降至正常。如神经症患者同时患单纯甲状腺肿时,甲状腺无血管杂音,无突眼,实验室检查甲状腺功能正常,甲状腺吸^{131}I多在正常范围。

(三)心血管系统疾病

甲亢对心血管系统的影响较显著,如心动过速,脉压增大。老年甲亢患者有些症状不典型,常以心脏症状为主,如充血性心力衰竭或顽固性心房纤颤,易被误诊为心脏疾病。但甲亢引起的心衰、房颤对地高辛治疗不敏感。有的患者易被误诊为高血压,尤其是老年甲亢易与收缩期高血压混淆。临床上若对降压药物治疗反应欠佳者,要考虑是否有甲亢存在。

(四)精神抑郁症

老年甲亢多为隐匿型,表现体弱乏力、精神抑郁、表情淡漠、原因不明的消瘦、食欲缺乏、恶心、呕吐等表现,类似精神抑郁症,血清 fT_3、fT_4、TSH 测定值可资鉴别。

(五)消化系统疾病

甲亢可致肠蠕动加快,消化吸收不良,大便次数增多,临床上易被误诊为慢性肠炎。但甲亢极少有腹痛、里急后重等肠炎症状,粪镜检无白细胞、红细胞。有的患者消化道症状明显,患者出现恶病质,对此在进一步排除消化道器质性病变的同时,应进行甲亢的相关实验室检查。

(六)妇科疾病

妇女反复发生早产、流产、死胎等妊娠史者,应该进行相关检查以鉴别是否患有甲亢。绝经妇女易患甲亢,应注意与更年期综合征鉴别。

(七)原发性肌病

有的患者表现为严重的肌肉萎缩,应与原发性肌病鉴别。

八、治疗

(一)甲状腺功能亢进的手术适应证及禁忌证

1.原发性甲状腺功能亢进

文献报道,手术治疗的治愈率可达 90% 以上,手术死亡率<0.1%,术后复发率约为 3%。

(1)结合近年国内指南建议甲状腺功能亢进手术适应证

①甲状腺肿大压迫邻近器官(如气管受压致呼吸障碍、喉返神经受压致声嘶等)或胸骨后甲状腺肿或甲状腺明显肿大(Ⅲ度以上或甲状腺≥80g)。

②ATD 治疗后复发,且甲状腺肿大Ⅱ度以上。

③放射碘相对低摄取<40%;证实或怀疑为甲状腺恶性肿瘤(如细胞学检查怀疑或不能定性)。

④合并甲状旁腺功能亢进需要手术治疗的。

⑤计划在 4~6 个月怀孕的女性,尤其是伴促甲状腺素(TSH)受体抗体(TRAb)高值者(如在选择放射碘治疗后甲状腺功能无法恢复正常)。

⑥中到重度活动性 Graves 眼病(GO)。

（2）结合近年国内指南建议甲状腺功能亢进手术禁忌证

①青少年患者切除双侧甲状腺可能影响身体发育。

②甲状腺功能亢进症状轻，仅轻度甲状腺肿大。

③伴有严重心、肝、肾器质性病变的老年人，不能耐受手术者。

④合并恶性眼球突出，术后有可能加重者。

⑤相对禁忌证为术后复发，再次手术可能损伤周围的组织器官等。

指南新增加的内容认为，妊娠作为相对禁忌证，在需要快速控制甲状腺功能亢进症状和ATD不能使用的情况下可行手术治疗。在妊娠早期和妊娠晚期应避免甲状腺切除术，因为在妊娠早期麻醉药物可致胎儿畸形、妊娠晚期能增加早产风险，甲状腺切除术在妊娠中期相对安全，但也不是零风险（4.5%～5.5%的早产可能）。

2.继发性及特殊类型甲状腺功能亢进

指南推荐的手术适应证：出现颈部压迫症状和体征，考虑合并甲状腺癌，合并甲状旁腺功能亢进须手术治疗者，甲状腺≥80g，甲状腺肿扩展至胸骨下或胸骨后，不具备摄取放射碘能力须快速纠正甲状腺毒症状态。

TMNG或TA选择手术前需权衡的因素与甲状腺功能亢进的手术治疗禁忌证类似。

（二）甲状腺功能亢进手术治疗的术前准备

术前准备是为了避免甲状腺功能亢进患者在基础代谢率高亢的情况下进行手术的危险，术前应采取充分而完善的准备以保证手术顺利进行和预防术后并发症的发生。

1.一般准备

对精神过度紧张或失眠者可适当应用镇静和催眠药以消除患者的恐惧心理。心率过快者，可口服利血平0.25mg或普萘洛尔10mg，每日3次。发生心力衰竭者应予以洋地黄制剂。

2.术前检查（除全面体格检查和必要的化验检查外）

①颈部X线片，了解有无气管受压或移位；②详细检查心脏有无扩大、杂音或心律失常等，并做心电图检查；③喉镜检查，确定声带功能；④测定基础代谢率，了解甲状腺功能亢进程度，选择手术时机。

3.药物准备

是术前用于降低基础代谢率的重要环节。

（1）抗甲状腺药物加碘剂：可先用硫脲类药物，通过降低甲状腺素的合成，并抑制体内淋巴细胞产生自身抗体从而控制因甲状腺素升高引起的甲状腺功能亢进症状，待甲状腺功能亢进症状得到基本控制后，即改服2周的碘剂，再进行手术。由于硫脲类药物甲基或丙基硫氧嘧啶或甲巯咪唑（他巴唑）、卡比马唑（甲亢平）等能使甲状腺肿大和动脉性充血，手术时极易发生出血，增加了手术的困难和危险。因此，服用硫脲类药物后必须加用碘剂2周待甲状腺缩小变硬，血管数减少后手术。此方法可靠，但准备时间较长。

（2）单用碘剂：症状不重，以及继发性甲状腺功能亢进和高功能腺瘤也可开始即用碘剂，2～3周后甲状腺功能亢进症状得到基本控制（患者情绪稳定，睡眠良好，体重增加，脉率<90次/分以下，基础代谢率<20%，便可进行手术。但少数患者，服用碘剂2周后，症状减轻不明显，此时，可在继续服用碘剂的同时，加用硫氧嘧啶类药物，直至症状基本控制，停用硫氧嘧

啶类药物后,继续单独服用碘剂1～2周,再进行手术。

需要说明:碘剂的作用在于抑制蛋白水解酶,减少甲状腺球蛋白的分解,从而抑制甲状腺素的释放,碘剂还能减少甲状腺的血流量,使腺体充血减少,因而缩小变硬。常用的剂量是复方碘化钾溶液,每日3次;第1日每次3滴,第2日每次4滴,以后逐日每次增加1滴,至每次16滴为止,然后维持此剂量。但由于碘剂只抑制甲状腺素释放,而不抑制其合成,因此一旦停服碘剂后,储存于甲状腺腺泡内的甲状腺球蛋白大量分解,甲状腺功能亢进症状可重新出现,甚至比原来更为严重。因此,凡不准备施行手术者不要服用碘剂。

对于常规应用碘剂或合并应用硫氧嘧啶类药物不能耐受或无效者,有主张单用普萘洛尔或与碘剂合用作术前准备。普萘洛尔是一种肾上腺素能β受体阻滞剂,能控制甲状腺功能亢进的症状,缩短术前准备的时间,且用药后不引起腺体充血,有利于手术操作,对硫脲类药物效果不好或反应严重者可改用此药。普萘洛尔因能选择性阻断各种靶器官组织上的β受体对儿茶酚胺的敏感性,抑制肾上腺素的效应而改善甲状腺功能亢进的症状。剂量为每6小时口服给药1次,每次20～60mg,一般4～7天后脉率降至正常水平时,便可施行手术。由于普萘洛尔在体内的有效半衰期不到8小时,所以最末一次口服普萘洛尔要在术前1～2小时;术后继续口服普萘洛尔4～7天。此外,术前不要阿托品,以免引起心动过速。

(三)甲状腺功能亢进的手术治疗

甲状腺大部切除术对中度以上的甲状腺功能亢进是有效的疗法,能使90%～95%的患者获得痊愈,手术死亡率低于1%。手术治疗的缺点是有一定的并发症和4%～5%的患者术后甲状腺功能亢进复发,也有少数患者术后发生甲状腺功能减退。建议手术主要用于Graves病和毒性甲状腺肿。手术治疗的优点是具有非常高的有效性和具备组织病理学评估的可能性。在Graves病中,首选甲状腺全切除术以确保甲状腺完全切除和消除甲状腺抗原。在毒性甲状腺肿中,大型甲状腺肿压迫周围组织及疑似恶性肿瘤的甲状腺结节,应进行全甲状腺切除术。

(1)麻醉可用颈丛神经阻滞,效果良好,可了解患者发音情况,避免损伤喉返神经。但对于精神较易紧张的甲状腺功能亢进患者,建议首选气管插管全身麻醉,以保证呼吸道通畅和手术的顺利进行。

(2)手术应轻柔、细致,认真止血、注意保护甲状旁腺和喉返神经。还应注意以下几点。

①充分显露甲状腺腺体:应紧贴甲状腺上极结扎、切断甲状腺上动静脉,以避免损伤喉上神经;如要结扎甲状腺下动脉,则要尽量离开腺体背面,靠近颈总动脉结扎其主干,以避免损伤喉返神经。

②切除腺体数量:应根据腺体大小或甲状腺功能亢进程度决定。通常需切除腺体的80%～90%,并同时切除峡部;每侧残留腺体以如成人拇指末节大小为适当(3～4g)。腺体切除过少容易引起复发,过多又易发生甲状腺功能低下(黏液水肿)。必须保存两叶腺体背面部分,以免损伤喉返神经和甲状旁腺。

③严格止血:对较大血管(如甲状腺上动静脉,甲状腺中、下静脉),应分别采用双重结扎,防止滑脱出血。手术野应常规放置橡皮片引流24～48小时,并随时观察和及时引流切口内的积血,预防积血压迫气管,引起窒息。

④术后观察和护理:术后当日应密切注意患者呼吸、体温、脉搏、血压的变化;预防甲状腺

功能亢进危象发生。如脉率过快,可使用利血平肌内注射。患者采用半卧位,以利呼吸和引流切口内积血;帮助患者及时排出痰液,保持呼吸道通畅。此外,患者术后要继续服用复方碘化钾溶液,每日 3 次,每次 10 滴,共 1 周左右;或由每日 3 次,每次 16 滴开始,逐日每次减少1 滴。

(3)术后常见并发症

①术后呼吸困难和窒息:多发生在术后 48 小时内,是术后最危急的并发症。常见原因如下。

a.切口内出血压迫气管:因手术时止血(特别是腺体断面止血)不完善或血管结扎线滑脱所引起。

b.喉头水肿:主要是手术创伤所致,也可因气管插管引起。

c.气管塌陷:是气管壁长期受肿大甲状腺压迫,发生软化,切除甲状腺体的大部分后软化的气管壁失去支撑的结果。

后两种情况的患者,由于气道堵塞可出现喘鸣及急性呼吸道梗阻。

临床表现为进行性呼吸困难、烦躁、发绀,甚至发生窒息。如还有颈部肿胀、切口渗出鲜血时,多为切口内出血所引起者。发现上述情况时,必须立即行床旁抢救,及时剪开缝线,敞开切口,迅速除去血肿;如此时患者呼吸仍无改善,则应立即施行气管切开;情况好转后,再送手术室做进一步的检查、止血和其他处理。因此,术后应常规的在患者床旁放置无菌的气管切开包和手套,以备急用。

②喉返神经损伤:发生率约 0.5%。大多数是因手术处理甲状腺下极时,不慎将喉返神经切断、缝扎或挫夹、牵拉造成永久性或暂时性损伤所致。少数也可由血肿或瘢痕组织压迫或牵拉而发生。损伤的后果与损伤的性质(永久性或暂时性)和范围(单侧或双侧)密切相关。喉返神经含支配声带的运动神经纤维,一侧喉返神经损伤,大都引起声嘶,术后虽可由健侧声带代偿性的向患侧过度内收而恢复发音,但喉镜检查显示患侧声带依然不能内收,因此不能恢复其原有的音色。双侧喉返神经损伤,视其损伤全支、前支抑或后支等不同的平面,可导致失声或严重的呼吸困难,甚至窒息,需立即做气管切开。由于手术切断、缝扎、挫夹、牵拉等直接损伤喉返神经者,术中立即出现症状。而因血肿压迫、瘢痕组织牵拉等所致者,则可在术后数日才出现症状。切断、缝扎引起者属永久性损伤,挫夹、牵拉、血肿压迫所致则多为暂时性,经理疗等及时处理后,一般在 3~6 个月逐渐恢复。

③喉上神经损伤:多发生于处理甲状腺上极时,离腺体太远,分离不仔细和将神经与周围组织一同大束结扎所引起。喉上神经分内(感觉)、外(运动)两支。若损伤外支会使环甲肌瘫痪,引起声带松弛、音调降低。内支损伤,则喉部黏膜感觉丧失,进食特别是饮水时,容易误咽发生呛咳。一般经理疗后可自行恢复。

④手足抽搐:因手术时误伤及甲状旁腺或其血液供给受累所致,血钙浓度下降至2.0mmol/L 以下,严重者可降至 1.0~1.5mmol/L(正常为 2.25~2.75mmol/L),神经肌肉的应激性显著增高,多在术后 1~3 天出现手足抽搐。多数患者只有面部、唇部或手足部的针刺样麻木感或强直感,经过 2~3 周后,未受损伤的甲状旁腺增生肥大,起到代偿作用,症状便可消失。严重者可出现面肌和手足伴有疼痛感觉的持续性痉挛,每日发作多次,每次持续 10~20

分钟或更长,严重者可发生喉和膈肌痉挛,引起窒息死亡。若切除甲状腺时,注意保留腺体背面部分的完整。切下甲状腺标本时要立即仔细检查背面甲状旁腺有无误切,发现时设法移植到胸锁乳突肌中等,均是避免如此并发症发生的关键。

发生手足抽搐后,应限制肉类、乳品和蛋类等食品(因含磷较高,影响钙的吸收)。抽搐发作时,立即静脉注射10%葡萄糖酸钙或氯化钙10~20mL。症状轻者可口服葡萄糖酸钙或乳酸钙2~4g,每日3次;症状较重或长期不能恢复者,可口服维生素D_3,每日5万~10万U,以促进钙在肠道内的吸收。口服双氢速甾醇(双氢速变固醇)(DT_{10})油剂能明显提高血中钙含量,降低神经肌肉的应激性。还可用同种异体带血管的甲状腺、甲状旁腺移植。

⑤甲状腺危象:是甲状腺功能亢进的严重合并症。临床观察发现:危象发生与术前准备不够、甲状腺功能亢进症状未能很好控制及手术应激有关。根据危象时患者主要表现[高热(>39℃)、脉快(>120次/分)、同时合并神经、循环及消化系统严重功能紊乱,如烦躁、谵妄、大汗、呕吐、水泻等]反映出,本病是因甲状腺素过量释放引起的暴发性肾上腺素能兴奋现象。若不及时处理,可迅速发展至昏迷、虚脱、休克甚至死亡,病死率为20%~30%。治疗包括以下几项。

a.肾上腺素能阻滞剂:可选用利血平1~2mg肌内注射或胍乙啶10~20mg口服。前者用药4~8小时后危象可用所减轻;后者在12小时后起效。还可用普萘洛尔5mg加5%~10%葡萄糖溶液100mL静脉滴注以降低周围组织对肾上腺素的反应。

b.碘剂:口服复方碘化钾溶液,首次为3~5mL或紧急时用10%碘化钠5~10mL加入10%葡萄糖溶液500mL中静脉滴注,以降低血液中甲状腺素水平。

c.氢化可的松:每日200~400mg,分次静脉滴注,以拮抗过多甲状腺素的反应。

d.镇静药:常用苯巴比妥钠100mg或冬眠合剂Ⅱ号半量,6~8小时肌内注射1次。

e.对症支持治疗:发热者应积极物理降温,如湿袋、冰袋等,必要时可给予中枢性解热药或予以人工冬眠合剂(哌替啶100mg,氯丙嗪50mg,异丙嗪50mg,混合后静脉持续泵入)。注意,避免使用水杨酸类解热药,因其可增高患者代谢率,并促使游离T_3、T_4水平增高。

f.静脉输入大量葡萄糖溶液补充能量,吸氧,以减轻组织的缺氧。

g.有心力衰竭者,加用洋地黄制剂。

h.在a~g项常规治疗效果不满意时,可选用血液透析、腹膜透析、血浆置换等方式迅速降低血中TH浓度。

第三节　甲状腺炎

一、急性化脓性甲状腺炎

Bauchet第一次描述了急性化脓性甲状腺炎(AST),在无抗生素时期,AST的发病率在甲状腺外科疾病中占0.1%;抗生素应用后,AST较少见。

(一)病因

甲状腺具有丰富的血管和淋巴管,而且甲状腺的包膜通常发育良好,腺体内含碘高,AST

不易发生。AST 的发生多在甲状腺结构异常的基础上或存在甲状腺的其他疾病，如梨状窦瘘、甲状腺癌等，大都由于口腔或颈部化脓性感染而引起。机体免疫功能不全是 AST 发病的一个重要因素。目前已证实 AST 的发生主要与 2 种因素有关：一是胚胎鳃弓闭合不全等先天性畸形，临床上最常见的是梨状窝瘘；二是结节性甲状腺肿的囊性变。

引起 AST 的病原菌较多，常见的是链球菌、葡萄球菌、卡式肺囊虫和分枝杆菌，少见的病原菌感染则往往继发于机体的免疫功能不全或有特殊的病菌的接触史，如患有艾滋病、糖尿病、白血病或有羊及羊乳接触史的患者容易感染克雷伯肺炎球菌、假丝酵母菌等。感染的途径包括血源性扩散、甲状腺周围组织的直接感染、甲状舌骨囊肿或瘘、食管裂孔。

（二）临床表现

临床上应区别急性甲状腺炎与急性甲状腺肿炎，前者少见，后者较常见。多数患者表现为突发性颈前区疼痛，局部红斑及皮温增高，肿胀和触痛。可伴有发热、吞咽困难或声嘶。炎症可累及单侧甲状腺或双侧甲状腺，有的仅限于峡部，炎症的后期可表现为局部肿胀，出现波动感，少数病例可出现搏动性肿物。感染局限在甲状腺肿的结节或囊肿内时，因不良的血液循环易形成脓肿。脓肿形成后治疗困难而且易压迫呼吸道引发呼吸困难，严重时危及生命。有资料报道，由于临床医师对该病认识不足，重视程度不够，早期易误诊为亚急性甲状腺炎，若使用糖皮质激素会导致感染扩散，加重病情，极易发生败血症或气管食管瘘，且一旦脓肿形成，短时间内即可压迫气管造成窒息，危及生命。据报道，病死率为 3.7%～12.1%。复发性 AST 多是因为持续存在梨状窦-甲状腺瘘引起的。

（三）诊断

诊断依据如下。

（1）有上述临床表现。

（2）实验室检查发现周围白细胞增高、血细胞沉降率加快、C 反应蛋白增高。

（3）甲状腺的功能检查在细菌感染的 AST 患者中大都正常，但在真菌感染的病例中，甲状腺功能大多降低，而分枝杆菌感染的患者则多有甲状腺功能亢进倾向。

（4）甲状腺扫描时，可在 90% 以上的细菌感染患者及 78% 的分枝杆菌感染的患者中发现凉结节或冷结节。

（5）B 超可发现甲状腺单叶肿胀或脓肿形成。

（6）X 线检查可了解气管偏移或受压情况，有时可发现甲状腺及甲状腺周围组织中由产气细菌产生的游离气体。

（7）CT 或 MRI 检查可发现纵隔脓肿。

（8）颈部穿刺标本进行细菌培养、革兰染色有助于确定感染病菌。甲状腺细针穿刺细胞学检查是 AST 最可靠的诊断方法。

（四）治疗

治疗方面，局部早期宜用冷敷，晚期宜用热敷。

1.给予抗生素

AST 一经确诊应积极给予抗生素治疗，并需及早手术。AST 的致病菌多为革兰阳性球菌,而近期的文献报道阴性杆菌或厌氧菌占有很大比例。因此,在抗生素的选用上应兼顾厌氧菌和需氧菌。梨状窝瘘管与甲状腺叶的关系非常密切,如确诊为梨状窝瘘所致的 AST,应在控制甲状腺感染后手术处理原发病灶。对症状较重的患者,应采用静脉给药,对青霉素过敏的患者,可选用大环内酯类或氯霉素,有效抗生素的使用至少持续 14 天。

2.切开引流、手术切除

早期使用抗生素治疗,可防止炎症进一步发展和脓肿形成。一旦脓肿形成,仅仅使用抗生素并不足够,在 B 超检查或 CT 发现局部脓肿时,须切开引流。如有广泛组织坏死或持续不愈的感染时,则应行甲状腺切除手术,清除坏死组织,并且不缝合伤口。

3.甲状腺激素替代治疗

在严重、广泛的 AST 或组织坏死导致暂时性、长期性甲状腺功能减退时,应行甲状腺激素替代治疗。

4.B 超引导下反复穿刺

此方法简单易行、安全有效无须麻醉,可按病情需要反复多次操作,直至脓腔吸收、没有脓液为止。降低了颈部切开导致的病程延长、创面医院内感染的概率,同时也避免了切口瘢痕影响美观。需要注意的是:①穿刺的针头到达皮下后,将针尖稍移位,再向甲状腺穿刺,保证拔针后甲状腺上的穿刺点和皮肤的穿刺点不在同一平面,这样可以尽可能阻止脓腔内的脓液渗出,防止医源性导致局部二次感染和甲状腺出血;②在病程晚期,局部炎症开始吸收,脓液稠厚带有絮状物,B 超提示脓腔有分隔,可做多点穿刺并向脓腔中注入甲硝唑或生理盐水,稀释后再行回抽,更有利于脓液的抽尽和炎症的吸收。

（五）并发症

急性化脓性甲状腺炎的并发症较为罕见,可能有声带麻痹、心包炎、暂时性甲状腺功能减退、黏液性水肿、局部交感神经功能紊乱、AST 复发,脓肿破入周围组织或器官(如气管、食管或纵隔内)、颈内静脉血栓形成和气管受压等。感染扩散可为局部或全身扩散,延误治疗或治疗失误可导致患者死亡。

二、亚急性甲状腺炎

亚急性甲状腺炎又称病毒性甲状腺炎、亚急性肉芽肿性甲状腺炎、(假)巨细胞甲状腺炎、非感染性甲状腺炎、移行性甲状腺炎、假结核性甲状腺炎等。因其病程比急性甲状腺炎长,又不像慢性甲状腺炎那样迁延,故称亚急性甲状腺炎。本病呈自限性,是最常见的甲状腺疼痛性疾病。因本病症状一般不突出,诊断也无肯定性依据,故易误诊和漏诊。此病多由甲状腺的病毒感染引起,以短暂疼痛的破坏性甲状腺组织损伤伴全身炎症反应为特征,持续甲减发生率一般报道小于 10%,明尼苏达州一项 160 例 28 年随访研究达到 15%。国外文献报道本病占甲状腺疾患的 0.5%~6.2%,年发病率为 4.9/10 万,男女发病比例为 1∶4.3,女性 30~50 岁为发病高峰。多种病毒,如柯萨奇病毒、腮腺炎病毒、流行性感冒病毒、腺病毒感染与本病有关,也可发生于非病毒感染(如 Q 热或疟疾等)之后。遗传因素可能参与发病,有与 HLA-B35 相关的报道。各种抗甲状腺自身抗体在疾病活动期可以出现,可能继发于甲状腺滤泡破坏后的抗原释放。

(一)病因

本病的确切病因尚不清楚,已知病毒感染是其主要原因,多继发于上呼吸道感染、流行性感冒、病毒性流行性腮腺炎之后。在流行性腮腺炎流行季节,往往本病患者增多。患本病的同时,患者可同时发生腮腺炎、睾丸炎等。其他如风湿热、某种链球菌感染、甲状腺外伤、甲状腺放射性损害、某种过敏或免疫反应也可能为致病原因。

(二)病理

由于病毒等感染,破坏了部分甲状腺滤泡,释出的胶体引起甲状腺组织内的异物样反应。病变的甲状腺明显肿大,可同时累及两叶,但多数为一叶或一叶的某一部分较为明显。病变组织明显水肿,颜色苍白或淡黄,质地坚实甚至发硬,与周围正常甲状腺组织分界不清,易误诊为甲状腺癌。术中见甲状腺与周围组织有粘连,硬结的甲状腺呈苍白色,肉眼观察与甲状腺癌很难区别。切片上的特征是:此病的甲状腺有亚急性和慢性炎症表现,白细胞浸润,实质组织退化和纤维组织增生。组织切片上除白细胞和纤维组织外,可见到许多吞有胶体颗粒的巨细胞,在退化的甲状腺滤泡周围有肉芽肿样组织形成。

(三)临床表现

常在病毒感染后1～3周发病,有研究发现该病有季节发病趋势(夏秋季节,与肠道病发病高峰一致),不同地理区域有发病聚集倾向。起病形式及病情程度不一。

1.上呼吸道感染前驱症状

肌肉疼痛、疲劳、倦怠、咽痛等,体温不同程度升高,起病3～4天达高峰。可伴有颈部淋巴结肿大。

2.甲状腺区特征性疼痛

逐渐或突然发生,程度不等。转颈、吞咽动作可加重,常放射至同侧耳、咽喉、下颌角、颊、枕、胸背部等处。少数有声音嘶哑、吞咽困难。

3.甲状腺肿

弥漫或不对轻、中度增大,多数伴结节,质地较硬,触痛明显,无震颤及杂音。甲状腺肿痛常先累及一叶后扩展到另一叶。

4.与甲状腺功能变化相关的临床表现

(1)甲状腺毒症阶段:发病初期50%～75%的患者体重减轻、怕热、心动过速等,历时3～8周。

(2)甲减阶段:约25%的患者在甲状腺激素合成功能尚未恢复之前进入功能减退阶段,出现水肿、怕冷、便秘等症状。

(3)甲状腺功能恢复阶段:多数患者短时间(数周至数月)恢复正常功能,仅少数成为永久性甲状腺功能减退症。整个病程6～12个月。有些病例反复加重,持续数月至2年不等。有2%～4%病例复发,极少数反复发作。

(四)实验室检查

1.红细胞沉降率(ESR)

病程早期增快,>50mm/h时对本病是有力的支持,ESR不增快也不能除外本病。

2.甲状腺毒症期

呈现血清 T_4、T_3 浓度升高,甲状腺 ^{131}I 摄取率降低(常低于 2%)的双向分离现象。血清 T_4/T_3 比值常 <20。随着甲状腺滤泡上皮细胞破坏加重,储存激素殆尽,出现一过性甲减,T_4、T_3 浓度降低,促甲状腺素(TSH)水平升高。而当炎症消退甲状腺滤泡上皮细胞恢复,甲状腺激素水平和甲状腺 ^{131}I 摄取率逐渐恢复正常。

3.甲状腺细针穿刺细胞学检查(FNAC)

早期典型细胞学涂片可见多核巨细胞,片状上皮样细胞,不同程度炎性细胞;晚期往往见不到典型表现。但甲状腺 FNAC 检查不宜作为诊断本病的常规检查。

4.甲状腺放射性核素显像(如 ^{99m}Tc 或 ^{123}I)

早期甲状腺无摄取或摄取低下对诊断有帮助。

5.其他

早期白细胞可增高。甲状腺过氧化物酶抗体(TPOAb)、甲状腺球蛋白抗体(TgAb)阴性或水平很低,均不作为本病的诊断指标。血清甲状腺球蛋白(Tg)水平明显增高,与甲状腺破坏程度相一致,且恢复很慢。Tg 不作为诊断必备的指标。

(五)诊断

根据急性起病、发热等全身症状及甲状腺疼痛,典型性牵涉痛,甲状腺肿大且质硬,结合 ESR 显著增快,血清甲状腺激素浓度升高与甲状腺 ^{131}I 摄取率降低的双向分离现象可诊断本病。

详细询问病史,根据发病经过,诊断本病并不难。起病前,患者往往有流行性感冒或上呼吸道感染的前驱症状,如发热、周身不适、咽痛、颈部胀痛等。患者常有体温增高,使用抗生素治疗而疗效明显。过一段时间后(1~2 天或 2~3 个月,平均为 2 周左右),甲状腺出现肿胀、较硬,并有压痛。甲状腺肿大程度不一,一般为正常甲状腺的 2~3 倍,有的甚至达 6~7 倍。开始累及一叶的部分或一叶,继而累及两叶。典型病例疼痛可波及颈前、患侧耳后、颞枕部和下颌、咽喉,甚至同侧手臂,并在咳嗽、咀嚼和吞咽动作、后仰时疼痛加重,少数病例也可以出现声嘶或吞咽困难。

检查甲状腺虽有不同程度的肿大、较硬、压痛,但肿大的甲状腺与周围组织并不粘连,压迫症状不明显,也无颈部淋巴结肿大。

实验室检查白细胞计数正常,甚至略低。血沉则显著增快,常有异常增快,往往超过炎症病变的应有范围,可达 80~100mm/h。甲状腺摄 ^{131}I 率显著降低,BMR 可略增高,TT_3、TT_4、FT_3、FT_4 亦可略增高。甲状腺 SPECT 检查常不显影。

根据上述病程:患者在 1~2 周前有上呼吸道感染或腮腺炎史,此后出现甲状腺肿大较硬、胀痛,且疼痛波及患侧耳、颞枕部,伴有体温增高、血沉增快、BMR 略有增高而甲状腺摄 ^{131}I 率显著降低的"分离"现象,则本病诊断比较明确。

(六)鉴别诊断

需要与本病鉴别的有急性化脓性甲状腺炎、慢性淋巴细胞性甲状腺炎、结性甲状腺肿、慢性纤维性甲状腺炎、甲状腺癌等。慢性淋巴细胞性甲状腺炎的 TPOAb 及 TgAb 检测常增高,而亚急性甲状腺炎则增高不明显。需要注意的是,亚急性甲状腺炎可与甲状腺癌并存。特别注意以下几个方面。

1.急性化脓性甲状腺炎

甲状腺局部或邻近组织红、肿、热、痛及全身显著炎症反应,有时可找到邻近或远处感染灶;白细胞明显增高,核左移;甲状腺功能及^{131}I摄取率多数基本正常。

2.结节性甲状腺肿出血

突然出血可伴甲状腺疼痛,出血部位伴波动感;但无全身症状,ESR不升高;甲状腺B超检查对诊断有帮助。

3.慢性淋巴细胞性甲状腺炎

少数病例可有甲状腺疼痛、触痛,活动期ESR可轻度升高,并可出现短暂甲状腺毒症和^{131}I摄取率降低,但无全身症状,血清TgAb、TPOAb滴度增高。

4.无痛性甲状腺炎

本病是慢性淋巴细胞性甲状腺炎的变异型,是自身免疫甲状腺炎一个类型。有甲状腺肿,临床表现经历甲状腺毒症、甲减和甲状腺功能恢复3期,与亚急性甲状腺炎相似。鉴别点:本病无全身症状,无甲状腺疼痛,ESR不增快,必要时可行甲状腺FNAC检查鉴别,本病可见局灶性淋巴细胞浸润。

5.甲亢

碘致甲亢或者甲亢时^{131}I摄取率被外源性碘化物抑制,出现血清T_4、T_3升高,但是T_4/T_3率降低,需要与亚急性甲状腺炎鉴别。根据病程、全身症状、甲状腺疼痛、甲亢时T_4/T_3比值及ESR面可以鉴别。

(七)治疗

早期治疗以减轻炎症反应及缓解疼痛为目的。轻症可用阿司匹林(1~3g/d,分次口服)以及非甾体类抗炎药(如吲哚美辛75~150mg/d,分次口服)、环氧酶-2抑制药。糖皮质激素适用于疼痛剧烈、体温持续显著升高、水杨酸或其他非甾体类抗炎药治疗无效者,可迅速缓解疼痛,减轻甲状腺毒症症状。初始泼尼松20~40mg/d,维持1~2周,根据症状、体征及ESR的变化缓慢减少剂量,总疗程6~8周以上。注意过快减量、过早停药可使病情反复。停药或减量过程中出现反复者,仍可使用糖皮质激素,同样可获得较好效果。

甲状腺毒症明显者,可以使用β受体阻滞药。由于本病并无甲状腺激素过量生成,故不使用抗甲状腺药治疗。甲状腺激素用于甲减明显、持续时间久者;但由于TSH降低不利于甲状腺细胞恢复,故宜短期、小量使用;永久性甲减需长期替代治疗。

本病服用泼尼松常可获满意疗效。方案是:泼尼松,5mg/次,4次/天,2周后减量,全程1~2个月或10mg/次,3次/天,10天后减量,每周减5mg,至停药。同服甲状腺素片40mg(或左甲状腺素片50μg),1次/天,疗效更佳。本病易复发,对反复复发者有学者提出可予放疗,则可获持久效果。本病抗生素治疗无效。

三、慢性淋巴细胞性甲状腺炎

慢性淋巴细胞性甲状腺炎(CLT)又称桥本甲状腺肿,是一种自身免疫性疾病,也是甲状腺肿合并甲状腺功能减退最常见的原因。由于自身抗体的损害,病变甲状腺组织被大量淋巴细胞、浆细胞和纤维化所取代。血清中可检出抗甲状腺球蛋白抗体、抗甲状腺微粒体抗体及抗甲状腺细胞表面抗体等多种抗体。组织学显示甲状腺滤泡广泛被淋巴细胞和浆细胞浸润,并形成淋巴滤泡及生发中心,本病多发生于30~50岁女性。

(一)病因与发病机制

CLT的病因尚不清楚。由于有家族聚集现象,常在同一家族的几代人中发生,并常合并其他的自身免疫性疾病,如恶性贫血、糖尿病、肾上腺功能不全等,故认为CLT是环境因素和遗传因素共同作用的结果。环境因素的影响主要包括感染和膳食中的碘化物。近年来,较多的研究表明,易感基因在发病中起一定作用。

1.遗传因素

CLT由遗传因素与非遗传因子相互作用而产生已成为人们的共识。甲状腺自身抗体的产生与常染色体显性遗传有关。在欧洲和北美,CLT患者中HLA-B8及DR3、DR5多见;而日本人则以HLA-B35多见。徐春等用PCR-SSCP检测30例汉族CLT患者的HLA-DQA1及DQB1位点的等位基因多态性,发现DQA1-0301的频率明显高于正常对照,推测可能是中国人发病的易感基因。美国一个研究机构对56例患自身免疫性甲状腺疾病的高加索人家庭的基因进行了分析,鉴定出6个与自身免疫性甲状腺疾病相关的基因。其中,位于第6号染色体上的AITD-1基因与Graves病和CLT有关;位于第13号染色体上的HT-1及第12号染色体上的HT-2与CLT的发病有关。此后,他们采用全基因组筛选法研究了1个共有27位家庭成员的美籍华人家庭,发现D11S4191和D9S175与CLT有关,因而认为不同种族之间存在对CLT的不同基因易感性。Tomer等的研究则显示,决定甲状腺自身抗体产生的一个重要基因位于染色体2q23上,激活途径中必不可少的协同刺激因子CTLA-4基因极有可能就是染色体2q33上的甲状腺抗体基因。

2.免疫因素

免疫因素导致甲状腺受损的机制尚未完全明确,可能通过以下机制发挥作用。

(1)先天性免疫监视缺陷导致器官特异的抑制性T淋巴细胞数量和质量异常,T淋巴细胞可直接攻击甲状腺滤泡细胞。

(2)体液免疫介导的自身免疫机制及与补体结合的抗甲状腺抗体对滤泡细胞的溶解作用。

(3)抗甲状腺抗体触发和启动淋巴细胞介导的毒性。

本病属于自身免疫性疾病,多种自身免疫性疾病女性发病率均较高,女性是CLT的一项危险因素。

3.环境因素

在碘缺乏和富含碘的地区,CLT的发病率均上升,说明碘在CLT发病中有重要作用。Rose等发现,CLT患者饮食中添加碘,其甲状腺损害明显加重。甲状腺球蛋白碘化后,CLT中T细胞增殖,主要的致病抗原-Tg自身抗原效力增加,全身免疫反应加重,导致CLT。据报道,食盐加碘数年后,自身免疫性甲状腺炎的发病率增加了近3倍。甲状腺滤泡上皮的体外培养证明,高碘可促进淋巴细胞向滤泡上皮黏附,形成甲状腺损伤,而损伤的甲状腺上皮自身细胞内的蛋白暴露,并有可能向辅助性T细胞递呈。因此,地域的不同可能导致居民碘摄入量的不同,沿海地带是 CLT 发病的一项危险因素。

4.反复发作的慢性扁桃体炎也是 CLT 发病的危险因素

扁桃体感染灶的细菌和毒素反复、长期进入血液循环,作为异种蛋白反复刺激可使机体处于致敏状态,改变机体的反应性,使之慢慢转入变态反应。扁桃体切除者几乎都是因为反复发作的较为严重的慢性扁桃体炎,而扁桃体切除后,机体少了一个对细菌病毒过滤的屏障。CLT 作为一种自身免疫性疾病,结合 T 细胞的活化机制,慢性扁桃体炎诱发 CLT 是有可能的,慢性扁桃体炎是患 CLT 的一个危险因素。

(二)临床表现

95％病例见于女性,好发年龄为 30～60 岁。常见症状为全身乏力,部分患者有局部压迫感或甲状腺区疼痛,偶伴有轻压痛。发病缓慢,查体表现为无痛性弥散性甲状腺肿大、对称、质硬、表面光滑、质地坚韧,一般与周围组织无粘连,随吞咽活动上下活动。多伴甲状腺功能减退、较大腺肿可有压迫症状。

(三)诊断

目前对 CLT 的诊断标准尚未统一。①甲状腺弥散性肿大,质坚韧,表面不平或有结节;②TGAb、TMAb 阳性;③血 TSH 升高;④甲状腺扫描有不规则浓聚或稀疏;⑤过氯酸钾试验阳性。5 项中有 2 项者可拟诊为 CLT,具有 4 项者可确诊。一般在临床中只要具有典型 CLT 临床表现,血清 TGAb、TPOAb 阳性,即可临床诊断为 CLT。对临床表现不典型者,需要有高滴度的抗甲状腺抗体方能诊断。对这些患者,如血清 TGAb、TPOAb 为阳性,应给予必要的影像学检查协诊,并给予甲状腺素诊断性治疗,必要时应以 FNAC 或冷冻切片组织学检查确诊。

(四)鉴别诊断

1.结节性甲状腺肿

少数 CLT 患者可出现甲状腺结节样变,甚至产生多个结节。但结节性甲状腺肿患者的甲状腺自身抗体滴度减低或正常,甲状腺功能通常正常,临床少见甲状腺功能减退。

2.青春期甲状腺肿

在青春期,出现持续甲状腺肿大,是甲状腺对自身甲状腺激素需要量暂时增高的代偿性增生,甲状腺功能一般正常,甲状腺自身抗体滴度多正常。

3.Graves 病

肿大的甲状腺质地通常较软,抗甲状腺抗体滴度较轻,但也有滴度高者,两者较难鉴别,特别是 CLT 合并甲状腺功能亢进时,甲状腺功能也可增高。必要时可行细针穿刺细胞学检查。

4.甲状腺恶性肿瘤

CLT 可合并甲状腺恶性肿瘤,如甲状腺乳头状癌和淋巴瘤。CLT 出现结节样变时,如结节孤立、质地较硬时,难与甲状腺癌鉴别;一些双侧甲状腺癌的病例,可出现甲状腺两侧叶肿大、质硬、合并颈部淋巴结肿大,也难以与 CLT 鉴别。应检测抗甲状腺抗体,甲状腺癌病例的抗体滴度一般正常,甲状腺功能也正常。如临床难以诊断,可给予甲状腺激素试验性治疗,如服药后腺体明显缩小或变软,可考虑 CLT;桥本甲状腺炎与乳头状甲状腺癌共存很常见。这种情况的 FNAB 结果难以评估,并且可能会增加误报的数量。

已知 TSH 对卵泡细胞甲状腺癌和滤泡细胞来源有营养作用,由于 TSH 诱导的甲状腺细胞增殖,TSH升高可能增加甲状腺肿瘤的风险。一些学者提出,甲状腺自主性的发展,降低TSH水平,可能减缓癌症进展。

(五)治疗

目前无特殊治疗方法,原则上一般不宜手术治疗,临床确诊后,应视甲状腺大小及有无压迫症状而决定是否治疗。如甲状腺较小,又无明显压迫症状者,可暂不治疗而随访观察,甲状腺肿大明显并伴有压迫症状时,应进行治疗。

1.内科治疗

(1)甲状腺素治疗甲状腺肿大明显或伴有甲状腺功能减退时,可给予甲状腺素治疗,可用L-T_4或甲状腺片。一般从小剂量开始,甲状腺素片$40\sim60mg/d$或L-T_4 $50\sim100\mu g/d$,逐渐增加剂量分别至$120\sim180mg/d$或$100\sim200\mu g/d$,直至腺体开始缩小,TSH水平降至正常。此后,因人而异逐渐调整剂量,根据甲状腺功能和TSH水平减少剂量至维持量,疗程一般$1\sim2$年。甲状腺肿大情况好转,甲状腺功能恢复正常后可停药。一般甲状腺肿大越明显时,治疗效果越显著。部分患者停药几年后可能复发,可再次给予甲状腺素治疗。CLT患者大都有发展为甲状腺功能减退趋势,因而应注意随访复查,发生甲状腺功能减退时,应给予治疗。

(2)抗甲状腺治疗CLT伴有甲状腺功能亢进时应给予抗甲状腺治疗,可用他巴唑或丙基硫氧嘧啶治疗,但剂量应小于治疗Graves病时的剂量,而且服药时间不宜过长。如为一过性的甲状腺功能亢进,可仅有β受体阻滞药,如普萘洛尔或酒石酸美托洛尔进行对症治疗。

(3)糖皮质激素治疗亚急性起病,甲状腺疼痛和肿大明显时,可用泼尼松($15\sim30mg/d$)治疗,症状好转后逐渐减量,用药$1\sim2$个月。糖皮质激素可通过抑制自身免疫反应而提高T_3、T_4水平。但泼尼松疗效不持久,停药后容易复发,如复发疼痛可再次使用泼尼松。但对甲状腺功能减退明显的病例,一般不推荐使用激素。

近期有研究结果显示,给予硒酵母片$200\mu g/d$治疗后,患者TPOAb、TgAb水平较治疗前下降,这表明硒治疗能缓解甲状腺的炎性反应,防止甲状腺组织进一步破坏,可以起保护作用。目前,硒在CLT发病中的作用及硒治疗CLT的机制仍不清楚,补硒治疗的合适剂量和疗程等需进一步研究明确。

多数CLT患者经内科治疗后,肿大的甲状腺可逐渐恢复正常,原来体检时触及的甲状腺结节可减小或消失,质韧的甲状腺可能变软,但甲状腺抗体滴度却可能长期保持较高的水平。

2.外科治疗

CLT确诊后,很少需要手术治疗。许多CLT的手术都是临床误诊为其他甲状腺疾病而进行的。有报道,研究手术治疗CLT的效果,发现手术组临床甲状腺功能减退和亚临床甲状腺功能减退发生率为93.6%,而非手术组的发生率为30.8%,表明手术加重了甲状腺组织破坏,促进了甲状腺功能减退发生。因此,应严格掌握手术指征。

此外,除目前所采用的手术治疗和内分泌治疗外,还有内放射治疗、分子靶向治疗、中医治疗等相关辅助治疗,同样也取得了一定的疗效。

第二章　胃肠外科疾病

第一节　胃和十二指肠异常

一、贲门失弛缓症

贲门失弛缓症又称贲门痉挛,是以食管下括约肌(LES)张力增高,食管体部正常蠕动消失及食管下括约肌在吞咽时松弛障碍为特征的食管运动功能障碍性疾病。它的主要表现为贲门非器质性的阻塞,同时并有近段食管的扩张现象。

贲门失弛缓症是一种少见病,在我国缺乏该病的流行病学资料,在欧美国家,该病的发病率为5/10万,发病存在地域差异,但无种族和性别差异,任何年龄均可罹患,但以30~50岁为最多见。约占食管疾病的5%左右,是仅次于食管癌的需要外科治疗的食管疾病。

(一)病因和发病机制

本病的真实病因迄今尚无定论,临床上常发现本病多继发于感染、严重的情绪紧张、机体严重创伤以及过度肥胖节食引起的体重剧减等,近年的研究提示基因遗传、病毒感染及自身免疫可能与发病有关。

贲门失弛缓症的发病机制有先天性、肌源性和神经源性三种学说。目前被广泛接受的是神经源性学说,该学说认为贲门失弛缓症不是食管下括约肌本身的病变,而是支配食管下括约肌的肌间神经丛中松弛食管下括约肌的抑制性神经减少或缺乏引起。该抑制性神经元为非肾上腺能非胆碱能神经元,主要由氮能和肽能神经元构成,氮能神经释放的一氧化氮和肽能神经释放的血管活性肠肽等共同调节食管下括约肌的松弛。上述神经元或神经纤维的缺失是贲门失弛缓症的最重要的病理基础。另外,人们已注意到贲门失弛缓症在食管下括约肌、食管体、迷走神经以及吞咽中枢均可出现神经病理改变。

(二)病理

由于食管下端不能作共济性的弛缓,故食物不能顺利通过贲门进入胃内,但贲门并无痉挛性的收缩现象。起初上段食管将增加收缩力,以致逐渐形成食管的肥厚。当病症逐渐进展、食管逐渐丧失其张力时,由于食物及分泌液的积滞,上段食管将逐渐扩张,并同时增长。食管壁的肌肉逐渐萎缩,弹性纤维也逐渐退化,整个食管的肌层被纤维组织所代替。随着病程的进展,扩张的食管可以有不同的形态:初时呈梭形,以后呈瓶状,最后可成S状(图2-1)。扩张的部位最显著的是在下端,但慢性病例其扩张变化可高达颈部。由于食物淤积,慢性刺激食管黏膜,引起黏膜充血、糜烂、溃疡、疤痕形成、上皮增生,可在少数患者诱发癌变。

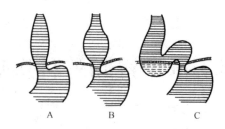

图 2-1 贲门失弛缓症的食管扩张现象

A.早期的扩张多呈梭状;B.以后扩张成瓶状;C.最严重者因食管有增长,可呈 S 状

（三）症状

患者早期的症状大都不显著,多属间歇性的,故很少就医。随着病程的进展,症状逐渐变得显著,且呈持续性。主要症状有下列几点:

1.吞咽困难

几乎是经常的现象。吃固体食物时常感胸部有哽噎的感觉,而且在平卧时几乎不能咽下任何食物。

2.胸骨后疼痛

疼痛的部位常在胸骨后近下端处。初期的疼痛比较剧烈,是因食管肌肉非共济性地收缩之故。后期的疼痛比较缓和,是由于食管的扩张所致。早期的疼痛多发生在吞咽的时候,而晚期的疼痛以在食管被充盈时为甚。

3.食物反胃

病的早期往往在食后不久就反胃,但量不多;至后期则往往在食后要隔相当时间才有反胃现象,呕出的量甚大,且可看到二、三天前所吃的食物,有时甚至在空腹时也能有多量的唾液反出。这种反胃一般不伴有恶心及嗳气,向前弯腰或躺下时更易发生,而口臭则是经常的现象。

4.患者经常体重减轻。

贲门失弛缓症可以发生下列并发症:

(1)食管黏膜发生溃疡而出血、急性穿孔、憩室形成。

(2)发生吸入性肺炎、肺不张、肺脓肿、支气管扩张、胸膜积液等;有时并可引起心脏及大血管的压迫症状。

(3)营养障碍,特别是维生素 B、C 缺乏。

(4)中毒性或风湿性关节炎。

(5)偶然可以引起食管下端或胃底癌。

（四）诊断

除上述的典型症状外,诊断的最后依据是靠 X 线吞钡检查、食管测压和食管镜的检查。

1.X 线检查

检查前应将食管灌洗抽吸干净,然后吞入钡剂进行 X 线检查。可以看到食管有显著扩张,但在横膈部分胃食管交界处则逐渐变得细小,像一个鸟嘴状,其黏膜光滑整齐。在透视时可以看到钡剂至贲门部有突然停滞的现象,以后虽然有少量钡剂可以进入胃内,但钡剂常在食管中滞留至数小时之久。有贲门失弛缓症典型症状的患者,其正位胸片上纵隔内双重条影和侧位片上后纵隔气液平面,对诊断有重要价值。

2.食管测压检查

贲门失弛缓症食管测压检查的主要表现有:①体部中下段缺乏推动性蠕动波;②食管下括约肌松弛率明显降低;③食管下括约肌静息压明显升高;④出现低幅同步收缩波。

3.食管镜或胃镜检查

可以进一步除外食管的器质性病变及并发症如癌变、溃疡或食管炎等。

(五)治疗

迄今尚无任何治疗手段能够恢复受损食管的平滑肌动力,故贲门失弛缓症的治疗着重于松弛,从而缓解临床症状。可以有下列 4 种不同的疗法:

1.药物治疗

包括:①柔软无渣滓而多营养的食物,特别需富含维生素的;②精神神经的治疗;③各种解痉挛药物的应用,如亚硝酸戊酯或阿托品等。这些疗法在早期可能暂时有效,但对慢性病例则多无效。

2.肉毒毒素注射治疗

肉毒毒素是肉毒梭状杆菌产生的外毒素,是一种神经肌肉胆碱能阻断剂。它能与神经肌肉接头处突触前胆碱能神经末梢快速而强烈的结合,从而抑制平滑肌收缩起到治疗作用。可在内镜或超声内镜下分 4 点注射到食管下括约肌区域。治疗后 6 个月内症状缓解率可达65%,几乎没有任何并发症,比较适合于高龄、高危或拒绝扩张和手术治疗的患者。但远期疗效明显差于扩张治疗。

3.扩张疗法

扩张治疗是治疗贲门失弛缓症首选的非手术治疗方法,可采用水、气或水银扩张器,目前大多采用气囊扩张。通过扩张,使食管下括约肌发生部分撕裂,解除食管远端梗阻,使患者症状缓解,一般应扩张到 3.5~4.5cm,多数学者主张一次扩张,也有学者主张逐渐加压,多次扩张。目前倾向于采用逐步增加气囊直径的方法。在进行扩张以前必须经过 X 线及食管镜的检查,食管下端有溃疡者即不能应用扩张疗法。扩张治疗的有效率为 65%~80% 左右,低于手术治疗,其远期疗效也不如手术治疗。扩张治疗后的并发症发生率较低,约 6% 左右,主要并发症有食管穿孔、出血及吸入性肺炎等。其中穿孔最为严重,发生率约为 1%~5%,发生穿孔后一般需手术修补,偶尔可采用保守治疗。而下列情况则通常是扩张疗法的禁忌证:①贲门失弛缓伴有巨大膨出性食管憩室或食管裂孔疝者,扩张疗法易引起穿孔、出血等并发症;②贲门部有溃疡或疤痕形成者;③不能排除恶性肿瘤可能者;④病员以疼痛为主要症状者。

4.手术治疗

约 30% 的病例需用手术治疗。有下列情况者为手术适应证:

(1)晚期病例食管已有严重的扩大,甚至已呈瓶状或 S 状者,用扩张疗法有损伤或者穿破的危险。

(2)婴儿或孩童不适用扩张或者扩张有危险者。

(3)不能除外有癌变的可能者。

（4）采用扩张治疗失败——气囊不能通过贲门进入胃内或者扩张效果不显著者。

贲门失弛缓症的手术方法的基本术式为食管贲门肌层切开术（Heller手术），原先描述的手术方法是同时行前部和后部括约肌切开，现已改良为仅行前部括约肌切开术，即改良Heller手术。该手术可通过经腹或经胸途径完成，并使85%～90%的患者症状得到长期缓解。其主要并发症为胃食管返流性疾病。大多数学者认为经腹行改良Heller手术需加作抗返流手术（Dor或Belsey式胃底部分折叠术），因为经腹手术破坏了膈食管韧带，使得食管抗胃返流的屏障受损，导致术后食管返流性疾病的出现，而经胸手术无须行抗返流手术。

食管贲门肌层切开术（改良Heller手术）：本法最为简单安全。手术的原理与先天性幽门狭窄的Ramstedt手术相似，均为一种黏膜外的肌肉层单纯切开术。

手术步骤见图2-2：

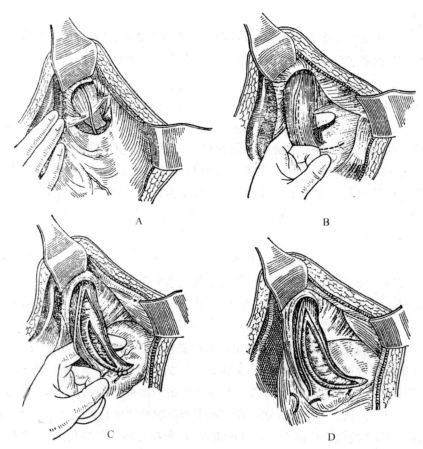

图2-2　食管贲门肌层切开术（Heller手术）

A.将食管前面的腹膜横行切开约5厘米；B.游离食管下端和贲门、胃底部。注意左迷走神经之位置和肌肉切开之部位；C.示食管纵向切开和环行肌被切断的情况；D.示食管和贲门部的肌肉已完全切开及黏膜突出的情况

①患者取平卧位，作上腹部左侧旁正中切口。

②用盐水纱布将大肠和小肠隔开。将胃向下拉，同时将肝左叶的冠状韧带切断，即可将肝左叶向右侧牵开，以暴露食管的腹腔段及胃贲门。

③将食管上的腹膜沿折向横膈的地方横行切开约5cm,然后交互使用钝性或锐性的分离法将食管四周都游离出,并用一根带子围绕食管,备作向下的牵引。注意保存迷走神经的完整性,左(前)迷走神经可以在分离后把它向右侧牵开,免使受伤。

④将食管向下牵引,在食管的前壁和贲门的狭窄处作纵形切口,长约7～8cm。这个切开必须十分小心地单切开肌层而勿伤及黏膜,然后将肌层小心拨开,使下面的黏膜逐渐从肌层的切口中突出。在食管的肌层已经切开、黏膜已经突出后,切口就可以向下延长到胃壁上,同样将肌层切开,并使胃黏膜突出。这样整个切口长约10～12cm,约8cm是在食管上,约4cm是在贲门和胃壁上。

必要时可以先在胃的前壁切开一个小口,并伸一个手指通过贲门到食管中,然后在这个手指的衬垫下切开食管和胃的肌层,可避免伤及黏膜(图2-3)。

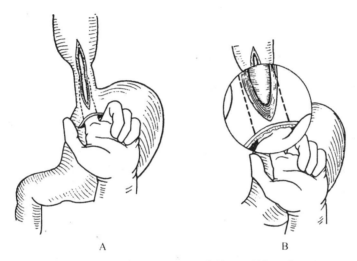

图 2-3　在手指的衬托下行食管肌层的切开术

A.示胃壁切开的位置和手指伸入食管中的情况;B.图之圆圈示在放大镜下将食管的环行肌仔细切开的情况

在肌层切开后,常可在黏膜上见到有细小的血管。这些小血管必须予以结扎切断,然后方能使黏膜很好地突出。万一有黏膜的破伤,可以用细丝线将伤洞缝合,一般不至发生意外。

⑤手术完毕后最好将胃稍加拧挤,使胃内的空气和胃液挤向食管,以确证黏膜并无破损,否则即应小心予以缝合修补。

⑥最后缝合腹壁各层。腹腔毋须引流。

本手术也可以通过一个经胸的切口进行,但经腹的切口暴露也很满意,故经胸切开似非必要。手术的疗效一般良好,但X线的检查结果不如临床症状改善显著,食管往往仍有扩大现象。

近年来腔镜技术的迅速发展使贲门失弛缓症的治疗发生了巨大变化,目前经腹腔镜或胸腔镜行改良Heller手术的技术已日趋成熟。这种微创性手术的疗效与开放性手术相似,且创伤小,缩短了手术和住院时间,减少了手术并发症。与传统手术相似,一般认为经腹腔镜手术需加作抗返流手术,其疗效略优于经胸腔镜手术。有报道经腹腔镜行改良Heller术加Dor胃底折叠术治疗 142 例贲门失弛缓症的 5 年缓解率达 90％。

食管胃底吻合术（Heyrovski 法）：对手术后因括约肌切开不彻底而复发或巨食管术后食管仍难排空者，可考虑行食管胃吻合术（Heyrovski 或 Gron-dahl 手术）。

手术步骤见图 2-4：

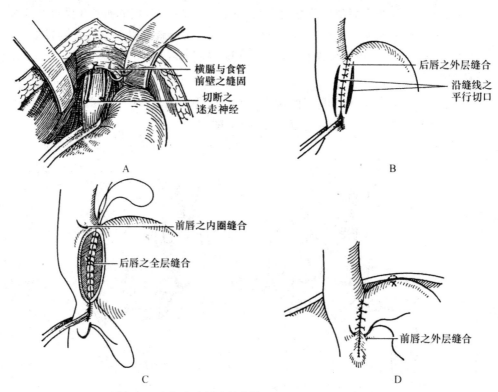

图 2-4　贲门失弛缓症的食管胃吻合术（Heyrovski 法）

A.食管下端充分游离后用带子绕过其后壁，向下牵拉，并将横膈腹膜尽量缝固在食管前壁的最高处，以防止食管缩回胸腔。迷走神经已切断；B.食管下端与胃底内侧壁间的后唇间断缝合已缝好；与缝线相平行的两个切口已切开；C.吻合口后唇的第二层全层连续缝合亦已缝好，开始将前壁用 Connell 氏缝合法作内翻缝合。后唇全层缝合可以自吻合口之中点开始，分别向上下两端缝合，再各自向前壁作内翻缝合，在前唇之中点相互打结；但也可以自吻合口的一端开始，缝合到另一端后再转向前壁，至起始处和原有的线头打结；D.前壁的第一层内翻缝合已告结束，再进行前壁的另一道间断丝线缝合

①～②与 Heller 手术相同。

③将食管下端充分游离后，可以将它拉入腹腔达 8～10cm 之多。用<u>丝线</u>将它缝固在横膈腹膜上以防止其缩回胸腔。将胃底的内侧壁和食管下端作一排间断的<u>丝线</u>缝合，为双层缝合的后层。这层缝线应该缝住肌层，但不应该穿入胃腔内。

④在上述缝线的两旁各作切口长约 6cm。将食管和胃壁的全层用 0 号<u>丝线</u>作连续的锁线缝合，至前壁用 Connell 缝合法将前壁作内翻缝合。最后，前壁应再缝一道丝线的间断缝合予以加固，同样的只缝肌层而不缝住黏膜。上、下两个转角的地方，可以再用二针内翻的褥式缝合予以加强。

食道胃吻合术（Grondahl 法）：为 Heyrovski 手术的一种变式（图 2-5）。其唯一的不同是

在于食管上的切口经过贲门后再弯向胃底部,整个切口呈 U 形,其他的操作步骤与 Heyrovski 法完全相同。

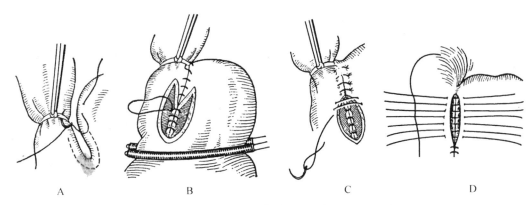

图 2-5 贲门失弛缓症的食管胃吻合术(Grondahl 法)

A.食管游离后用粗线尽可能在高位结扎,以免有污物自食管溢出,并可用以牵引食管。U 形之点线表示食管与胃的切开线;B.吻合口后唇之浆膜肌层间断缝合已做好。食管和胃的 U 形切口已切开。胃底部之肠钳可以防止胃内容物之溢出污染;C.后壁的全层缝合缝好后,正以 Connell 法内翻缝合吻合口的前唇;D.前唇再以间断的 Lembert 氏缝线加固

Heyrovski 或 Grondahl 食管胃吻合术一般也能获得满意的结果。但据文献报道有较多发生并发症的可能,如反胃、食管炎、食管下端溃疡、吻合边缘溃疡,及因此而引起的吻合口狭窄等,均有报道。相比之下,Heller 手术既简单而更有效,故后者现已成为贲门失弛缓症的典型术式。

二、急性胃扩张

急性胃扩张系指胃因强烈的刺激而发生反射性麻痹,张力消失,大量液体和气体潴留而排空障碍,引致胃和十二指肠上段极度急性膨胀的一种综合征。大都发生于饱餐和腹部手术后,也可发生于慢性消耗性疾病长期卧床的患者。

(一)病因病理

胃肠壁原发性麻痹:如手术过度牵拉;腹膜后血肿或引流物、炎症的刺激;暴饮暴食后胃壁过度扩张;腹腔内炎症或损伤;剧烈疼痛;情绪波动;毒血症以及缺钾为主的电解质紊乱等都可反射性引起胃壁平滑肌麻痹。

十二指肠受压梗阻:十二指肠横部被小肠系膜及肠系膜上动脉压迫于脊柱及腹主动脉之间。如消瘦(腹膜后脂肪少)、长期卧床患者易于受压。

实际上,临床常见的发病是这两种机制的并存。扩张的胃向下压迫增加了机械性梗阻的因素,胃十二指肠内容物的积聚又刺激黏膜分泌更多的液体,进一步加重了胃十二指肠的麻痹和扩张,如此恶性循环。

胃扩张后,胃壁变薄、水肿、胃张力下降,胃黏膜糜烂、坏死、出血,甚至发生溃疡、大出血以及胃穿孔。同时,大量液体丧失导致水、电解质及酸碱平衡紊乱,甚至周围循环衰竭。

（二）诊断

1.临床表现

典型症状为上腹膨胀和溢出性呕吐。呕吐物为含胆汁的液体,可多达 3~4L,呕吐后腹胀不减。体检可见腹部膨胀,以左上腹为明显;有压痛和轻度肌紧张,胃区有振水音,肠鸣音减弱或正常。可因水电解质丢失而出现全身表现甚至休克昏迷。若并发胃穿孔或急性胃黏膜撕裂,则可出现腹膜炎或上消化道大出血。

2.辅助检查

(1)实验室检查:血红蛋白升高,有低钠、低钾血症及高氮血症。二氧化碳结合力及非蛋白氮上升,白细胞一般无明显增高。

(2)X线检查:腹部平片可见膨大的胃泡及胃区宽大的液平面,侧位片上可见充气扩张的十二指肠。

(3)B超:显示胃扩张,胃腔充满液体。

3.鉴别诊断

(1)急性腹膜炎:有腹膜刺激征,无极度胃扩张表现。

(2)肠梗阻:X线立位片可见多个液平,有肠梗阻的阵发性腹部绞痛症状。

(3)良性幽门梗阻:可有溃疡病史和症状,一般不会出现血流动力学改变;呕吐物多不含胆汁。

(4)急性胃炎:腹胀不显著,呕吐后腹痛减轻。

(5)急性胃扭转:根据特征性干呕,X线检查的特殊表现可资鉴别。

（三）治疗

1.一般治疗

①立即放置鼻胃管吸出全部胃内液体,用温等渗盐水洗胃。并禁食,持续胃肠减压。②纠正血容量不足、水电解质和酸碱平衡紊乱。③病情好转 24 小时后,可于胃管内注入少量液体,如无潴留,方可开始少量进食。

2.手术治疗

指征:①饱餐后胃内容物无法吸出。手术后发生者一般禁忌手术。②合并胃穿孔或大量胃出血者。③胃功能长期不能恢复,稍进食即扩张潴留,静脉长期营养不能维持者。手术以选用简单有效的方法为原则。如胃腔冲洗,暂时性胃造口术;胃有需切除病灶时可选用不同范围的胃切除术。

三、先天性幽门狭窄

先天性幽门狭窄是因幽门括约肌的肥厚及痉挛,致食物不能通过幽门而产生的一系列临床症状的疾病。在婴儿出生后的最初几周内发生持续性的呕吐、顽固性的便秘;同时并可看到胃的蠕动波和摸到幽门的硬块。若没有及时诊断和正确治疗,病儿将发生严重的营养障碍而迅速衰竭死亡。除了胃与十二指肠溃疡和胃癌以外,本病是胃的病变中较常见的一种。在婴儿出生以后的最初几周,这是需要外科治疗的最常见的病变。

本病的发病率各医院的报道不一,难于肯定,大概在 0.5% 左右。患此病者以男婴为多,两性之比例约为(4~6)∶1,而且往往家庭中的第一个男孩更易罹患此病。不少外科专家曾经报道同一个家庭中先后有几个婴儿曾患此症。

(一)病因

先天性幽门狭窄的基本病因何在虽有不少理论试图予以解释,然而至今尚无定论。目前有三种学说:

1.遗传因素

有家族发病倾向。单卵双胎多于双卵双胎。目前认为是一种多基因性遗传,临床上表现为幽门的环状肌有先天性肥大,致幽门的内腔变得狭窄。

2.胃肠道激素紊乱

免疫组化研究提示在幽门环肌层中脑啡肽、P物质及血管活性肠肽等肽能神经纤维明显减少或缺如,同时患者血清胃泌素水平明显增高。胃肠道激素紊乱可能造成幽门括约肌松弛障碍,括约肌痉挛。

3.幽门肌间神经丛发育异常

因括约肌的神经肌肉丛发育不全,致括约肌不能弛缓,而引起幽门肌肉的代偿性肥大。

看来,括约肌的先天性肥大和继发性的痉挛现象都是存在的,因为有时婴儿出生时即能摸得肥大的幽门肿块,甚至早产儿也幽门肥大;而括约肌痉挛的现象也是客观存在的,例如不少患儿应用阿托品后有效,同一个患儿在不同时期的梗阻程度有差异,手术时患儿在麻醉后往往肿块会消失,均说明括约肌除了真正的肥厚以外还有痉挛现象存在。但在不同的个体中,肥厚与痉挛所占的成分则可能有所不同。至于括约肌何以会肥厚与痉挛的原因,则迄今尚未能做出满意的解释。

(二)病理

最突出的现象是幽门括约肌、特别是它的环状肌的肥厚增生,较正常的括约肌约厚 2~4 倍以上,使整个括约肌硬得像一块软骨,形如橄榄。整个括约肌的肿块常突出到十二指肠腔中,如像子宫颈突出到阴道中的样子。病变初期括约肌多呈粉红色,后期多呈白色,在病理上并无炎症的现象,但有时可以有程度不同的水肿。胃则常有扩大现象,且常有一定程度的胃炎存在。

幽门部的黏膜,常因外层括约肌的收缩而形成纵行的折皱,致使内腔极度狭窄,有时仅能勉强通过一个探针。但当外层的环形肌切断以后,其黏膜常能张大突出至切断的肌层以外。最后的愈合是靠浆膜和黏膜下层的纤维组织的逐渐收缩,大约 3 个月以后胃和幽门即能恢复正常。但如先天性幽门狭窄患者采用胃空肠吻合术来治疗,有学者曾发现此肿大的幽门括约肌可持续至成人以后;也曾有报道在胃空肠吻合后,随访 37 年发现幽门括约肌肿大的情况仍然存在。

(三)症状

患此病的婴儿,多数在出生时是属正常。症状的出现多数是在出生后的第二周或第三周,甚至可迟至第十周或更久。偶尔也有在出生后几小时或一、二天内即发病者。所有症状都是因幽门发生阻塞后产生的,包括下列各项:

1.反胃和呕吐

通常是本病的第一个也是最重要的症状。开始时一般仅是一种轻度反胃,多半发生在喂乳以后,因此很容易被认为是喂乳过多之故。但以后呕吐得愈来愈明显,从经常的少量呕吐发展到历时较久的大量呕吐,而且呕吐的性质也逐渐从单纯的反胃发展到喷射性的呕吐;直至病的末期,胃运动机能极度减退时,呕吐又从喷射性再度变为无力的返流。这种呕吐一般不像肠梗阻那样伴有疼痛,患儿也没有啼哭和屈腿的现象。患儿的胃口一般很好,特别是在刚呕吐以后往往更加拼命吸乳,只有在将要呕吐以前,患儿的食欲始有所减退。喷射性的呕吐是本病最常见的症状,约 90%～96% 的患者有此现象。呕吐物中不含胆汁,可与十二指肠的先天性闭塞相鉴别。

2.便秘或腹泻

约 90% 的患儿有明显便秘,其余 10% 的大便可以正常。但有时可以有腹泻,表示患儿的肠道有感染存在。大便量少而呈绿色,且多黏液。

3.脱水和消瘦

因患儿反复呕吐,体重迅速减轻。脱水现象也很严重,如皮肤干燥、弹性消失,面容灰暗、额上发皱、鼻尖削而颧骨高,嘴角瘪而眼眶陷。体重减轻愈多则情况愈加严重。患儿一般没有酸中毒而反出现显著的碱中毒现象,有时甚至会出现搐搦症。

4.腹部膨隆

在体检时常可见上腹部有明显的膨隆,而下腹部则多平坦柔软。

5.胃蠕动出现

典型的胃蠕动波可见其自左侧肋缘部开始,横过上腹正中而消失在右腹直肌的外缘部。蠕动波发生的部位表示胃的位置,而其消失的部位就是幽门的所在。约 75%～85% 的患儿可以看到有胃的蠕动波;在喂乳以后或者轻轻叩击左腹直肌时,蠕动波更加显著。

6.幽门肿块

肿大的幽门括约肌一般是可以摸到的。据统计 95%～100% 的病例可以摸到幽门,但这并不是说肿块是经常可以摸到或者很容易摸得的。胃胀满时肿块可能摸不到,触诊时如手法不当或者不细致耐心也很难摸到。婴儿刚吐过以后或者在胃蠕动波最明显时,肿块一般能摸得最清楚。如症状疑是先天性幽门狭窄,经反复检查均不能摸到肿块时,应在患儿被麻醉后再作最后的检查。

(四)X 线检查

如能摸到肿大的幽门,X 线的检查非属必需。但如临床诊断不能肯定时,则 X 线的检查有时能提供有价值的诊断依据。通常平片的价值不大,如遇疑难的病例需要钡餐,但需注意避免发生吸入。在幽门梗阻时,X 线吞钡检查主要有下列表现:①胃的扩张;②间歇性的蠕动亢进;③幽门管异常增长。正常的幽门仅长约 2～3mm,在有幽门括约肌肥大时幽门管可长达 6～7mm;④胃的排空时间迟缓,如在钡餐后 3 小时仍有 75% 的钡剂滞留胃内者有梗阻现象。如在 6 小时后仍有大部分滞留时,应即插入胃管将钡剂抽出,以免呕吐时有被吸入肺的危险。

(五)诊断

先天性幽门狭窄的诊断,首先依靠能摸得肿块,因为这是婴儿的其他疾患所没有的特征。

如有呕吐、便秘和胃蠕动波的出现，再加摸到肿块时，诊断应该更加肯定。有时需要与下列情况鉴别：

1.幽门痉挛

呕吐呈间歇性，时发时愈；且症状能因内科解痉疗法而迅速缓解，也不会摸到肿大的幽门环。

2.十二指肠闭锁

症状在出生后立即发生，在开始哺乳时即有呕吐现象；因闭锁部位大都是在十二指肠降部，呕吐为非喷射性，且呕吐物中常混有胆汁。腹部不能摸得肿块。X 线检查，不但胃有扩大，且十二指肠的上段也有扩大。

3.食管闭锁

在每次哺乳后立刻有呕吐，呕吐非为喷射状而为反胃样。X 线检查能决定诊断。

4.胃炎或哺乳不佳，内疝或小肠扭转等，有时可能引起诊断困难。

（六）治疗

总的说来，先天性幽门狭窄的诊断一经确定，手术治疗是唯一有效的疗法。但有时也可以进行内科的保守疗法。

1.保守疗法

如诊断可疑，不能摸得橄榄样的肿块，梗阻有可能是由于单纯的幽门痉挛时；或者症状比较轻微，不但症状发生得较晚，在出生后第 10～12 周后始发生呕吐现象，而且梗阻是不完全性的，患婴的体重可以维持甚至稍有增加者，可以进行保守疗法。

保守疗法包括饮食的调节，适当的洗胃，注射生理盐水，以及足量的解痉药物等。不少文献曾报道应用阿托品，特别是用硝酸甲基阿托品后有良好的效果。

2.手术疗法

凡幽门梗阻的症状较为显著而保守疗法无效者或者腹内能摸得肿块者，应即进行手术治疗。由于术前准备的日趋完善，操作技术的日益提高，目前手术的死亡率已不超过 1％～2％。术后的疗效也极为显著，病儿能很快地正常进食，因而能迅速地恢复体力和增加体重。因此手术疗法应该是先天性幽门狭窄的根本疗法。

手术死亡率所以能迅速下降，大概是由于下列原因：

（1）手术的早期进行：病症拖延得愈久、体重减轻得愈多，则手术的死亡率愈大。故早期诊断和早期手术是必要的。

（2）充分的术前准备：先天性幽门狭窄的患儿虽然需要早期手术治疗，但决不应该进行紧急的手术治疗，更不应该进行无准备的手术治疗。只有在患儿已有了充分的术前准备以后（通常约需 3～4 天），包括水分的补充、适当的输血、胃的减压和适当的保暖等，才能安全地进行手术。

（3）常规地施行 Fredet 和 Ramstedt 的幽门环状肌切断术。按在手术疗法以前患儿大多应用内科疗法时，死亡率约为 80％。既往在施行其他的手术疗法时，幽门切除术的死亡率为 100％，幽门成形术的死亡率为 80％，胃空肠吻合术的死亡率为 50％～60％，只有 Fredet 和 Ramstedt 的手术最为简单而安全可靠，其死亡率早年约为 10％，现在约为 1％～2％，是目前最为理想的手术方法。腹腔镜下施行幽门环状肌切断术可达到传统手术同样的疗效,且手术创伤小,术后恢复快。但对手术操作技巧的要求较高。

(4)术后的妥善护理,对患儿的康复也有重大的意义。应在小儿内科医师和专职护理人员的密切配合下,进行保暖、饮食、维持生理平衡、防止各种并发症等各项护理工作。

幽门环状肌切断术(Fredet 和 Ramstedt 法):手术目的是在于纵行切开幽门的环状肌而不切伤黏膜,然后分开切断的肌肉环使黏膜从创缘中突出,从而使幽门的内管以扩大而梗阻获得解除。其手术指征为先天性幽门狭窄患者,有梗阻的现象并有肿块可摸得者,均为手术适应证。

手术步骤见图 2-6:

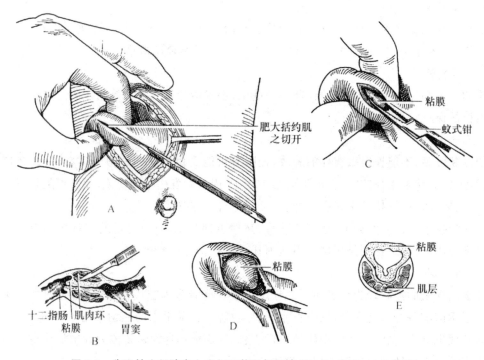

图 2-6 先天性幽门狭窄之幽门环状肌切开术(Fredet 和 Ramstedt 法)

A.表示肥大的幽门括约肌环切开的情况;B.刀头应注意避免切破黏膜或切开十二指肠;C、D.表示用蚊式血管钳将切开的肌肉环拨开的情况;E.幽门环的横切面,表示肌层组织充分拨开后黏膜突出的情况

①平卧,肢体用布裹住,仅露出腹部手术野。作上腹部的右旁正中或经腹直肌切口,长约 6cm。

②进入腹腔以后,应注意防止小肠的脱出,以免增加手术的麻烦。将肝脏向上牵开,找到胃以后就可沿着胃壁追踪到幽门,于是可用左手的拇指和示指夹住幽门将它提出创口以外。

③用尖头刀将浆膜和肥大的括约肌小心层层切开,直至黏膜自肌层的切口中突出为止;同时用一个小的蚊式钳将切开的肌层轻轻分开,更可以使黏膜向外突出。整个切口长约 1.5～2.5cm,近端始自幽门静脉,远端略弯向下,而分开后的宽度应至少有 1.3cm,方能使幽门部的黏膜充分突出。应该注意把所有的肌纤维完全切断,否则梗阻将不能解除;同时又应小心不要

切破黏膜,特别是在幽门肿块和十二指肠相交接的部位,十二指肠壁很像一个穹窿,最容易被切破。

④在肌肉环已被适当地切断分开后,为了要证实幽门是否已经通畅,可以把留置在胃内的胃管隔着胃壁慢慢把它推进十二指肠腔中,如此即可证明幽门已经通畅。Fisher主张在胃的前壁作一个小切口,然后用一把弯血管钳探入胃内通过幽门,也可以更确切地证明幽门的畅通程度;至于血管钳拔出后留下的一个小孔,可以很容易地用双层荷包缝合线把它缝闭,不至于发生任何不良影响。然而学者认为这一步骤通常是不必需的。

⑤十二指肠的黏膜是否有破伤也应十分注意。通常如黏膜有切破时,会立即看到有几滴血性液体溢出;但最好把胃壁挤压一下,如有黏膜破伤时,会有气体溢出的嘶声。此时应该立即用细丝线将它缝住,这样就不会引起任何不良的影响,否则会发生腹膜炎。

⑥切开的创缘用热盐水纱布卷压一下就可止血。若已经肯定幽门是通畅的,创缘并无流血,十二指肠黏膜亦无穿破,即可将幽门放回腹腔。腹壁用丝线分层缝合。

四、十二指肠梗阻

(一)概述
表现为十二指肠内容物经常性或间歇性的停滞,导致十二指肠扩张及其特殊的临床症状。其原因有炎症、结核、肿瘤、先天性异常及肠系膜上动脉压迫十二指肠等,偶见于胃、十二指肠溃疡或胆道疾患或因腹部手术后产生功能性十二指肠梗阻等。

(二)病因
(1)引起本症原因很多,以肠系膜上动脉压迫十二指肠形成壅积者居多,该情况也称为肠系膜上动脉综合征。

(2)其他原因有:①先天异常;②肿瘤;③十二指肠远端或近端空肠浸润性疾病和炎症;④胆囊和胃手术后发生粘连牵拉十二指肠;⑤其他先天性畸形。

(三)发病机制
(1)肠系膜上动脉过长、过短。

(2)肠系膜上动脉变异,从腹主动脉分出的部位过低或分出时角度狭窄。

(3)异常粗大的静脉横压在十二指肠前方。

(4)脊柱前凸畸形使十二指肠占有的空隙减少。

(5)瘦长型或内脏下垂者肠管重量牵引肠系膜根部。

(四)临床表现
急性十二指肠梗阻常发生于躯干被石膏固定或牵引而引起,主要临床表现为急性胃扩张。慢性梗阻是临床上最常见的类型.典型的临床表现为餐后上腹部胀痛或绞痛,有时疼痛可位于右上腹、脐上甚至后背部,俯卧位或胸膝位可以减轻疼痛,部分患者可表现出与十二指肠溃疡类似的疼痛。其他常见的临床症状有呃逆、恶心及呕吐,多在饭后出现,呕吐物含有胆汁。如长期发作,可导致消瘦、脱水和全身营养不良。

（五）诊断

典型的症状是诊断的重要依据。X线钡剂检查特征：十二指肠水平部见钡柱中断；受阻近段肠管强有力的顺向蠕动及逆蠕动构成的钟摆运动。

1.症状要点

主要为上腹部疼痛和饱胀症状，多在进食过程中或进食后发生，恶心、呕吐胆汁样物，有时因上腹饱胀而自行设法呕吐以缓解症状。此症呈周期性反复发作，逐渐加重。常出现便秘。

2.体征要点

可见胃型及蠕动波，上腹振水音阳性，可闻及腹内拍水声和肠鸣音高亢。

3.辅助检查

（1）钡剂检查可见十二指肠淤滞及扩张征象或在十二指肠某处钡剂突然受阻，有时可见逆蠕动。

（2）胃镜可发现十二指肠腔内的梗阻原因及在梗阻部位胃镜进行受阻。

（3）空腹抽取十二指肠液常可发现有食物残渣等。

（六）治疗措施

1.非手术治疗

休息，抬高床脚，腹部按摩。抽吸冲洗十二指肠，进无渣而富营养的饮食，食后采取左侧卧位、伏卧位或胸膝位。内服阿托品、苯巴比妥等药可暂时收效。

2.手术治疗

（1）十二指肠空肠吻合术：适用于十二指肠第三段梗阻，手术要求空肠距屈氏韧带10～15cm，与胀大的十二指肠第三段吻合，吻合口至少为5cm，以防肠内容物通过不畅。

（2）胃空肠吻合术：十二指肠周围粘连多，显露困难时方可使用，以免发生肠瘘。

五、胃和十二指肠憩室

近代由于X线检查、尸体解剖及剖腹手术的日渐普遍，胃肠道憩室病例的发现也日益增多，已不能算是外科方面或病理方面的罕见病变。Feldmann曾报道在10923例胃肠道的X线检查中，发现328例有各部的憩室，其中食道占2.8%，胃占0.9%，十二指肠占31.4%，空肠回肠占0.9%，而结肠占63.5%。故胃肠道各部分的憩室是以结肠为最多，十二指肠次之，食道再次之，而胃及空肠回肠最少。

（一）胃憩室

胃憩室是一种比较罕见的病变，其发生率约为0.05%～0.9%。在钡餐造影病例约占0.04%～0.4%，胃镜检出率约为0.03%～0.3%。发病可见于任何年龄，但以20～60岁之间多见。发病无明显性别差异，以女性略多。胃憩室依其病因可作如下分类：

（1）真性憩室：憩室之壁含有胃壁的各层组织，另外并无任何器质性的病变可以解释其病因，故这种憩室是属先天性。有学者报道曾为4个月大的婴儿成功地手术治疗过一个胃底部的憩室，可以证明此种憩室是属先天性。

（2）获得性憩室

憩室壁也含有胃壁的各层组织，但有其他病变可解释憩室是后天性的。它可分为：

①推式憩室是因胃内压力有局限性的增高而形成。

②拖式憩室是因胃外的粘连牵拉而形成。

③假性憩室：胃壁因某种病变而有肌层或黏膜下层的部分碎损，致该处胃壁逐渐软弱而向外形成的憩室。

1.病理

先天性憩室是因胃壁的肌层有局限性的先天薄弱所致。因大弯和小弯的肌层组织在贲门部位较为薄弱，故先天性憩室以发生在贲门附近者为多，特别是在小弯后壁近食管裂孔之处，约 75% 左右的憩室发生于此处。

拖型憩室是因胃外有坚强的粘连牵引所致。多数是粘连到胆囊、胰腺、脾脏及结肠等处，大概上述器官先有病变而引起了胃的继发性变化。拖型憩室在形成的机理上可能最为重要：由于外伤或其他暴力而致有胃内压增加时，黏膜及黏膜下层组织将自胃壁的某一弱点中突出，此种病变一经开始，以后因胃有经常而反复的胀满，憩室便将逐渐形成而增大。至于假性憩室，则是因胃壁的炎症、肿瘤和溃疡等病变而致有胃壁的薄弱，再加有胃内压的增高而形成。这些后天性憩室大都发生在胃的前壁、幽门部及后壁等处，但很少在大弯或小弯部位发生。

胃憩室大多是单个的，但也可以有二个或二个以上的憩室同时存在。大小约在 1～7cm 之间。其入口一般都比较小，但有时也可以较大，能容纳一个手指。当然，入口小的容易有食物潴留，进而发生其他并发症，如憩室炎、憩室周围炎、穿孔、出血及恶变等。

2.诊断

不少胃憩室因没有症状可能不被发现。另有若干病例是为其他原因作 X 线胃肠检查或胃镜检查时偶然发现。憩室本身的症状是不典型的，大都因憩室不能排空而致食后上腹部有不适和疼痛，有时食欲缺乏，其次呕吐，偶尔也可以有出血。由于憩室患者有时并发胃与十二指肠溃疡，上述症状往往被认为是由于溃疡病所致。

确切的诊断只有通过 X 线检查、胃镜检查或手术后方能证实；通常 X 线检查可为临床诊断提供线索，而胃镜检查则是确定诊断的可靠手段。憩室的胃镜下观为边缘清楚的圆洞形，直径因收缩节律而改变，憩室内可见正常的黏膜皱襞或有明显的炎症改变。由于上消化道 X 线钡餐检查时位于胃前、后壁的憩室在患者直立行时极易被忽略，故检查时应使患者取各种不同的位置，如直立、平卧、头低位等，特别是左前斜位为不可少。（表 2-1）

表 2-1 胃溃疡与胃憩室的 X 线鉴别

	胃溃疡	胃憩室
部位	多在幽门窦及小弯等处	多在贲门部
形态	①溃疡壁龛的形态一般不变；②壁龛的底宽，边缘多不规则；③壁龛中没有黏膜，其周围的黏膜也常有浸润等现象	①憩室的形态在检查时可能稍有变动；②蒂窄而顶宽，形如香覃，轮廓整齐；③憩室中可见有黏膜的形态，周围的黏膜也多正常，无浸润现象

续表

	胃溃疡	胃憩室
潴留	钡剂在壁龛中不会滞留很久	常见在憩室中有钡剂潴留达 6～24 小时之久。有时在憩室中可见有气液平
压痛	壁龛部位常有压痛	憩室部位不常有压痛

在诊断憩室患者时,尚应注意其究竟是一个单纯的憩室,还是有炎症、潴留等并发症的憩室,同时还应注意有无溃疡、肿瘤或胃炎等情况存在。而在拖型憩室时,还应追查其他器官的原发病变的性质。

3.治疗

单纯的憩室如无症状,也不伴有胃或其他脏器的病变者,一般不需治疗。有轻度症状者可用内科疗法,如给易消化而少渣滓的饮食、碱性药物和解痉药物以及体位引流等。

有下列情况者需要外科治疗:①症状剧烈,非内科治疗能奏效者;②有并发症,如穿孔、出血等症状者;③有胃壁的其他病变,如溃疡及癌肿或者是幽门部的拖型憩室伴有其他器官的病变者;④目前虽无症状,但憩室的蒂小而底大,将来肯定会续发憩室炎者,应早行切除。

外科治疗的方式应根据憩室的位置,以及有无其他并发病变而定。

(1)贲门部憩室:左旁正中或经腹直肌切口。切开脾胃韧带并将胃底部向内侧翻转,即可暴露位于胃后壁的憩室。将憩室自其周围的粘连中予以游离,直至其颈部已能清楚显露出,随即可以进行切除。其残端可先用 0 号可吸收缝线作连续的内翻缝合,再用间断的丝线缝合予以加强。

(2)大弯部憩室:应该将憩室连同周围的胃壁作 V 形切除,然后将胃壁予以双层缝合。

(3)幽门部憩室:最好做胃的部分切除,较之憩室的单纯切除疗效为佳。如作单纯切除时,应注意将胃壁内翻缝合,否则容易复发。

(二)十二指肠憩室

一般说来,十二指肠憩室是一种较常存在的病变,但因为近 90％左右的憩室不产生临床症状,因而不容易及时发现,故其确实的发病率难于精确统计。临床 X 线钡餐检查中十二指肠憩室的发现率为 1％～4％。尸体解剖时的十二指肠憩室的发现率一般较钡餐检查为高,文献报告为 11.6％～14.5％,有的报告甚至高达 22％。这两种检查结果的差别说明一般的十二指肠憩室不一定产生症状,且在 X 线检查时也不易发现。

本病多发生在 40～60 岁之间的中年人,40 岁以下罕见,60 岁以上也不常见。女性患者略多于男子,但无大差别。

1.病因

产生十二指肠憩室的原因,主要是因十二指肠肠壁上先有局限性薄弱,再加肠腔内有压力的增高或者肠壁外有粘连的牵引所致。不同类型的憩室,其成因也有所不同:

(1)先天性憩室:在出生时即存在,显然是一种先天性的发育异常。憩室壁的结构与肠壁完全相同。

(2)原发性憩室:部分肠壁有先天性或解剖上的缺陷,因此,该处肠壁的黏膜或黏膜下层组织等向外突出形成憩室,而此种憩室的肌层组织则大都缺如或不发达。肠壁上的血管是穿过肌肉层而达黏膜下层,在该处有时可以形成一个弱点,故憩室也常发生在十二指肠乳头附近或血管的所在区。

(3)继发性憩室:大多数是因胃与十二指肠溃疡所形成的瘢痕牵引而产生,故这种憩室几乎都发生在十二指肠的第一部。其他器官的炎症能引起十二指肠壁的粘连牵引者也能形成憩室,如胆囊炎粘连到十二指肠后一旦发生纤维收缩,即可引起肠壁的憩室形成。

2.病理

十二指肠憩室可以是单发性的,也可以是多发性的,但以单发性的为多见,约占 90%。除继发性憩室(继发于胃与十二指肠溃疡者)是在十二指肠的球部外,约 2/3 的原发性憩室是在十二指肠的降部,其余则在水平部或升部。绝大多数的憩室位于距十二指肠乳头周围 2.5cm之内,与胆总管和胰头相接近,称为乳头旁憩室。部分患者的十二指肠乳头开口于憩室内,称为憩室内乳头。有些憩室甚至深嵌在胰腺组织之中,致在手术时寻找困难。憩室可大可小,形态亦各异,呈球形或楔状的突出。一般而论,憩室壁皆无变化。但当憩室的入口较小,一旦食物进入憩室后不易排空时,即可发生各种并发症;有时憩室本身也可以引起其他器官的压迫症状。

十二指肠憩室所引起的并发症主要为:

(1)压迫症状:憩室可压迫十二指肠本身或者压迫胆总管或胰管引起胆管和胰管的阻塞症状。

(2)憩室炎症:可引起憩室本身的溃疡、出血、穿孔或内瘘或者引起憩室周围炎、十二指肠炎或胆管炎等病变。

(3)结石:憩室内可形成粪石和胆管内结石形成。

(4)癌变:憩室壁也可发生癌变。

上述各种并发症虽属可能,且在文献上均已有详细记述,但与憩室炎较大的发生率相比,显然其他并发症是比较罕见的。

3.诊断

十二指肠憩室没有典型的临床症状,单凭症状不能做出正确诊断。即使十二指肠憩室因并发症而产生了一定的症状,亦难与溃疡病、胆道或胰腺疾病等相鉴别,只有借助于 X 线钡餐检查,十二指肠镜检查或者剖腹探查,方能获得确诊。

仅 5%～10% 的十二指肠憩室患者可出现临床症状。各种症状皆是因并发症而引起,如食物在憩室内潴留引起憩室炎时,可致上腹部的不适或胀痛和深部的压痛;腹痛的轻重不一,持续的时间也不定,虽与进食有关,但无肯定的规律。有时因消化不良而引起腹泻。胀满食物的憩室偶尔可以引起十二指肠本身的梗阻现象,致可有恶心、呕吐或嗳气等症状。乳头旁憩室,特别是憩室内乳头的患者可并发胆道感染、胆道结石、梗阻性黄疸和急性或慢性胰腺炎而出现相应的临床症状。憩室也可能出血或穿孔,持续或间断性的少量出血引起贫血,大量出血则表现为呕血或便血;憩室穿孔可引起急性弥散性腹膜炎或腹膜后严重感染。

4.治疗

偶然发现而毫无临床症状的憩室可以无须治疗,因为切除的手术有时并不容易,也不是完全没有危险的。

有一定的临床症状,而又无其他的病变存在可以解释此种症状时,应首先采用内科疗法,包括饮食的调节、休息、抗酸剂和解痉剂等;并可在上腹部进行按摩,同时采取侧卧位或者更换各种不同的姿势,以助憩室内积食的排空。通过上述措施,不少病例的症状可以缓解或者消失。

十二指肠憩室的手术适应证为:①憩室出血、穿孔、脓肿形成或癌变者;②确诊为十二指肠憩室,其引起的症状严重且经正规内科治疗无效者;③憩室颈部狭小、引流不畅,X线钡餐检查发现钡剂在憩室内存留6小时以上仍未排空者;④憩室巨大,X线显示超过2cm或乳头旁憩室和憩室内乳头引起胆、胰系统疾病者;⑤憩室内存在异物者。由于十二指肠憩室手术的并发症发生率较高且较严重,手术死亡率可高达5%~10%,因此必须严格控制手术指征。

十二指肠憩室的手术方式,原则上以憩室的切除最为理想。可采用开腹手术或腹腔镜手术。十二指肠憩室切除术不是一个简单的手术,不应草率从事,因憩室的寻觅并非易事,憩室深嵌在胰腺头中者,分离时出血甚多,尤为困难,必须认真对待,进行充分准备后方可施行。术者术前应仔细观看正位和左、右、前斜位钡餐X线造影片,以明确憩室部位。

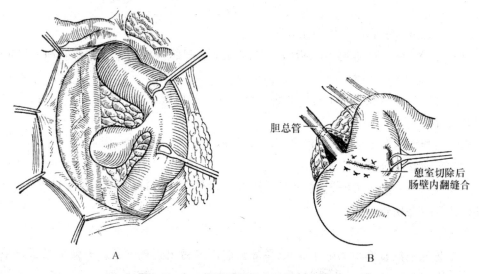

图 2-7 十二指肠降部憩室的暴露和切除

A.示十二指肠降部外侧腹膜切开,十二指肠游离后向内侧牵引,暴露憩室之状;B.示憩室切除后肠壁内翻缝合之状

手术时切开十二指肠降部旁侧的腹膜,将十二指肠适当游离后向左或内侧翻转牵引,就可以暴露出位于后面或内侧的憩室(图2-7A)。如一时寻找有困难,则可以将胃管插入十二指肠内,不时注入20~30mL空气使憩室充盈,便于寻找;或者切开十二指肠之前壁,将示指伸进肠腔中去探索憩室的内口,从内口中再伸到憩室囊内,就可以使憩室的寻找和分离比较便利,也不至伤及胆总管等重要结构。十二指肠水平部或升部的憩室可以在横结肠系膜后切开后腹膜找到,但须注意避免伤及结肠中动脉。憩室的底完全游离以后如其蒂柄较小者,则在憩室切除后其残端可以单纯结扎,然后再用荷包缝线将残端埋入肠腔中。如其蒂柄较大者,则可以用钳子先夹住它的蒂柄后切除,夹住的部位需离十二指肠壁约1cm,方向应与肠曲的长轴相垂直,

其残端则可用 Connell 内翻缝合及 Lembert 缝合法予以闭合,这样十二指肠腔就不致形成狭窄,亦可以防止其发生肠瘘(图 2-7A)。术中可将鼻胃管放置于十二指肠腔内,术后持续胃肠减压数日,同时憩室切除部位可放置引流管。

十二指肠乳头旁憩室的切除难度较大,有损伤胆总管和胰管的可能。但如合并缩窄性乳头炎时,可行 Oddi 括约肌切开成形术的同时切除憩室。对于憩室内乳头合并胆总管下端狭窄、胆总管明显扩张者,则可考虑行胆总管空肠 Roux-en-Y 吻合术。

在显露困难或切除憩室危险性过大、多发性憩室或憩室内乳头的患者,可考虑采用憩室旷置、十二指肠转流手术。该手术的目的是转流食物,使十二指肠憩室不会再发生滞留食物所致的并发症,防止逆行性感染,也有利于憩室炎的改善。十二指肠转流术的手术方法有 3 种,具体为胃部分切除、胃空肠 Roux-en-Y 吻合术或 Billroth Ⅱ 式胃肠吻合术,十二指肠空肠 Roux-en-Y 吻合术。其中胃部分切除、胃空肠 Roux-en-Y 吻合术操作简单,术后并发症少,为一种较满意的手术。

对远离十二指肠乳头的较小的单纯憩室可行憩室内翻缝合术。如憩室癌变或胰腺内十二指肠憩室并发严重出血、憩室无法切除时,则可行胰十二指肠切除术。

六、急性胃扭转

(一)概述
胃扭转不常见,其急性型发展迅速,诊断不易,常延误治疗;而其慢性型的症状不典型,也不易及时发现,故有必要对胃扭转有一扼要的了解。

(二)病因学
1.新生儿胃扭转
是一种先天性畸形,可能与小肠旋转不良有关,使胃脾韧带或胃结肠韧带松弛而致胃固定不良。多数可随婴儿生长发育而自行矫正。

2.成年人胃扭转
多数存在解剖学因素,在不同的诱因激发下而致病。胃的正常位置主要依靠食管下端和幽门部的固定,肝胃韧带和胃结肠韧带、胃脾韧带也对胃大、小弯起了一定的固定作用。较大的食管裂孔疝、膈疝、膈膨出以及十二指肠降段外侧腹膜过度松弛,使食管裂孔处的食管下端和幽门部不易固定。此外,胃下垂和胃大、小弯侧的韧带松弛或过长等,均是胃扭转发病的解剖学因素。

3.疾病因素
急性胃扩张、急性结肠气胀、暴饮暴食、剧烈呕吐和胃的逆蠕动等可以成为胃的位置突然改变的动力,故常是促发急性型胃扭转的诱因。胃周围的炎症和粘连可牵扯胃壁而使其固定于不正常位置而出现扭转,这些病变常是促发慢性型胃扭转的诱因。

(三)临床表现
急性胃扭转起病较突然,发展迅速,其临床表现与溃疡病急性穿孔、急性胰腺炎、急性肠梗阻等急腹症颇为相似,与急性胃扩张有时不易鉴别。起病时均有骤发的上腹部疼痛,程度剧烈,并牵涉至背部。常伴频繁呕吐和嗳气,呕吐物中不含胆汁。如为胃近端梗阻,则为干呕。此时拟放置胃肠减压管,常不能插入胃内。体检见上腹膨胀而下腹平坦。如扭转程度完全,梗阻部位在胃近端,则有上述上腹局限性膨胀、干呕和胃管不能插入的典型表现。如扭转程度较轻,临床表现很不典型。腹部 X 线平片常可见扩大的胃阴影,内充满气体和液体。由于钡剂不能服下,胃肠 X 线检查在急性期一般帮助不大,急性胃扭转常在手术探查时才能明确诊断。

慢性胃扭转多系部分性质,也无梗阻,可无明显症状或其症状较为轻微,类似溃疡病或慢性胆囊炎等慢性病变。胃肠钡剂检查是重要的诊断方法。系膜轴扭转型的 X 线表现为双峰形胃腔,即胃腔有两个液平面,幽门和贲门处在相近平面。器官轴扭转型的 X 线表现有胃大、小弯倒置和胃底液平面不与胃体相连等。

(四)治疗

急性胃扭转必须施行手术治疗,否则胃壁血液循环可受到障碍而发生坏死。如能成功地插入胃管,吸出胃内气体和液体,待急性症状缓解和进一步检查后再考虑手术治疗。在剖开腹腔时,首先看到的大都是横结肠系膜后面的绷紧的胃后壁。由于解剖关系的紊乱以及膨胀的胃壁,外科医师常不易认清其病变情况。此时宜通过胃壁的穿刺将胃内积气和积液抽尽,缝合穿刺处,再进行探查。在胃体复位以后,根据所发现的病理变化,如膈疝、食管裂孔疝、肿瘤、粘连带等,予以切除或修补等处理。如未能找到有关的病因和病理机制者,可行胃固定术,即将脾下极至胃幽门处的胃结肠韧带和胃脾韧带致密地缝到前腹壁腹膜上,以防扭转再度复发。

部分胃扭转伴有溃疡或葫芦形胃等病变者,可行胃部分切除术,病因处理极为重要。

术前要注意水、电解质失衡的纠正。术后应持续进行胃肠减压数天。

第二节　胃和十二指肠异物、损伤和瘘管

一、胃和十二指肠异物

胃、十二指肠内可能发现多种多样的异物,大致可分为三类。第一类是咽下的固有形状的物品,在胃、十二指肠内保持其原来现状和大小,可称为吞咽异物,异物的形状和大小与处理有密切的关系。第二类为咽下的食物与毛发,在胃内团聚成为不同现状和大小的团块,称为胃石症,在处理上与前一类不同。第三类是经由胃肠壁穿入腔内的异物。

(一)吞咽异物

1.病因

吞咽异物多见于儿童,多为误咽的各种物品,一般较小,如纽扣、别针、弹子、镍币、图钉、钥匙等。在成人,除误咽外,尚有因种种不同原因故意咽入的不同物品,这些异物可以较大。

吞咽的异物必须通过食管始能达到胃内,咽下的物品中 20%～30% 在食管内受阻而停留。达到胃内的吞咽异物则 80% 以上可以顺利地通过胃肠道从大便中排出体外,其他可嵌留于幽门、十二指肠空肠曲、回盲瓣等部位。异物自行从胃肠道排出的时间与异物的大小和形状

有关,大多为4～5天。钝性异物所需的时间较锐性异物为短。如钝性小异物不能自行在预期的时间内排出,则应考虑到肠道有狭窄性病变存在,在儿童常为先天性畸形如十二指肠隔、环状胰腺等,必须进行钡剂检查明确原因。

2.诊断

(1)症状与体征:胃、十二指肠吞咽异物可无任何自觉症状。锐性异物如损伤黏膜,可出现上腹痛、恶心、呕血等症状。异物嵌塞于十二指肠可引起部分梗阻的症状。针类锐性异物可刺破胃肠壁而形成局限性小脓肿或肉芽肿。也有可能穿透胃肠壁而移行至腹腔或身体其他部位。

(2)影像学检查:误咽的异物多有将物品放在口内意外咽下的病史,但仍应首先肯定确有异物被咽下,并应考虑有无进入呼吸道的可能。如为金属或附有金属部分的异物可做X线检查,确定是否有异物存在以及其位置。较大的金属异物可以在透视下发现。细小的金属异物则需摄片才能看清。无误咽病史的金属异物常不能及时诊断,多系因出现症状进行X线检查时偶然发现。非金属异物只能用X线钡剂检查或纤维光束内镜检查才可以确诊。

3.治疗

(1)误咽异物是可以预防的,成人应改正在工作时将物品如缝针、铁钉等含在口内的习惯。对儿童应进行不将食物以外的物品放入口内的教育。对婴幼儿则应避免将可能咽下的物品放在身旁,使其无机会放入口内。

(2)胃肠道不同部位的异物,处理上不完全相同。食管内嵌塞的异物多数需要尽早经食管镜取出。胃十二指肠内异物则多数可以采取密切观察等待自行排出的方法,锐性异物可用胃镜取出,金属异物可以定时进行X线透视,观察其在肠道内位置的变化,如已下行至结肠内则应开始检查大便有无异物排出。如异物停留在一固定位置7～10天仍无改变,则可能已嵌塞,为手术取出的适应证。但细长端尖的异物穿破胃肠壁的危险较大,以早期手术取出为宜。小肠内异物绝大多数可以自行排出,应观察更长时期,如在2～3周尚不能排出则需要手术取出。手术取出胃肠道内异物的一个重要原则是在术前当日再进行一次X线检查确定位置,否则异物可能已移位,甚至已排出,使手术时寻找异物发生困难或手术已无必要。

(二)胃石症

1.病因

胃石是在胃内逐渐形成的异物团块。形成的原因首先是咽入胃内的物品由于质地与形状不易通过幽门,而且又不能被消化,长期停留在胃内,形成团块,愈积愈大。最常见的胃石有两种:一种是植物纤维团块,另一种是毛团块。前者多为一次吃生柿、黑枣过多后发生。我国生产柿、黑枣的地区较多,柿和黑枣均含有鞣酸,成熟后含量不及1%,而未成熟时可达25%。鞣酸在酸性(胃酸)环境下可凝集形成胶胨状物,与蛋白质结合成为不溶于水的鞣酸蛋白沉淀于胃内。柿内尚含有树胶和果胶,遇酸凝集,沉淀粘合成块,更可与食物残渣聚积,愈积愈大,形成巨大团块。毛团块的形成是由于反常行为,习惯于将长头发拉至咬嚼,不知不觉中将头发吞下。头发在胃内不被消化,且因其纤维粘于胃壁而不易通过幽门。胃内头发多,经胃蠕动形成发团,逐渐增大,可以长时期不引起症状。此种毛团块见于儿童和精神不正常的成人,在我国并不多见。

2.诊断和鉴别诊断

(1)症状与体征:胃石症可以无任何症状,仅在钡剂检查时偶然发现。如果有症状则多为上腹疼痛不适或沉坠胀满感,有时可有恶心呕吐,吐出物为少量清液或黏液。由于活动的团块在呕吐时可阻塞贲门,所以一般无大量的呕吐。胃黏膜损伤后可发生胃溃疡,则有类似溃疡症状,如夜间腹痛加重、呕血、黑粪等。有的患者在饭后平卧时可发现上腹隆起,在儿童常可扪到边缘清楚、质硬、能移动并下缘可托起的肿物,一般无压痛或仅有轻压痛。头发石的患者可感到口内有难闻的气体,间歇性腹泻也较多见。胃石也可以在胃部分切除术后的残胃内形成,残胃内形成胃石的可能性大于正常胃,残胃的收缩功能差、排空缓、吻合口大小固定而不易扩张、胃酸低、消化功能差等因素有利于胃石的形成,患者胃膨胀不适,不能多饮水或多进流食。胃石进入小肠内可引起小肠梗阻的症状。病期久的患者多有体重减轻和体力下降。

(2)影像学检查:胃石症须与胃癌鉴别。胃石症多见于儿童,而且植物纤维胃石患者都有一次吃生柿、黑枣过多,并于食后即有胃部不适、反酸、呕吐的病史。在70%的患者可以从X线钡剂检查明确诊断。典型的X线征是在胃内有巨大透亮充盈缺损区,推之并可在胃内移动。钡剂排出后,胃石表面可有散在附着的钡剂,有时误诊为表面溃烂的巨大胃癌,但充盈缺损的可移动性并结合病史常可与胃癌鉴别。如呕吐物含柿、黑枣残渣,则胃石的诊断可以确定。胃石在胃镜检查下呈漆黑色团块可与胃癌鉴别。

3.治疗

(1)柿、黑枣一次不可多吃,未成熟的更不应多食,果皮、果核亦不宜同时吃下,食后不要立即吃过酸的食物。对胃部分切除术后的患者,要认真告知其不食或仅少量食用柿、黑枣类食物。

(2)无特效的治疗方法,口服酶制剂如胃肠酶合剂(胃蛋白酶、胰酶、纤维素酶)、番木瓜蛋白酶等或碳酸氢钠溶液滴入胃内,有可能帮助团块散开。经胃镜试行将团块捣碎散开也是治疗方法之一,但由于植物纤维或毛发等缠绕致密,常难以散开。

如非手术疗法无效或因显著幽门梗阻、呕吐频繁不能服药,则需手术取出团块。手术时如发现胃内有溃疡,无须做胃部分切除术,团块取出后,经过一时期内科治疗,溃疡即可愈合。

(三)穿入的异物

1.病因与病理

异物可因外伤或溃疡等原因,通过胃肠壁进入胃与十二指肠内。枪伤或其他穿刺的外伤后,有时异物可以存留在胃肠道内。手术时偶然不慎,也可以有异物直接遗留在胃肠道内或者是先遗留在腹腔内,以后再逐渐蚀破胃肠壁进入胃肠道内。最多见者或为胆囊与胃肠道粘连后,胆石蚀破入胃或十二指肠。由于十二指肠与胆道十分接近,胆石破入十二指肠的概率较大。

2.诊断

穿入异物的临床表现是随异物的性质,进入的方式,及有无溃疡、梗阻、出血、穿孔及腹膜炎等并发症而异。X线和内镜检查是最主要的诊断方法。

3.治疗

治疗应以手术取出异物为主。如有并发症存在时应考虑同时缝补穿孔,切除或修补瘘管等。

二、胃和十二指肠损伤

(一)胃损伤

1.概述

由于胃活动度大,且受肋弓保护,单纯胃损伤的发生率在腹部钝性伤中仅占腹内脏器伤的1%~5%;但在穿透性腹部伤中(尤其枪弹伤),胃损伤率就较高,占10%~13%,居内脏伤第4位。由于解剖关系,胃损伤常合并其他内脏伤,腹部穿透伤尤其如此,合并肝损伤占34%、脾损伤占30%、小肠损伤占31%、大肠损伤占32%、胰损伤占11%。单纯胃损伤的病死率为7.3%,有合并伤的病死率高达40%以上。

2.临床表现

胃损伤的临床表现取决于损伤的范围、程度以及有无其他的脏器损伤。胃壁部分损伤可无明显症状。胃壁全层破裂,胃内容物具有很强的化学性刺激,进入腹腔后引起剧烈腹痛和腹膜刺激征象,可呕吐血性物,肝浊音界消失,膈下有游离气体。

3.诊断

胃后壁或不全性胃壁破裂,症状和体征可不典型,早期不易诊断。可放置胃管吸引,以了解胃内有无血液,还可注入适量气体或水溶性造影剂进行摄片,可协助诊断。

4.治疗措施

一旦确诊应及时手术,手术时应注意有无其他脏器合并伤,防止漏诊以免贻误治疗。胃前壁伤容易发现,但胃后壁、胃底及贲门部不完全性胃壁损伤可能被遗漏,探查应详尽。1/3病例的胃前、后壁都有穿孔,应切开胃结肠韧带,显露胃后壁,特别注意大小网膜附着处,谨防遗漏小的穿孔。虽经胃管注入气体或亚甲蓝溶液,有助于术中定位诊断,但有加重腹腔污染之虞,需慎用。

胃损伤按其损伤部位、程度和性质分别加以处理。

(1)非手术治疗:胃损伤仅涉及黏膜层,并于治疗前获得确诊,出血量小,又无其他脏器合并伤,可经非手术治疗。如发生失血性休克,以手术治疗为宜。单纯胃黏膜撕裂伤,出血量也可多达2L,需手术切开胃壁在直视下寻找撕裂部位的出血点,缝合胃黏膜血管或加用鱼肝油酸钠、明胶海绵压迫止血,然后缝合撕裂的胃黏膜。

(2)手术修补:胃壁血肿可能伴有透壁性穿孔,应切开血肿边缘浆膜层,清除血肿、止血,并根据胃壁损伤的深浅,采用胃壁全层或浆肌层缝合修补。整齐的裂口,止血后可直接缝合,边缘组织有挫伤或已失去生机者,宜修整后缝合。除非胃壁毁损广泛、严重,一般不采用胃切除术。对其他合并伤应根据其损伤情况给予相应的处理。

关腹前,应彻底吸净腹腔内的胃内容物,并用大量盐水冲洗。单纯胃损伤无须置引流。术后继续应用抗生素,维持营养和水、电解质平衡。

(二)十二指肠损伤

1.概述

十二指肠损伤是一种严重的腹内伤,占腹内脏器伤的3%~5%。十二指肠与肝、胆、胰及大血管毗邻,因此,十二指肠损伤常合并一个或多个脏器损伤。

2.发病机制

十二指肠损伤分为穿透性、钝性和医源性损伤三种。国外以穿透伤居多,国内主要是钝性损伤。钝性损伤引起十二指肠破裂的机制或是直接暴力将十二指肠挤向脊柱;或因暴力而致幽门和十二指肠空肠曲突然关闭,使十二指肠形成闭襻性肠段,腔内压力骤增,以致发生破裂,引起腹膜后严重感染。损伤部位以十二指肠第二三部最为多见,中山医院所见83%位于该处。其中1例上腹部挤压伤引起十二指肠在幽门远侧及十二指肠第二三部交界处完全断裂和十二指肠水平部坏死的特殊类型,可见其损伤的严重性。倘若十二指肠损伤只限于黏膜下层的血管破裂则形成十二指肠壁内血肿,比较罕见。

3.诊断

上腹部穿透性损伤,应考虑十二指肠损伤的可能性。钝性十二指肠损伤术前诊断极难,究其原因:①十二指肠损伤发生率低,外科医生对其缺乏警惕。②十二指肠除第一部外均位于腹膜后,损伤后症状和体征不明显,有些患者受伤后无特殊不适,数日后发生延迟性破裂,才出现明显症状和体征。虽然十二指肠破裂后,多立即出现剧烈的腹痛和腹膜刺激征,实属腹内脏器伤的共同表现,并非十二指肠损伤所特有,而合并腹内多脏器损伤更增加诊断的困难。因此术前确诊的关键在于应考虑到十二指肠损伤的可能,尤其对于下胸部或上腹部钝性伤后,出现剧烈腹痛和腹膜炎或患者在上腹部疼痛缓解数小时后又出现右上腹或腰背部痛,放射至右肩部、大腿内侧。由于肠内溢出液刺激腹膜后睾丸神经和伴随精索动脉的交感神经,可伴有睾丸痛和阴茎勃起的症状。伴低血压、呕吐血性胃内容物,直肠窝触及捻发音时,应怀疑有十二指肠损伤。

腹腔穿刺和灌洗:是一种可靠的辅助诊断方法,倘若抽得肠液、胆汁样液体、血液,表明有脏器伤,但非十二指肠损伤的特征,腹穿阴性也不能摒除十二指肠损伤,笔者曾遇1例反复穿刺5次均阴性。

X线检查:腹部X线平片如发现右膈下或右肾周围有空气积聚、腰大肌阴影消失或模糊、脊柱侧凸,则有助于诊断。口服水溶性造影剂后摄片,如见造影剂外渗就可确诊。

4.治疗措施

腹部损伤只要有剖腹探查指征就应立即手术。重要的是术中详尽探查,避免漏诊。

十二指肠损伤的治疗方法,主要取决于诊断的早晚、损伤的部位及其严重程度。Lucos将十二指肠损伤分为4级。Ⅰ级:十二指肠挫伤,有十二指肠壁血肿,但无穿孔和胰腺损伤;Ⅱ级:十二指肠破裂,无胰腺损伤;Ⅲ级:十二指肠损伤伴轻度胰腺挫裂伤;Ⅳ级:十二指肠损伤合并严重胰腺损伤。十二指肠撕裂伤按其大小可分为①穿孔伤;②透壁损伤小于20%周径;③透壁损伤占20%～70%周径;④透壁损伤＞70%周径。十二指肠损伤局部的处理方法如下。

(1)非手术治疗:十二指肠壁内血肿而无破裂者,可行非手术治疗,包括胃肠减压、静脉输液和营养、注射抗生素预防感染等。多数血肿可吸收,经机化而自愈。若2周以上仍不吸收而致梗阻者,可考虑切开肠壁,清除血肿后缝合或做胃空肠吻合。

(2)手术修补:十二指肠裂口较小,边缘整齐可单纯缝合修补,为避免狭窄,以横向缝合为宜,80%的十二指肠裂伤,可用这种方法治疗。损伤严重不宜缝合修补时,可切除损伤肠段行端端吻合,若张力过大无法吻合,可半远端关闭,近端与空肠做端侧吻合。

(3)转流术:对于十二指肠缺损较大,裂伤边缘有严重挫伤和水肿时可采用转流术。目的在于转流十二指肠液,肠腔减压以利愈合。转流方法分两种:一种是空肠十二指肠吻合,即利用十二指肠破口与空肠做端侧或侧侧 Roux-en-Y 吻合术,为最简便和可靠的方法;另一种方法是十二指肠憩室化,即在修补十二指肠破口后,切除胃窦,切断迷走神经,做胃空肠吻合和十二指肠造口减压,使十二指肠旷置,以利愈合。适用于十二指肠严重损伤或伴有胰腺损伤者。有的学者提出不切除胃窦,而切开胃窦大弯侧,用肠线吸收前食物暂时不能进入十二指肠,肠线吸收后幽门功能重新恢复,故称暂时性十二指肠憩室化。对于十二指肠缺损较大,也可用带蒂空肠片修复其缺损,称之为贴补法。

(4)十二指肠造口术:对于诊断较晚,损伤周围严重感染或脓肿形成者,不宜缝合修补,可利用破口做十二指肠造口术,经治疗可自行愈合。如不愈合,待炎症消退后可行瘘管切除术。

(5)十二指肠憩室化或胰十二指肠切除术:十二指肠、胰腺严重合并伤的处理最为棘手。一般采用十二指肠憩室化或胰十二指肠切除术,后者的病死率高达 $30\%\sim60\%$,只有在十二指肠和胰头部广泛损伤,无法修复时采用。

(6)十二指肠减压:无论选用何种手术,有效的十二指肠减压,对伤口的愈合极为重要。Stone 报道 237 例十二指肠损伤在修复裂伤后常规应用十二指肠减压者,仅 1 例发生十二指肠瘘。而 23 例未做十二指肠减压者,7 例发生十二指肠口,可见十二指肠减压的重要性。十二指肠减压的方法主要有鼻胃管减压或用胃造口或通过十二指肠修复处造口和经空肠造口逆行插管等。近年来主张三管减压,即经胃造口插管和经空肠上段造口插 2 根导管,一根导管逆行插入十二指肠内减压,另一根导管插入空肠远端供营养支持。

充分的腹膜外引流和早期营养支持对十二指肠损伤具有重要意义。

手术后最常见的并发症为十二指肠瘘、腹腔及膈下脓肿、十二指肠狭窄等。

三、胃和十二指肠瘘管

胃肠道的瘘管有两种类型:①外瘘,即瘘管通向体表者;②内瘘,即瘘管与另一个空腔内脏相通者。无论胃与十二指肠的瘘管,都可以有上述的两种类型。

(一)胃的瘘管

1.病因

胃瘘的形成有下列几种原因。

(1)继胃的某种病变如单纯的溃疡或癌肿,致胃壁先粘着在腹壁或其他空腔器官上,然后逐渐溃破形成瘘管。这种情况大都形成内瘘如胃结肠瘘,但偶尔也可以形成外瘘。

(2)继外伤或手术后形成者。胃外伤(如刺伤)后可以形成胃瘘。继溃疡穿孔的单纯缝补术,胃切除术或胃术后,由于缝合的缺陷或愈合的不良,也可以形成胃瘘。这类胃瘘大都是外瘘,偶尔也可形成内瘘。

(3)是用手术故意做成者。为了某种目的,有时在胃上故意造成一个外瘘或内瘘。例如当食管有某种严重的病理性梗阻时,可以做胃外瘘以供注入食物维持营养之用。在幽门有梗阻时,可以做胃空肠吻合以解除梗阻。

2.病理

除手术造成的人工瘘管一般不致发生不良的病理变化以外,其他的瘘管不论是内瘘或外瘘,均可能造成某些病理变化。

外瘘:如胃壁上仅有一个小穿孔而形成了一个小外瘘,胃液的损失不会很多,瘘孔周围的皮肤也不致因受刺激而发生明显变化,患者的一般情况将维持良好。这种瘘管也大都可以自行愈合。

严重的外瘘多数是继手术后形成的。由于胃壁的损伤很大,每天自瘘口损失的胃液也很多;其结果不但造成腹壁切口的崩裂坏死,周围皮肤被胃液浸渍得发炎溃烂,而且由于大量体液和酸的丧失,患者将迅速地变得脱水消瘦,并呈现碱中毒和营养不良等衰竭现象。若不及时处理,这类患者的死亡率可达40%。

内瘘:症状的有无及性质如何,视瘘管相通的器官而有不同,与瘘管的大小也有一定关系。很多内瘘可以完全没有症状,如胃空肠瘘及细小的胃胆囊瘘等。有较大的胃结肠瘘时则不但粪便可以逆流入胃引起粪样的嗳气和呕吐,且由于多量食物的不能被消化吸收,患者将出现贫血、消瘦等营养不良等症状。

3.治疗

根据瘘管的性质和情况而定,基本上有非手术治疗和手术治疗两种。

(1)非手术治疗:细小的外瘘可以予非手术治疗。例如在溃疡病穿孔缝合后发生的瘘管,可以考虑试用保守疗法。首先应该保护瘘孔周围的皮肤不被胃液腐蚀,可以应用各种糊剂或油膏(玉米淀粉或复方氧化锌膏等)厚厚地、广泛地涂在皮肤上。若瘘口中的渗液较多需要经常调换敷料者,则可以从瘘孔中插入一个橡皮导尿管,然后连续地予以吸引;所吸得的胃液可以冲淡后重新从十二指肠管中注入。最好能自鼻孔中插入两根胃管(或双腔管),一根到胃,一根通过幽门到十二指肠;这样可由胃管予以连续吸引,以保持胃的空虚、减少瘘管中的渗出,同时从十二指肠管又可注射各种水分、盐类、糖、蛋白质及维生素等,以维持机体的各种需要。如上述措施能顺利完成,就可以适当地减少静脉输液,否则应立即考虑行空肠造瘘术,予肠内营养支持以维持机体的代谢平衡。在整个治疗过程中,应经常进行各项实验室检查,如血常规、血生化、血电解质和血气分析等,以作各项必要补充的依据。

胃的内瘘多数是因胃壁本身或邻近脏器有某种病变(炎症、溃疡、癌肿等)而继发的,因此大都要用手术来解决它的基本病变。但也有少数胃内瘘是手术后形成的;在此情况下,只要内瘘的存在不引起症状,可以采取保守疗法等待自愈,无须对内瘘本身作特殊治疗。

(2)手术治疗:较大的胃外瘘的严重性已如上述,因此一般需要采取积极的手术治疗来抢救患者。事实上,在胃的大手术如部分切除术后如发现有外瘘形成时,应该不等胃的瘘孔裂得很大,立即毅然地进行修补。姑息等待的办法,往往使胃裂开日益增大,患者每况愈下,终至丧生。应该重新打开腹腔,找到胃瘘管的所在,然后用丝线全层间断缝合瘘口,而在瘘管的所在部位还需将大网膜再作披覆固定。术中须用连续吸引以免腹腔受到胃内容物的污染。腹壁切口的再缝合也需要特别注意,以免创口发生感染或崩裂。若瘘口较大,短期内不能愈合者,应同时置入鼻肠管或行空肠造瘘术以备术后行肠内营养。术后应继续作胃的连续减压,给予质子泵抑制剂如奥美拉唑、H_2受体抑制剂等以减少胃液的分泌,禁食,维持水、电解质及酸碱平衡,肠内或肠外营养支持,并酌给抗生素、维生素等。

胃的内瘘多数是继某种病变后续发的。除非该病变能自行痊愈,否则瘘管势将继续存在。在这种情况下,多需将胃及有关脏器的病变部分,连同瘘管一并切除,然后再分别缝合胃和其他脏器,方可获得痊愈。偶尔也可以考虑仅作胃与其他脏器间的瘘管单纯切除或解离术,再分别单纯缝合胃壁及肠壁上的瘘孔,也可能获得满意的结果。

(二)十二指肠的瘘管

1.十二指肠外瘘

十二指肠外瘘属高位高流量肠瘘,是腹部手术和外伤后的一种严重并发症,它引起一系列全身和局部的病理生理紊乱,处理上十分棘手,病死率可达25%以上。

(1)病因:引起十二指肠外瘘的最常见原因为与腹部手术有关的医源性,约占80%左右,其次是腹部开放性和闭合性损伤,约占10%,其他如肿瘤、结核及放射等病理因素约低于10%。

大部分的十二指肠外瘘是继胃和十二指肠、胆囊和胆道或右肾切除等手术后引起。有文献报道88例十二指肠外瘘患者中,30例是继胆囊胆道手术后引起,22例因十二指肠溃疡穿孔,8例因右肾切除,8例因胃和十二指肠第一段之切除,7例因盲肠后之高位阑尾炎,仅6例是继十二指肠外伤后发生,另7例则由于其他原因。在进行胆道手术及右肾切除术时,如何会伤及十二指肠并引起肠瘘的问题已于其他章节中有所阐述。由于粘连紧密、解剖不清,手术时可以误伤肠壁。因粘连而致十二指肠有憩室形成者,损伤后形成肠瘘之机会尤大。偶尔,胆胰管壶腹部的结石需经切开十二指肠壁后方能取出者,术后也可能形成肠瘘。

十二指肠溃疡穿孔后经单纯修补的病例,有些也会发生肠瘘,尤其是缝合方法不适当或者穿孔甚大或肠壁极为脆弱时,肠瘘更易发生。

胃和十二指肠第一段手术后发生的十二指肠瘘也是较多的,例如在幽门形成术或Finney胃十二指肠吻合术后,在胃部分切除术、特别是用Polya法吻合后,均可能发生肠瘘。其所以形成肠瘘的原因约有下列几个:①十二指肠残端的内翻缝闭不完善或者所用的缝线不适当;②胃肠吻合后的输入段有滞留现象,致十二指肠盲端内的压力过高;③十二指肠残端部分的组织不健康或者其附近有炎症存在;④十二指肠游离过长或缝合过密或结扎过紧而导致组织缺血及坏死;⑤营养不良,低蛋白血症同样是影响残端愈合的重要因素。

十二指肠瘘也可以是手术时故意造成的。在为十二指肠溃疡行胃大部及十二指肠第一段的切除时,由于疤痕组织挛缩,有时将会发现如按常法将十二指肠残端缝闭,有使附近的重要组织,特别是肝十二指肠韧带内的胆总管或血管受伤的危险。在这种情况下,最妥善的办法是将十二指肠残端能安全缝闭的部分予以缝闭,不能妥善缝闭或缝闭有危险的部分则可插入一根导尿管,并在导尿管周围作荷包缝合固定之。周围还可用大网膜进一步缝在导尿管四周,特别是在十二指肠残端附近。该导尿管可以从腹壁之另一戳孔中引出。约12~14天后即可拔除导尿管,其所留之窦道多能迅速愈合。

盲肠后的高位阑尾炎切除术后,有时可能引起十二指肠瘘。因高位阑尾可以很接近十二指肠的位置,而当阑尾的炎症剧烈,手术较困难时,便有伤及十二指肠的危险。在应用橡皮管作长时间引流时,十二指肠壁也有被压迫坏死,形成肠瘘之可能。

十二指肠外伤手术中漏诊或修补失败后均可导致十二指肠外瘘。十二指肠位置深在,周围解剖关系复杂,外伤后的术中漏诊率可高达7.2%。十二指肠外伤修补术后,十二指肠瘘的发生率为2%~14%。右半结肠肿瘤、右肾肿瘤均能侵及十二指肠肠壁,结核或Crohn病累及十二指肠可发生穿孔形成内瘘或术后形成外瘘。

(2)病理和病理生理:形成十二指肠外瘘的病因虽各异,但就病理解剖而言,则所有肠瘘基本上可以分为二型:

①端型瘘:在胃切除后,十二指肠已与胃不相通,而缝闭成一盲端。肠瘘在此盲端发生者,由于盲端内的压力较大,瘘管一经形成即较难愈合。

②侧型瘘:十二指肠如仍与胃保持连系,而瘘管在十二指肠之侧壁上发生者,则每当食物通过时瘘管部分将受到刺激,也不易愈合。

一般而论,凡瘘管发生在胆胰管乳头部近端者较易愈合,而发生在乳头部以下的肠瘘,因肠液(包括胆液与胰液)漏出较多,不但一般情况将更加严重,且瘘管也更不易愈合。侧型瘘亦较端型瘘为严重。

急性十二指肠外瘘发生后,将从十二指肠流出大量的消化液,内含多种消化酶、电解质和胆汁,一方面消化和破坏它所接触的组织,导致组织坏死及血管腐蚀出血,不利瘘管的愈合;另一方面,丢失了大量体液、电解质和蛋白质,导致低血容量,水、电解质和酸碱平衡紊乱,营养缺乏,感染,甚至多脏器功能障碍或衰竭,如不及时合理治疗,患者将迅速死亡。

(3)临床表现和诊断:因瘘管之大小、渗出液之多少和性质之不同而有异。十二指肠瘘常发生在术后2~5天,患者可有突发性上腹部剧痛,高热及休克表现,同时有急性局限性或弥散性腹膜炎的体征及白细胞升高和血清淀粉酶升高。若瘘管较小,经切口或引流管仅有少许黏液或少量肠液渗出,皮肤亦无浸渍症状者,多能迅速愈合。若瘘管较大,经常有大量粘稠的、含胆汁的、碱性的肠液流出,甚至在食后不久即有食物自瘘管中漏出者,则不但皮肤常被浸渍糜烂,且患者亦将迅速消瘦脱水,并趋于严重衰竭。B超和CT检查可发现右上腹部包块和液性暗区。

十二指肠外瘘的诊断一般并不困难,如患者多在上腹部手术后近期或腹部外伤后数日内,出现上腹部痛和腹膜炎征象,从引流管或切口流出胆汁样液体,即应考虑十二指肠瘘可能。血淀粉酶检查有利于诊断,口服美篮迅速出现在流出液中可明确诊断。腹部B超和CT检查能发现并准确定位腹腔内脓肿。

瘘管的位置,常可于钡餐后在X线透视下确知或者从瘘管中注入碘油后造影证实。这些诊断步骤,在拟行手术治疗前有时是属必需。

(4)治疗:十二指肠外瘘的治疗原则与一般的肠瘘相同,主要包括:注意保持内稳态平衡,加强营养支持,严格控制感染,早期充分引流,加强瘘口处理及恰当选择手术时机。其中维持内稳态平衡、控制感染、营养支持是全身治疗的重要基础,而充分引流和瘘口处理是实现瘘口愈合的必要条件。

①维持内稳态平衡:十二指肠瘘患者每日可从瘘口丢失3~4L消化液。因此建立有效的

静脉通道,纠正水、电解质和酸碱平衡紊乱,维持内稳态平衡,是降低死亡率的关键。根据中心静脉压、胃肠减压量、肠瘘引流量、尿量等,补充足量的等渗液,纠正低血容量,必要时输入血浆、白蛋白等胶体溶液。同时注意纠正电解质和酸碱失衡。使用生长抑素及类似物、抑酸剂等也有利于减少消化液的分泌。

②控制感染:由于80%～90%的肠瘘患者死于感染未能有效控制,因此合理应用抗生素是提高患者生存率的关键。通常抗生素的应用初期可根据经验用药,应联合用药,兼顾阴性杆菌和厌氧菌,此后可根据脓液的培养和药敏,加以调整。

③营养支持:十二指肠外瘘的患者在内稳态失衡纠正后,即应开始全胃肠外营养支持。因患者在起病初期处于应激状态下,热量供给适当为宜,并及时过渡到肠内营养。可经口放置鼻肠管至空肠上段或行空肠造瘘术,经喂养管施行肠内营养,并可同时回输胃肠减压及瘘口引流液,有利于促进胃肠道动力和黏膜功能的恢复。病情稳定、感染控制后,生长激素的应用可能有加速瘘口愈合的作用。

④充分引流:当确定有瘘发生并发急性腹膜炎时,应及早剖腹探查,清除腹腔内脓液。对术后1～2天发生瘘者,可试行瘘口修补术,并在十二指肠腔内放置引流管引流减压。3～4天瘘者,修补瘘口常难以成功,可通过瘘口放入引流管于十二指肠内,缝合瘘口前后壁并予大网膜覆盖。在瘘口周围放置双套管引流,同时行空肠造瘘术。若已形成局限性脓肿,可剖腹或B超、CT引导下穿刺置管引流。

⑤瘘口的处理:加强瘘口引流的护理,防止消化液积聚在瘘口周围。可外涂复方氧化锌软膏、甘油等保护瘘口周围皮肤,减轻消化液对皮肤的腐蚀。

⑥手术治疗:经上述治疗措施,约50%～80%的病例瘘口在4～6周内自行愈合。对不愈合者,应采取外科手术治疗。手术治疗的时机十分重要,一般来说,对病情稳定、感染已控制、营养状态良好的患者,可在十二指肠外瘘形成后3个月进行手术治疗。十二指肠外瘘的手术治疗的术式主要有下列几种:a.单纯肠瘘修补术:适用于瘘口较小、瘘管较细的十二指肠瘘,可行肠瘘局部切除、肠壁缺损修补术。b.肠祥浆膜覆盖修补术:即十二指肠瘘口修补后,再应用上提的空肠肠祥浆膜面覆盖其上加强修补。c.带蒂肠浆肌层覆盖修补术:切取一段保留血供的空肠段,剪开肠管,去除肠黏膜制成浆肌片,然后覆盖于缝合后的十二指肠瘘上。d.空肠、十二指肠 Roux-en-Y 吻合术:在严重十二指肠残端瘘或肠壁巨大缺损的侧壁瘘,以及怀疑瘘口远端的十二指肠或空肠输入祥有扭曲、狭窄或梗阻存在时,应选择该术式。对十二指肠残端瘘应行十二指肠空肠端侧 Roux-en-Y 吻合术,而对十二指肠侧壁瘘则以侧端或侧侧 Roux-en-Y 吻合术为宜。

有学者曾对较大的十二指肠端型瘘(多为 Billroth Ⅱ 胃大部切除术后并发症),特别是瘘口较大,渗液较多且经保守治疗或单纯修补不成功者,采用下述手术方法——将瘘口与空肠祥切断后的远切端作对端吻合,继以空肠近切端与远端肠祥间之 Y 形吻合或将瘘口与 Ⅱ 式胃大部切除后的输出空肠祥上的切口作端侧吻合,再辅以空肠输入、输出祥之间的侧侧吻合。无论是作瘘口与空肠侧壁切口间的端侧吻合或将瘘口与空肠远切端作端端吻合,吻合时均需将空肠的开口套缝在瘘口周围的正常肠壁上,亦即将瘘口植入空肠的开口中,而不宜将瘘口与空肠开口作直接的对端吻合。共对 9 例十二指肠残端瘘患者采用该术式治疗,取得满意疗效,在一定的条件下值得推荐(图 2-8)。这个办法也适用于侧型瘘。

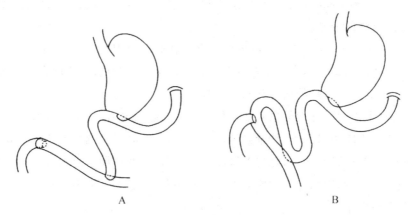

图 2-8　十二指肠残端瘘的手术疗法

A.残端瘘与空肠远切端作 Roux-Y 式吻合;B.残端瘘与输出空肠袢上的切口作端侧吻合,辅以空肠输入、出袢之间的侧侧吻合

2.十二指肠内瘘

(1)病因:十二指肠内瘘的形成,可能是因外伤、手术或十二指肠本身有病变之结果,也可能是由于胆囊、胆道、胃、结肠等的病变引起。

内瘘最常见者是在十二指肠与胆囊间,大多数是被胆石穿破的结果。当胆囊因炎症而与十二指肠相粘连时,胆石即可压迫十二指肠造成肠壁的坏死穿破,胆石即被排入十二指肠,从而形成胆囊-十二指肠瘘。

十二指肠溃疡也可引起胆囊-十二指肠瘘或胆总管-十二指肠瘘。若溃疡位于十二指肠后壁者多破入胆总管,其位于十二指肠的前壁或侧壁者多穿入胆囊。十二指肠或胆囊的癌肿,十二指肠的损伤或手术,偶尔也可引起十二指肠的内瘘。

(2)临床表现和诊断:视与十二指肠相通的器官的性质而有异。在十二指肠-胆囊瘘,则其症状在很多方面颇像胆囊炎,如消化不良、嗳气、恶心呕吐、厌食油类,偶尔并可有寒战及发热,继以右上腹的痉挛疼痛,及肠梗阻等现象。但有时症状也可以像十二指肠溃疡梗阻、胃癌及胆总管结石等病变。

诊断的确定常需借助于 X 线检查。有些病例可在胆囊内看到有钡剂或气体的出现。腹部 B 超和 CT 检查对诊断有一定帮助,如属胆囊结石形成的十二指肠瘘,有时可在回肠末端发现胆结石。十二指肠镜检查可发现瘘口并明确诊断。

(3)治疗:有学者认为一旦证实有十二指肠内瘘存在时,即为手术的指征;因为十二指肠液有显著的消化作用,有进一步引起穿孔或其他并发症的可能。然而 Cartell 则认为有些瘘管显然可以自行痊愈,不少其他学者也多持有同样见解。鉴于至少有些内瘘可以长期不发生症状,多数学者认为只对有临床症状的内瘘行手术治疗,方属合理。

若内瘘是由胆石引起,则应小心先将胆囊与十二指肠分离,仔细缝合十二指肠壁上的瘘孔使不致形成狭窄,然后再探查胆总管是否通畅,如胆总管并无狭窄现象,即可用 T 形管引流胆总管,并切除胆囊。通到胆总管的内瘘也需要先将十二指肠与胆总管分离,切除胆囊,缝合十二指肠的瘘孔,然后探查胆总管的壶腹部是否完全畅通、胆道内的结石及淤积物是否已完全清除,最后再用 T 形管加以引流。T 形管留在胆总管内的一臂最好有足够的长度,特别是向下的一头应该通过胆胰管括约肌进到十二指肠内,这样可获得更有效的引流。

如内瘘是因十二指肠的穿透性溃疡引起,情况即较为严重。在此种情况下,若患者全身情况允许,应同时做胃的次全切除及胆囊的切除,瘘管亦一并切除。由于有内瘘存在时粘连一定较多且致密,解剖关系不易辨认,术野暴露非常困难,故手术有时是比较艰巨的,必须耐心分离,才不致伤及重要组织和器官。

第三节　胃和十二指肠慢性特异性感染

一、幽门螺杆菌感染

幽门螺杆菌是寄生于人体胃黏膜上皮的微需氧菌,是一端有 5～6 根鞭毛的螺旋形革兰阴性菌,它通过粘附性足突,牢固地附着在胃黏膜细胞表面,破坏细胞,引起炎症反应。自从 1983 年由 Warren 和 Marshall 从人胃黏膜中分离出该细菌以来,HP 已被认为是慢性活动性胃炎、十二指肠球部溃疡的重要致病因素,是胃癌的高危因素,与胃黏膜相关性淋巴组织淋巴瘤等疾病关系密切。

HP 感染目前被认为是世界性的健康问题,西方国家的流行病学调查结果显示,40 岁以下成人的 HP 感染率为 20％,60 岁以上为 50％;我国不同地区、不同民族胃内 HP 检出率为 30％～80％,有很大的差异。社会经济状况和年龄是 HP 感染的重要影响因素。尽管尚不清楚 HP 感染的传播途径,但"口-口"、"粪-口"途径可能是最重要的传播途径。

HP 感染导致疾病发生的机制多样而复杂,除与本身菌株特性有关外,还涉及细菌在胃黏膜定植、释放各种活性分子,诱发机体免疫反应等复杂的病理生理过程。主要有以下几种学说,如 HP 感染诱导胃黏膜组织的特异性炎症反应、Fas/Fas 配体介导 T 细胞致胃上皮细胞损伤以及影响细胞凋亡和增殖过程等。

(一)病理

大多数 HP 感染会累及全胃,但有些患者仅限于胃窦部。病变主要表现为胃黏膜上皮细胞的退行性改变和中性粒细胞浸润,浅层黏膜固有层出现淋巴细胞,一般在胃窦部较明显,局部可有淋巴滤泡形成。同时,胃黏膜的长期弥散性炎症可造成黏膜萎缩和肠上皮化生。

(二)临床表现和诊断

感染 HP 的患者可无任何临床表现,部分患者可有上腹部不适、餐后饱胀感、食欲缺乏、恶心及反酸等。伴发胃炎、溃疡病或胃癌者可有相应的临床表现。

胃 HP 感染的诊断的检测方法按是否依赖胃镜检查可分为侵入性和非侵入性两类,侵入性检查多用于初诊行胃镜检查时和需复查胃镜的患者。非侵入性检查主要有血清学抗体检查、尿素呼吸试验、粪便 HP 抗原试验及尿液 HP 抗体 IgG 测定等,其中血清学检查可用于大样本流行病学调查,尿素呼吸试验是确认治疗后 HP 根除最准确的方法。侵入性检查主要有快速尿素试验、组织学染色、细菌培养和基因检测等,其中快速尿素试验是所有检测手段中最简便迅速的方法,为临床最常用的方法;组织学染色是诊断 HP 感染的金标准,细菌培养则是诊断 HP 感染最可靠的方法。目前认为上述检查中任一项检测结果阳性即可确立 HP 的临床诊断。

(三)临床表现和诊断

胃 HP 感染的治疗首先需确定根除治疗的适应证,目前较为公认的是消化性溃疡、早期胃癌术后以及胃黏膜相关性淋巴组织淋巴瘤必须作 HP 根除治疗,而对有明显异常的慢性胃炎,须长期或正在使用非甾体类抗炎药的患者及有胃癌家族史者支持予根除治疗。

国内外根除 HP 的方案很多,但如何提高根除率和减少耐药株的产生是选择治疗方案的关键所在。质子泵抑制剂(奥美拉唑 20mg)+阿莫西林(1.0g)+克拉霉素(0.5g)、每天 2 次、疗程 7 天的三联疗法,因 HP 根除率高、副反应少、患者依从性好,是目前首选的方案。最近有报道强调雷尼替丁铋盐(RBC)+阿莫西林+克拉霉素的三联疗法对 HP 根治率可高达 99%,根除 HP 高度可信且安全,值得进一步关注。

HP 疫苗的研制是控制 HP 感染最为有效的措施。HP 全基因组序列的破译已为疫苗设计提供了空前的机遇。HP 疫苗的研究目前主要集中在抗原筛选和接种途径两方面,尿素酶蛋白被视为最有前途的 HP 候选疫苗。文献报告重组尿素酶疫苗临床试验的初步结果令人鼓舞,让人们感到了 HP 疫苗成功的希望。

二、胃和十二指肠结核

胃、十二指肠结核和其他部位的结核一样,近年来的发生率已显著减少,但由于胃、十二指肠结核与其他胃、十二指肠多见病如溃疡、肿瘤等在临床表现上相似,鉴于诊断上存在着一定的困难,治疗方法也不同。

(一)胃结核

曾有医院统计,10 年内住院诊治的胃结核占胃切除的 0.38%。

1.病因和病理

原发性胃结核极为罕见,胃结核多是继发于身体其他部位的结核病变,其原发病灶半数以上的患者为肺结核,其余则为肠结核、骨结核及附睾结核等。感染侵入胃壁的途径可能为:①直接侵入黏膜;②经血液和淋巴管传播;③直接从邻近病灶浸润蔓延;④在胃壁的其他病变如良性溃疡或恶性肿瘤上有结核菌的附加感染。

胃结核常同时伴有胃大小弯、肠系膜、动脉旁淋巴结结核,有时沿周围淋巴结结核的蔓延,还是淋巴结结核是继发于胃结核,这两种情况都有可能,常不易确定究竟是何者。胃结核的患者也可能同时患有腹膜结核、肠结核、胸膜结核、颈淋巴结结核、脊柱结核等。

2.诊断

(1)症状与体征:胃结核的症状和体征有两方面。一方面是全身结核的表现,如食欲缺乏、消瘦、乏力、低热、盗汗等。另一方面为胃肠道症状,症状与胃结核病变的病理类型有关系。临床上所见的胃结核有以下几种病理类型。

①炎性增殖型:多位于幽门窦部,常累及邻近十二指肠。病变可侵蚀胃壁各层,整个胃壁增厚,黏膜呈息肉样增生,并可有浅溃疡形成或呈现结核性肉芽组织和纤维性瘢痕组织,甚至有窦道瘘管形成,胃外周围粘连较多,病变附近常有肿大干酪样淋巴结,有时融合成团块。这种类型的主要胃肠道症状是幽门梗阻。患者多有较长时期上腹中部疼痛或不适,随后出现饭后饱胀、继之呕吐,可为喷射性,吐当天和隔宿食物以及酸味液体和黏液而无胆汁,有时呈现咖啡色或血色,症状在下午或晚上重。便秘和腹泻均可出现,而以前者多见。体检时除全身营养不良外,最显著的体征是梗阻所致膨胀胃形、可见蠕动及震水声等。右上腹或脐旁有时可扪到质硬不规则肿块,压痛较轻,活动度小。锁骨上或腋下淋巴结可能增大。

②局限肿块或溃疡型:亦多在胃窦部小弯,呈向腔内或浆膜面隆起的胃壁肿块,中间有干酪样坏死,周围为纤维组织,一般不超过5cm。黏膜表面溃破后即形成溃疡,边缘不规则并有潜行,基底不平整呈黄灰色。溃疡一般仅累及浅肌层,但也可能深透至全层胃壁发生穿孔。病变邻近常有肿大的淋巴结结核。这种类型的主要胃肠道症状与胃溃疡相似,如上腹中部疼痛不适,反酸、嗳气等,穿孔出血等症状也与胃溃疡同。有时可无明显症状,仅在X线检查时意外发现。

③弥散粟粒型:多数结核小结节弥散分布于胃壁,为全身粟粒性结核的一部分,胃病变本身并无症状。

④并发其他病变型:在胃溃疡、胃癌等病变内或附近于病理检查时发现有少数结核结节,很可能为继发性,临床表现为胃溃疡、胃癌的症状。

在以上四种类型的胃结核中,有外科临床意义的主要为前两种,此两种在外科临床上也较其他两种为多见。

(2)影像学检查:胃结核的诊断除临床表现外,尚可借助于化验、X线和胃镜检查。

化验检查中,血沉增快是最主要的阳性发现。贫血一般多为轻度,大便隐血阳性也仅偶见。胃液分析多有低度游离酸,游离酸缺乏少见。在胃内存在加大病变情况下,这些检查所见在与胃癌的鉴别诊断上可能有一定的意义。

X线肺部检查,在增殖性和局限性胃结核的患者,常无活动性肺结核。

钡剂检查可以对病变的部位、范围和性质有更具体的了解。胃幽门窦部炎性增殖型结核一般表现为轮廓不整齐、长短不一的锥形狭窄或胃腔变小,胃壁僵硬,但仍可见微弱蠕动,黏膜不规则但无中断现象。胃显著扩张下垂,钡剂滞留明显。十二指肠常同时受累,球部呈不规则缩窄变形。周围广泛粘连可表现为局部活动度受限或移位,淋巴结团块压迫则表现为外压性充盈缺损。局限肿块或溃疡型结核表现为局部充盈型缺损、黏膜紊乱或不规则龛影。

胃镜检查时,如在幽门窦部有多发性小溃疡,边缘不规则并呈结节性增厚,底部不平整或周围有小结核结节,应考虑结核的诊断。活组织病理检查有约50%为阴性。

胃结核必须与其他常见胃内病变鉴别,与胃癌的鉴别尤为重要,因为两者预后迥然不同,如将胃结核误诊为晚期胃癌而放弃治疗,则是极大损失。凡有幽门梗阻而有以下情况的患者,应考虑胃结核的可能:①年龄较轻,在40岁以下,尤其是女性;②病史较长,出现梗阻前有长时期中上腹痛伴有低热、乏力等症状;③身体其他部位有结核病,尤其是颈部和腋下淋巴结结核,如锁骨上淋巴结肿大,活检证明为结核性,则胃的病变也是结核性的可能很大;④钡剂检查幽门窦部病变及十二指肠,胃显著扩张下垂表示有长时期梗阻,病变区胃,十二指肠有广泛粘连。手术中如发现腹腔内有较广泛干酪样淋巴结结核,更应考虑到胃病变是结核的可能,此时须切除淋巴结进行活检。当然,淋巴结结核和癌也有可能同时存在,所以最后决断仍决定于胃本身病变的病理检查。胃镜检查在多部位取组织进行活检,可明确诊断。

3.治疗

肺结核的早期发现和防治是预防胃结核的重要措施。患开放性肺结核的患者应避免将痰咽入胃内。

幽门梗阻是外科手术治疗最常见的适应证。但如胃结核的诊断比较明确而幽门梗阻为不完全性,则可以用抗结核治疗,在治疗下,全身和梗阻情况常可以好转而不再需要外科手术治疗。如诊断尚不明确或幽门梗阻严重,则仍以手术治疗为宜。手术方法则可根据病变具体情况决定,如为局限性病变则可做胃部分切除术,但对病变较广泛累及十二指肠或粘连较多而有幽门梗阻的病变,以行胃空肠吻合术为宜。有腹膜结核存在并不禁忌手术治疗。手术后应采用抗结核药物治疗。一般术后预后较好。

在胃结核手术治疗时,应仔细检查肠道有无结核性病变,必要时同时予以处理。

急性穿孔和大出血是外科手术适应证,但很少见。

(二)十二指肠结核

1.病因及病理

十二指肠结核除病变部位不同外,在临床和病理方面与胃结核很相似,其发生率也大致相同,十二指肠结核绝大多数为炎性增殖型病变,病变周围均有淋巴结结核。病变部位多在十二指降部,少数在横部或升部,球部病变均系与幽门窦部结核同时存在,故未计算在十二指肠结核中。

2.诊断

(1)症状与体征:十二指肠结核的主要临床症状是肠腔梗阻所致,与幽门梗阻的症状很相似,但有时呕吐物内含胆汁。降部病变偶可累及壶腹部,造成胆总管和胰管的梗阻。

(2)影像学检查:钡剂检查仍是诊断的主要手段。胃除扩张外无异常所见,幽门通畅,球部扩张。如梗阻在横部远侧或升部,则降部和横部也扩张,并可见钡剂反流入胃内,病变呈长短不等的不规则狭窄,有时为环状狭窄。肠壁增厚僵直,蠕动减弱,黏膜紊乱,有时可见多数小息肉样增生。狭窄近端呈圆锥形。有时亦可见淋巴结结核外压弧形压迹以及斑状钙化团。降部内侧胰头部淋巴结肿大可使十二指肠弯增大。在诊断上须与十二指肠非特异性肠炎、癌肿、淋巴肉瘤,甚至胰头癌鉴别。

对位于降部的病变,胃镜检查时可采取组织进行病理检查以确定诊断,但也有阴性可能。

3.治疗

治疗原则亦与胃结核同,手术方法以十二指肠空肠吻合为宜,根据病变部位吻合口可位于十二指肠球部或降部下端。

三、胃梅毒

胃梅毒在我国极为少见,解放后更已近乎绝迹。梅毒对于胃病的影响可能是通过三种不同的途径:①胃壁产生特异的梅毒性病变;②中枢神经的梅毒通过神经对胃发生的影响;③梅毒对其他胃病变的影响。后二者与外科的关系不大。

(一)病理

真正的胃梅毒极为少见。第一、二期的梅毒不引起胃的病变,只有三期梅毒偶然可以产生真正的胃梅毒。文献报道,平均每 42 个有胃病的梅毒患者中,才有 1 个是真正的胃梅毒病。

一般胃的梅毒病变仅为一种类似树胶样的肉芽肿,比较广泛地累及胃壁的广大范围,多不形成明显的肿块而仅造成胃壁的肥厚坚硬,极似一种浸润型胃癌,所谓"革羊胃"。有时黏膜上也可以出现巨大或多数的表浅溃疡,但典型的梅毒溃疡则属罕见。70%的病变是在幽门或幽门前区,22%形成葫芦形胃,而 8%的病例则累及胃壁的大部分。

(二)临床表现和诊断

胃梅毒的临床表现视梅毒病变的位置、范围及性质等而异。据 Eusterman 报告的 93 例胃梅毒病的临床分析,其临床症状基本上可以分为三种类型:

1.溃疡型

症状虽然不像十二指肠溃疡那样典型,但 22%的病例有"疼痛-饮食-缓解"的病史。位于幽门部的病变不论有无梗阻,常产生此种症状。

2.假胃癌型

15%的病例多在进食后半小时左右有轻度不适,但食物及碱性药物不能使之缓解。以后进食后发病的间隔时间逐渐缩短,而不舒服的程度则逐渐加重,慢慢地也像第三型一样有明显的精力丧失和体重减轻。

3.胃癌型

63%的病例在进食后立即有上腹部不舒服或疼痛的感觉,特别是在食量稍多时。患者至病程的后期,虽需常进少量食物,但仍出现严重的饥饿现象,消瘦软弱,类似恶病质。呕吐和疼痛也是显著的临床现象,但不像胃癌那样有明显的恶心和食欲缺乏。

一般说来,胃梅毒症无论在 X 线检查和临床症状方面均与浸润性胃癌难于鉴别。唯有下述的情况者应多考虑胃梅毒之可能性:①患者有三期梅毒尚未治疗;②年龄较轻,平均较胃癌患者小 10~15 岁;③病史较短;④体重减轻较为缓慢;⑤出血的可能性较少;⑥不易摸到肿块;⑦常有全身性的淋巴结肿大;⑧一般情况较为良好,不具胃癌患者的全身消耗征象。胃镜检查活检病理学检查和梅毒血清学检查常对诊断有一定帮助。

(三)治疗

各型胃梅毒在诊断上既均有困难,有的像溃疡,有的像胃癌,故在临床上如有可能,应即行手术治疗,特别是像胃癌的病例,不应长期等待驱梅治疗之疗效而延误患者治疗的时机。

确定为胃梅毒症的患者可以先给予一个疗程的驱梅治疗。最显著的疗效常表现为体重之明显增加,食欲好转及胃酸的重新出现。但如治疗无效,仍应及时地进行手术切除。

四、胃霉菌病

霉菌的存在极为广泛。空气、水及食物中常有无数霉菌,人类的口腔、胃及肠道中也常有其踪迹。平时虽仅为一种无害的寄生,但有诱因存在时,如胃黏膜屏障受损或全身衰竭能引起胃霉菌病,导致胃黏膜炎症、糜烂或溃疡,甚至有穿孔及窦道形成。

(一)病理

能引起胃霉菌病的主要是毛霉菌、白色念珠菌及曲霉菌,而放线菌则较为少见。胃黏膜局部循环障碍或免疫力之减退,可能为引起胃霉菌病的主要原因。起病初期常在胃黏膜上形成一层白喉样的假膜,以后再发展为溃疡,有时并可发生黏膜下层血管栓塞。溃疡可为单发或多发;有时很小,有时可能累及整个胃壁,但通常不致形成穿孔。病灶上的坏死组织中常见有霉菌存在,如属放线菌感染则可见有硫磺颗粒。

(二)临床表现和诊断

临床表现缺乏特异性,可以拟似胃炎、胃溃疡或癌肿的临床症状而难于区分。但胃霉菌感染与胃溃疡关系密切,并表现有以下特点:①溃疡病史长,可长达数10年;②近期溃疡病症状加重,上腹部节律性疼痛消失;③上腹部压痛明显,部分患者可扪及包块;④抗溃疡治疗效果不佳,易并发上消化道出血及胃穿孔;⑤胃镜下可见溃疡巨大,直径多大于2.5cm,可达10cm,溃疡边缘尚整齐,底部高低不平,覆有污秽苔或坏死物;⑥X线检查多显示巨大穿透性溃疡的特征,并易误诊为恶变。X线检查也不能对诊断有何帮助,虽然在呕吐物及胃内容物中常能发现大量霉菌,但因胃霉菌病是较为少见,而胃内容物中可能发现霉菌之机会甚多,故单纯发现霉菌并不能认为是胃霉菌病。胃霉菌病的临床诊断较为困难,对存在深部霉菌感染高危因素的患者,胃镜检查时若发现溃疡巨大,溃疡底部有大量灰白色分泌物覆盖者,应高度警惕胃霉菌病,组织活检或真菌培养有助于明确诊断,两者联合使用可提高阳性检出率。

(三)治疗

胃霉菌病诊断确立后,在治疗原有疾病的同时应及时进行抗真菌治疗,二性霉素B、氟康唑、伊曲康唑等对深部真菌感染有较好的疗效。由于患者常存在机体免疫功能低下,及时消除免疫抑制因素及加强免疫调节治疗也属必要。合并霉菌感染的较大溃疡多主张手术治疗,因霉菌病而致再发出血或穿孔者应即行手术治疗。手术前后均需抗真菌治疗,以防发生播散性真菌病。

五、胃血吸虫病

胃血吸虫病过去在血吸虫流行地区并不太罕见。有学者曾报道在422例胃切除标本中发现15例有血吸虫卵沉积,其中并存于十二指肠溃疡者5例,胃癌5例,胃溃疡4例,胃炎1例,而无一例有明显的息肉样变,与大肠之血吸虫肉芽肿大不相同。可见多数的所谓胃血吸虫病仅为血吸虫卵在胃壁内的沉积,而未必意味着血吸虫卵的、沉积已引起了胃壁肉芽肿等病变。

(一)病理

胃血吸虫病一般都累及胃的幽门部,也有时和附近的十二指肠壁同遭累及。其病理变化与肠道的血吸虫病无异,即在黏膜下层及黏膜层中有虫卵沉积,多数且已钙化,周围则有多量的纤维组织增生及慢性炎症细胞的浸润,形成假结节,至晚期则幽门部可以显著增厚而发生梗阻或者因黏膜发生溃疡而有明显出血,偶然也可以有穿孔发生。不过这种胃壁的溃疡甚或癌变,与虫卵的沉积是否有因果关系,抑或仅为偶然的并存,有时颇难断言。

通常血吸虫的尾蚴进入门静脉系统后除深入肝脏以外,主要是进入肠系膜上静脉的回肠小支及肠系膜下静脉的结肠末支血管中成熟产卵,但虫卵如何也可沉积在胃幽门部是一个有兴趣的问题。或者因胃的幽门静脉与门静脉的主干间有直接连通,故在病变晚期肝内门静脉已有阻塞时,门静脉内的虫卵可流入胃幽门静脉而在幽门部形成病变。

(二)临床表现和诊断

胃血吸虫病的临床表现与一般的胃与十二指肠溃疡病无大异;因其黏膜可以形成溃疡,故患者常有反复发作的上腹部疼痛,有时并有呕吐及呕血、血便史。有时因在上腹部能摸得肿块,X线检查又发现幽门部有充盈缺损和胃壁僵直现象,又可能误诊为胃癌。但病变真相在开腹探查时也可能获得若干线索;这些病例既为严重的血吸虫病患者,腹腔内除胃幽门部的病变外,常可发现肝脏有结节性硬变,脾脏有充血性肿大,肠袢间可能有粘连,特别是乙状结肠及盲肠等肠壁外常有粘连及小结节;而于病变部分如取活组织作冰冻切片检查,常能发现钙化的虫卵而证实诊断。

(三)治疗

胃血吸虫病在术前鲜有确诊,故多数病例均因疑有溃疡病或胃癌伴有幽门梗阻而进行手术治疗。鉴于血吸虫病肉芽肿可能引起癌变,故胃部分切除术亦属适应。

六、十二指肠的特异性感染

十二指肠的慢性特异性感染,总的说来似比胃的特异性感染更为罕见,其理未明;据学者推测,除其发病率确实较低外或因这类病变在早期大多缺乏典型的临床症状,在晚期又常被误诊为恶性肿瘤已有广泛转移,因而多数患者未经必要的剖腹探查和病理检查,致诊断有所遗漏之故。在各种十二指肠的特异性感染中,较多报道的是十二指肠血吸虫病和结核,国内学者曾对后者有过个案报道,而十二指肠的梅毒和霉菌感染则更为罕见,目前在日常临床工作中几可不予考虑。

无论是十二指肠的结核或血吸虫病,一般仅是此种感染的一个局部表现,而很少是此种感染的唯一表现。例如十二指肠结核大多发生在球部,这多由胃结核蔓延而来,而十二指肠其他部位如降部、横部和升部的结核虽然发病率更少,但一般认为也是多发性肠结核的一个局部表现。十二指肠血吸虫病更是如此;血吸虫的尾蚴进入门静脉系统以后除进入肝脏以外,主要是进入回肠和结肠的静脉,十二指肠的被累仅是一种偶然现象。

十二指肠结核或血吸虫病的病理表现与胃、肠道其他部位的病变也很相似,有的表现为肉芽肿,有的为浅溃疡,更多的因纤维组织增生而可形成肠道的狭窄;因而在临床上常被误诊为十二指肠溃疡、壶腹部周围癌,偶尔又可疑似肠道的恶性淋巴瘤或局限性肠炎(Crohn病),非经剖腹探查和病理检查,一般很难在术前做出肯定的诊断。

虽然如此,如能对病史进行仔细的分析,肠道特异性感染的拟诊有时仍可获得。①患者多为青壮年,十二指肠结核以女性为多,血吸虫病则以男性为主。②患者有结核或血吸虫感染的其他表现:结核有低热、盗汗、稀便或便秘、腹泻交替等肠结核的一般表现,浅淋巴结也常有肿大;血吸虫病有疫区感染史,以及皮疹、血便等症状;病史都较长,且有进行性加重。③患者有上腹隐痛、食欲减退、消瘦贫血、体质减轻等一般症状,但其疼痛无溃疡病典型的节律性和周期性,虽经内科的对症治疗而症状仍然加剧,不像一般的溃疡病。④结核或血吸虫病的病史较长、无恶病质表现,即使有梗阻症状,但不会有黄疸表现,偶尔胃液中还可检到结核菌或血吸虫卵,也可以进一步明确诊断。⑤钡餐后 X 线造影常见十二指肠球部扩张,降部狭窄,管壁僵直,蠕动消失,肠壁黏膜有息肉样的突起或充盈缺损,但十二指肠降部的弯度并不扩大,这也可以排除一般溃疡病和壶腹部癌的诊断。⑥肠结核患者附近往往有钙化灶,肠还可能有多处狭窄,血吸虫病患者常伴有肝、脾肿大和门脉高压现象,这些也都有助于在术前做出合理的鉴别。

十二指肠的特异性感染因在术前很难做出肯定的诊断,其鉴别诊断的对象如溃疡病和胃癌又本来需要作手术治疗,因而此等患者最终都需要作剖腹探查,已有十二指肠慢性梗阻者尤其如此。通过手术探查,特别是通过必要的活组织检查、明确了诊断以后,则通常仅须作胃空肠吻合或十二指肠空肠吻合以解除梗阻现象,而根治性的胰、十二指肠切除术并不必要。除此以外,结核或血吸虫病的其他腹内表现如小肠的狭窄或肠襻间的粘连等,自然在手术时应该一并予以适当的处理。在明确诊断的基础上,术后也应该进行抗结核治疗或抗血吸虫病的药物治疗。

第四节　胃和十二指肠溃疡及其并发症

一、胃和十二指肠溃疡

胃、十二指肠局限性组织损伤,可累及胃的黏膜层、黏膜下层和肌层,称为胃十二指肠溃疡,又称为消化性溃疡。其发病由多因素所致或"攻击因子"如胃酸、胃蛋白酶、幽门螺杆菌等过强或"防御因子"胃黏膜、胃黏液、碳酸氢盐等减弱而形成。近年来纤维内镜技术的应用,新型抗酸剂质子泵抑制药和抗幽门螺杆菌药物的合理使用使得胃十二指肠溃疡的内科治愈率显著提高。但对于并发急性穿孔、出血、梗阻、瘢痕性幽门梗阻及癌变或者药物治疗无效的患者,仍需外科手术治疗。

(一)病理及发病机制

典型的溃疡呈圆形或椭圆形,黏膜缺损深达黏膜肌层。溃疡深而壁硬,呈漏斗状或打洞样,边缘增厚或是充血水肿,基底光滑,表面可覆盖有纤维或脓性呈灰白或灰黄色苔膜。胃溃疡多发生在胃窦部小弯侧,以胃角最多见,胃体部也可见。十二指肠溃疡主要在球部,发生在球部以下的溃疡称为球后溃疡。球部前后壁或是大小弯侧同时出现溃疡称对吻溃疡。

胃十二指肠溃疡的病因并非单一因素,而是胃酸分泌异常,幽门螺杆菌感染和黏膜防御机制的破坏及一些综合因素共同作用的结果。

1.胃酸分泌增加

胃十二指肠溃疡即消化性溃疡发生的经典理论是"无酸无溃疡",胃酸分泌增加至今仍认为是溃疡病的主要致病机制。溃疡只发生在与胃酸相接触的黏膜,抑制胃酸分泌可使溃疡愈合,充分说明了胃酸分泌过多是胃十二指肠溃疡的病理生理基础。胃底壁细胞分泌的盐酸是胃酸的主要成分。正常人胃底壁细胞大约 10 亿个,每小时泌酸 22mmol,而十二指肠溃疡患者的胃壁细胞约 20 亿个,每小时泌酸 44mmol,为正常人的 2 倍。此外,壁细胞基底膜含有胆碱能、胃泌素和组胺 H$_2$3 种受体,分别接受乙酰胆碱、胃泌素和组胺的刺激。溃疡患者在胃窦酸化情况下,正常的抑制胃泌酸机制受到影响,胃泌素异常释放,而组织中生长抑素水平低,黏膜前列腺素合成减少,削弱了对胃黏膜的保护作用,使得黏膜易受胃酸伤害,形成溃疡。

2.幽门螺杆菌感染

幽门螺杆菌感染与消化性溃疡密切相关。确认幽门螺杆菌为消化性溃疡的主要病因的主要证据是:95％以上的十二指肠溃疡与近 80％的胃溃疡患者中检出幽门螺杆菌的感染,明显高于正常人群。有 1/6 左右的感染者发展为消化性溃疡;清除幽门螺杆菌感染可以明显降低溃疡病的复发率。该菌具有高活性的尿激酶,分解尿素产生酶,在菌体周围形成低氧弱酸保护层,在酸性胃液中存活。其产生多种酶和毒素,如尿素酶等,作用于胃黏膜细胞,引起黏膜障碍,改变细胞的通透性,诱发局部组织损伤,破坏黏膜层的保护作用,导致溃疡。据流行病学调查,全球有 50％以上的人感染过幽门螺杆菌。对消化性溃疡的治疗,采用中和胃酸,减少胃液酸度或用 H$_2$ 受体阻滞药以减少胃壁细胞分泌,治愈率约为 70％,但停药后复发率为 80％。临床表明,幽门螺杆菌的清除可促进溃疡愈合,停药后溃疡复发率大大下降。

3.胃黏膜损害

胃黏膜在溃疡发生和愈合的过程中发挥着重要的作用。胃黏膜屏障是指胃黏膜具有防止胃液自身消化,抵御食物或药物等损伤因子的刺激,进而保护胃黏膜细胞,阻止 H$^+$ 逆向弥散,同时阻止 Na$^+$ 从黏膜细胞扩散到胃腔的生理功能的特殊结构。其机制主要包括:①细胞屏障和黏液-碳酸氢盐屏障,由黏液层、黏膜上皮细胞、基底膜、黏膜血管和血液等组成。该屏障的完整性是胃黏膜得到保护和消化性溃疡得以防止的重要基础。胃表面上皮的颈黏液细胞分泌由水、电解质、糖蛋白和核酸组成的黏液,在细胞表面形成一个非流动层,其所含的大部分水分充填于糖蛋白的分子间,从而有利于氢离子的逆向弥散。在胃黏膜急性损伤后,大量组织液和 HCO$_3^-$ 渗透到胃腔内,中和腔内胃酸,为胃黏膜上皮细胞的快速修复提供一种良好的中性环境,有利于胃黏膜损伤后的修复。②胃黏膜微循环的维持功能。胃的血液供应极为丰富,毛细血管数量多,内皮有较大的孔隙,通透性大。血管的这种分布特征、内皮的通透性及充足的血流量有利于胃黏膜上皮细胞和胃腺细胞获得充足的养料、氧气和激素等功能物质,也有利于上皮细胞从血液中获得足够的 HCO$_3^-$。这一切对维持黏膜上皮的完整性、促进代谢、维持黏膜屏障和黏液屏障的正常生理功能均起着重要的作用。③胃黏膜限制逆弥散的作用。单层上皮细胞的顶端可暴露于 pH 为 2.0 的酸性环境下长达 4 小时,而不受损害。胃黏膜表面上皮对高浓度酸具有特殊抵抗力,是由于其上皮细胞间的紧密连接组成了一道胃黏膜细胞屏障。该屏障可以阻止胃腔内的 H^+ 逆向扩散到黏膜内,同时也阻止黏膜细胞间隙中 Na^+ 弥散入胃腔内,使胃腔与胃黏膜之间的 H^+ 浓度保持在一个高浓度的生理状态。非甾体类抗感染药、肾上腺皮质激素、胆汁、盐酸、乙醇等均可破坏胃黏膜屏障,造成 H^+ 逆流入黏膜上皮细胞,引起胃黏膜水肿、出血、糜烂,甚至溃疡。长期使用非甾体类抗感染药胃溃疡发生率显著增加。

4.其他因素

包括遗传、吸烟、心理压力和咖啡因等。遗传因素在十二指肠溃疡的发病中起一定作用,单卵孪生患相同溃疡病者占 50%,双卵孪生者仅占 14%。O 型血者患十二指肠溃疡比其他血型者显著为高。

正常情况下,酸性胃液对胃黏膜的侵蚀作用和胃黏膜的防御机制处于相对平衡状态。如果平衡受到破坏,侵害因子的作用增强,胃黏膜屏障等防御因子的作用减弱,胃酸、胃蛋白酶分泌增加,最终导致溃疡。在十二指肠溃疡的发病机制中,胃酸分泌过多起重要作用。胃溃疡患者的平均胃酸分泌比正常人低,胃排空延缓、十二指肠液反流是导致胃-黏膜屏障破坏形成溃疡的重要原因。

(二)诊断

1.症状与体征

胃溃疡与十二指肠溃疡统称为消化道溃疡,但两者之间差别仍很显著。胃溃疡发病年龄平均比十二指肠溃疡高 15～20 岁,发病高峰在 40～60 岁。胃溃疡患者基础胃酸分泌平均为 1.2mmol/h,明显低于十二指肠溃疡患者的 4.0mmol/h。部分胃溃疡可发展为胃癌,而十二指肠溃疡很少恶变。因此,胃溃疡的外科治疗尤显重要。

十二指肠溃疡多见于中青年男性,有周期性发作的特点,秋天、冬春季节好发。主要表现为上腹部及剑突下的疼痛,有明显的周期性,与进食密切相关,多于进食后 3～4 小时发作,服抗酸药物可缓解,进食后腹痛可暂时缓解。饥饿痛和夜间痛是十二指肠溃疡的特征性症状,疼痛多为灼烧痛或钝痛,程度不等。溃疡好发于十二指肠球部,查体时右上腹可有压痛。十二指肠溃疡每次发作时持续数周,可自行缓解,间歇 1～2 个月再发。如缓解期缩短,发作期延长或腹痛程度加重,提示溃疡病加重。

胃溃疡同样以腹痛为主要症状,但腹痛节律性不如十二指肠溃疡。进食后 0.5～1 小时腹痛即开始,持续 1～2 小时缓解。进食不能使疼痛缓解,有时反而加重腹痛。溃疡好发于胃窦小弯侧,查体时压痛点常位于上腹剑突与脐连线中点或偏左,抗酸治疗后易复发。约有 5% 胃溃疡可以发生恶变。对于年龄较大的胃溃疡患者,典型溃疡症状消失,呈不规则持续性疼痛或症状日益加重,服用抗酸药物不缓解,出现体重减轻、乏力、贫血等症状时,需高度警惕溃疡恶变。

胃溃疡根据其部位和胃酸分泌量可以分为四型:Ⅰ型最常见,占 50%～60%,低胃酸,溃疡位于胃小弯角切迹附近;Ⅱ型约占 20%,高胃酸,胃溃疡合并十二指肠溃疡;Ⅲ型约占 20%,高胃酸,溃疡位于幽门管或幽门前,与长期应用非甾体抗感染药有关;Ⅳ型约占 5%,低胃酸,溃疡位于胃上部 1/3,胃小弯高位接近贲门处,常为穿透性溃疡,易发生出血或穿孔,老年人多见。

2.诊断思路及诊断风险防范

在溃疡病的诊断过程中,病史分析很重要,根据慢性病程和周期性发作的节律性上腹痛,应考虑到溃疡病的可能。纤维胃镜检查是首选的检查方法。胃镜检查不仅可以对胃十二指肠黏膜直接观察、摄像,还可在直视下取活组织做病理学检查及幽门螺杆菌检测,因此胃镜检查在对消化性溃疡的诊断及良恶性的鉴别上有着不可替代的作用。X 线钡剂检查适用于对胃镜检查有禁忌证或不能耐受胃镜检查者。溃疡的 X 线征象有直接和间接两种:龛影是直接征象,对溃疡有确诊价值;局部压痛,十二指肠球部激惹和球部畸形,胃大弯侧痉挛性切迹均为间接征象,仅提示可能有溃疡。活动性上消化道出血是钡剂检查的禁忌证。

(三)治疗

1.胃溃疡外科治疗

胃溃疡的患者年龄偏大,常伴有慢性胃炎,幽门螺杆菌感染率高,溃疡愈合后胃炎依然存在,内科治疗后容易复发,且有 5% 的恶变率,因此临床上对胃溃疡的手术指征较宽,包括以下几种。①包括抗幽门螺杆菌在内的严格内科治疗 8～12 周,溃疡不愈合或短期复发者。②发生溃疡出血、瘢痕性幽门梗阻、溃疡穿孔者。③溃疡直径＞2.5cm 或高位溃疡。④胃十二指肠复合溃疡。⑤不能排除恶变或已恶变者。胃溃疡的外科手术治疗,尤其是 Ⅰ 型胃溃疡,目前大多主张用 Billroth-Ⅰ式手术,即胃大部切除胃十二指肠吻合术。近年来主张切掉包括溃疡在内的 50% 左右的胃即可。其治疗机制是胃幽门窦部黏膜内的 G 细胞释放促胃液素进入血液循环,作用于分泌胃酸的壁细胞和分泌胃蛋白酶的主细胞。切除胃幽门窦部,换言之就是切除了黏膜内释放促胃液素的 G 细胞,没有 G 细胞释放促胃液素刺激,壁细胞就大大减少了胃酶分泌。同时由于切除了大部胃体也使分泌胃酸的壁细胞和分泌胃蛋白酶的主细胞腺体数大大减少。这种术式的优点是吻合后的胃肠道符合人们的正常解剖生理,食物经吻合口入十二指肠,减少了胆汁、胰液反流入胃,术后并发症少。Ⅱ、Ⅲ型胃溃疡远端胃大部切除加迷走神经干切断术,Billroth-Ⅰ吻合,如十二指肠炎症明显或是有严重瘢痕形成,则可行 Billroth-Ⅱ式胃空肠吻合术。Ⅳ型,即高位小弯溃疡处理困难根据溃疡所在部位的不同可采用切除溃疡的远端胃大部分切除术,在不引起贲门狭窄的情况下,尽可能行胃十二指肠吻合,即游离胃小弯侧至贲门部,于贲门下将胃壁溃疡与远端胃一并切除。贲门前小弯处可绕过溃疡切除,小弯侧闭锁,再切除胃远端 50%,为防止反流性食管炎也可行 Roux-en-Y 胃空肠吻合。溃疡位置过高可以采用旷置溃疡的远端胃大部分切除术治疗。术前或术中应对溃疡做多处活检以排除恶性溃疡的可能。对溃疡恶变的病例,应行胃癌根治术。

2.十二指肠溃疡的外科治疗

促进溃疡愈合,预防溃疡复发,处理特殊并发症以及减少手术后的不良反应是十二指肠溃疡治疗的目的。对于无严重并发症的十二指肠溃疡以内科治疗为主,而外科手术治疗的适应证为:①十二指肠溃疡出现急性穿孔,大出血及瘢痕性幽门梗阻等严重并发症。②经正规内科治疗无效的十二指肠溃疡,即顽固性十二指肠溃疡需手术治疗。正规内科治疗指应用抑酸药、抗幽门螺杆菌药物和黏膜保护药等。停药 4 周后复查纤维胃镜,溃疡未愈合者按上述方案重复治疗,3 个疗程溃疡不愈合者视为治疗无效。③溃疡病史长,发作频繁,症状严重者。④纤维胃镜观察溃疡深大,溃疡底可见血管或附有血凝块。⑤X线钡剂检查有球部变形,龛影较大有穿透至十二指肠外的影像者。⑥既往有严重溃疡并发症而溃疡仍反复活动者。

十二指肠溃疡的外科治疗,采用 Billroth-Ⅱ式术式即胃大部切除胃空肠吻合术和选择性或高选择性迷走神经切断术。近些年,国内外专家一致认为切除胃的 60% 即可。Billroth-Ⅱ式手术方法的优点,是由于切除了足够的胃而不至于吻合口张力过大,术后复发率低。术后胃液与食物不经过十二指肠直接进入空肠,如溃疡本身不切除也能愈合。缺点是远期并发症高,特别是碱性反流性胃炎、倾倒综合征、溃疡复发、营养性并发症、残胃癌等。

胃迷走神经切断术主要用于治疗十二指肠溃疡。胃酸分泌受迷走神经调节,迷走神经兴奋可以通过迷走-迷走神经长反射和壁内神经丛的短反射引起神经性胃酸分泌,胃幽门窦的壁内神经丛作用于胃窦的 G 细胞,使其释放促胃液素,促胃液素经血循环作用于胃壁细胞分泌胃酸。迷走神经切断术治疗十二指肠溃疡的原理是由于切断了迷走神经,即消除了神经性胃酸分泌,又减少了体液性胃酸分泌,从根本上消除了导致溃疡发生的主要因素。迷走神经切断术可按切断的水平不同分为迷走神经干切断术、选择性迷走神经切断术和高选择性胃迷走神经切断术。因迷走神经干切除术在切断胃迷走神经的同时也切断了支配肝、胆、胰和小肠的肝支和腹腔支,可引起胃排空障碍、小肠吸收失调引起顽固性腹泻及胆囊舒缩功能障碍导致胆囊结石等。所以现已不常用。选择性迷走神经切断术是在迷走神经左干分出肝支,右干分出腹腔支后再将迷走神经予以切断,切断了到胃的所有迷走神经支配,减少了胃酸分泌。该术式保留了支配肝、胆、胰和小肠的肝支和腹腔支,可避免其他内脏功能紊乱,但是由于支配胃窦部的迷走神经被切断,术后胃蠕动减退,往往引起胃潴留,而必须加做胃幽门成形术等胃引流手术。高选择性迷走神经切断术是指切断支配胃底胃体贲门部的迷走神经,保留支配胃窦部与远端肠道的迷走神经分支,即鸦爪分支。保留迷走神经左干发出的肝支和迷走神经右干发出的腹腔支。优点是由于切断了迷走神经对胃底胃体贲门部的壁细胞的神经支配,使这些部位胃腺体的壁细胞失去了迷走神经的控制,大大减少了胃酸的分泌。同时由于手术保留了幽门,也保留了幽门窦部的鸦爪支,因此,幽门窦部舒缩蠕动功能正常,减少了发生胃潴留,碱性胆汁反流和倾倒综合征等并发症和后遗症的概率。同时,不用加幽门成形术等,是治疗十二指肠溃疡较为理想的手术。

高选择性迷走神经切断术主要适用于难治性十二指肠溃疡,病情稳定的十二指肠溃疡出血和十二指肠溃疡急性穿孔在控制了出血和穿孔后亦可施行。手术后倾倒综合征与腹泻发生率很低,胃排空在术后 6 个月内可恢复正常,同时基础胃酸分泌明显减少。高选择性迷走神经切断术后溃疡的复发率各家报道相差较大,为 5%~30%。复发率高与迷走神经解剖变异、手术操作困难、切断不彻底、有胃输出道梗阻以及术后仍需长期服用可诱发溃疡的药物的患者有关,此类患者术后溃疡极易复发。

3.腹腔镜手术在胃十二指肠溃疡中的应用

腹腔镜外科是当前微创外科的重要组成部分。腹腔镜技术已有一百多年的发展史。这一百多年来,腹腔镜是外科领域最重要的一次技术变革。腹腔镜胃手术技术难度大,手术解剖层面多,但对于需手术治疗的胃良性疾病,因为不需要行根治性手术,手术时间短、创伤小,无肿瘤转移种植复发之虞,可充分体现出腹腔镜的微创优势。胃十二指肠溃疡病手术如溃疡穿孔修补、迷走神经切断、胃大部切除等手术,都可以在腹腔镜下完成。腹腔镜下胃大部切除术主要用于溃疡引起的瘢痕性幽门梗阻、巨大并难治的胃溃疡和怀疑恶变的胃溃疡的治疗。对于上述疾病,传统手术创伤大,术后胃肠道恢复慢,腹腔镜下胃部分切除术具有无可比拟的优越性。

胃十二指肠溃疡多采用腹腔镜辅助下胃大部切除术,切除范围与开腹手术相同。目前国内外普遍认为腹腔镜辅助下手术较全腔镜胃大部切除能明显降低手术费用和手术难度,减少手术时间和手术并发症发生的机会。手术只需紧贴胃壁游离远端胃,游离充分后,在剑突下做一小切口,切断胃壁行远端胃大部切除术,再行 Billroth-Ⅰ式或 Billroth-Ⅱ式吻合,手术难度不大。对于寻找病灶困难的病例,可于术前30分钟经内镜定位并注入亚甲蓝标记或术中内镜协助定位。

总之,腹腔镜治疗胃良性疾病只要严格把握手术适应证,熟练应用腹腔镜技术,对于不同位置、性质的病灶因地制宜,灵活多变地处理,是安全可行的,能够达到开腹手术同样的效果。

二、急性穿孔

(一)发病率

急性穿孔无疑是溃疡病常见的并发症之一,约占所有住院的溃疡病例的 10%～15%。穿孔的溃疡在过去绝大多数是十二指肠溃疡,其与胃溃疡穿孔之比例约为 15:1;穿孔多见于男性,其与女性之比例大约也是 15:1。但这种比例近年也有变化,总的趋势是胃溃疡穿孔病例已日见增多,而女性穿孔的比例也在逐渐增加,这在国外被认为是因女子参加工作和社会活动者逐渐增多,女子吸烟也日趋普遍之故。十二指肠溃疡穿孔者的年龄一般较胃溃疡穿孔为轻,有报道十二指肠溃疡穿孔的平均年龄是 33 岁,胃溃疡穿孔的平均年龄为 46 岁。

(二)病因与病理

胃与十二指肠溃疡在活动期可以逐渐侵蚀胃或十二指肠壁,由黏膜至肌层再至浆膜,最后穿孔,故多数的溃疡穿孔是在溃疡病活动发作时期。但也有少数病例是在溃疡非活动时期发生穿孔。偶尔也可见到过去并无溃疡病史的患者突然发生溃疡急性穿孔。身体过于疲劳、情绪过分紧张、饱食过度、洗胃、外伤、X 线钡餐检查等常为穿孔之诱因。脑部手术或严重烧伤后,因皮层功能紊乱而致内脏血管营养失调,也可引发溃疡穿孔。

1.急性穿孔

溃疡突然穿孔,致胃或十二指肠的内容物外流,刺激或污染腹腔,迅速引起弥散性腹膜炎。

2.亚急性穿孔

穿孔极小,胃内空虚,溃疡周围已有粘连或穿孔后被大网膜、附近脏器或边缘的黏膜等有效地封闭,致仅有少许胃或十二指肠内容物溢出污染小范围的腹膜腔。这种穿孔如在十二指肠的前壁,则肠内容物往往局限在肝下部位或被导向右腰部或右下腹部;临床症状很像急性胆囊炎、急性阑尾炎、急性肾绞痛等。

3.慢性穿孔

最多见于胃与十二指肠后壁的溃疡,溃疡可逐渐穿透至其他脏器,特别是胰腺。由于穿透的过程极为缓慢,周围的粘连甚为致密,一般不至发生腹膜炎或者仅有极少的内容物流出,最终在小网膜腔内形成一个小脓肿。临床上主要表现为后背疼痛,很像急性胰腺炎。

虽然急性穿孔也可以在急性溃疡上发生,然而绝大部分的急性穿孔是发生在慢性溃疡上。十二指肠溃疡急性穿孔者远较胃溃疡穿孔为多。有时位于幽门附近的溃疡穿孔,因该段肠管挛缩变形,幽门静脉亦辨认不清,不易确定是幽门溃疡(胃溃疡)或球部溃疡(十二指肠溃疡)穿孔。偶尔穿孔之处可不止一个,故在处理溃疡穿孔时应对胃和十二指肠作全面的检查,以免另有穿孔被遗漏而导致严重后果。

穿孔的溃疡大多数位于十二指肠第一部的前壁或者胃的小弯部分,这是因为前壁或小弯处较为薄弱,且随呼吸运动不易形成粘连之故。穿孔的直径大多小于 0.5cm,但胃溃疡的穿孔有时可以大于 1~2cm。溃疡急性穿孔时,胃、十二指肠内具有高度酸性或碱性的内容物突然流入腹膜腔内,常引起剧烈的化学性刺激症状。经过数小时后,由于消化液分泌的抑制,漏出的胃肠内容物减少,以及腹膜渗出液的稀释,腹膜的化学性刺激症状可以减轻,然而不可避免的细菌性腹膜炎将接踵而至;如此时尚无适当治疗,即可发展为严重的弥散性腹膜炎。在少数病例,可能因感染局限,成为肝下、膈下、升结肠外侧沟内或右下腹髂窝内脓肿,偶尔也可形成盆腔脓肿。

急性穿孔后引起的化学性腹膜炎,何时转化为细菌性腹膜炎是一个难于肯定而又有实际意义的问题;因在手术处理穿孔时,一定程度上将根据腹膜炎的性质而决定手术的方式。穿孔的大小,胃、十二指肠内容物的性质,腹腔污染之范围,以及患者的一般情况和抵抗力的强弱,都可影响到细菌性腹膜炎发生的早晚。一般而言,穿孔不足 6 小时者可以认为仅有化学性的腹膜刺激,而在 12 小时以后则几乎都已发生细菌性的腹膜炎。以后病情的演变当然决定于腹膜炎的情况,大概渗出液量愈多、脓汁愈混浊稠厚,并含有食物残渣者,其情况亦愈严重。

(三)症状与体征

在胃与十二指肠溃疡急性穿孔患者中,约 70% 有长期的溃疡病史,20% 有短期的胃肠道不适史,另 10% 则在穿孔前无明显症状。这 10%~30% 的病例可能是急性溃疡穿孔。其余 70%~90% 有慢性溃疡病史的病例,病期愈长,穿孔的机会愈大。在穿孔发生前,约 50%~70% 的病例自觉溃疡病有复发或加重的现象。穿孔发生后,症状更为剧烈,疼痛的性质也显然有改变,因此多数患者于穿孔后不久即来就医。

临床表现随病程的演变而有所不同。大概自穿孔的瞬间起至细菌性腹膜炎形成止,约分为:穿孔期、反应期和腹膜炎期等三个阶段。这三个阶段彼此之间并无明显界限,各个临床症状也常自一个阶段延续至下个阶段;但每个阶段仍有其不同的病理特点,临床上也自有其不同的表现。现分述如下。

1.穿孔期

溃疡急性穿孔以后,患者将立即有剧烈腹痛,腹壁强直,同时并出现一定程度的休克现象,此为腹膜突然受到剧烈的化学刺激之结果。临床症状的程度,主要决定于患者反应的强弱,也反映着穿孔的大小和腹膜污染的严重性。这个阶段一般持续约 3~5 小时。

2.反应期

穿孔 3~5 小时以后,患者逐渐从强烈的刺激中获得复苏,初期的各种症状逐渐缓解:腹痛稍有减轻,休克现象亦有好转;但呼吸一般仍显浅促,而腹部的体征也更趋明显。必须强调指出,患者的自觉好转和休克现象的暂时缓解,并不表示穿孔已闭合,腹膜污染已局限化或全身情况已不严重。相反地,如不及时做出正确处理而听任病程自然发展,必然引起细菌性腹膜炎,而使病情更趋恶化。

3.腹膜炎期

是穿孔后的终末表现。一般在穿孔后 10～12 小时开始,症状更加明显,表现为全腹壁的强直和压痛、反跳痛,并逐渐出现腹腔渗液(移动性浊音、腹腔穿刺阳性)、肠麻痹(腹部膨隆,肠鸣音减弱)和毒血症(急性病容,脉搏细速,体温升高,血象粒细胞核左移)等现象。

在上述临床过程全面了解的基础上,对溃疡急性穿孔后所产生的症状与体征,再作如下的重点描述。

(1)腹痛:突发性的剧烈腹痛是穿孔后最初、最经常和最重要的症状。疼痛最初开始于上腹部或穿孔的部位,常呈刀割或烧灼样,一般为持续性,但也可以有阵发性加剧。患者常因疼痛而转辗不安、神情恐惧,自觉如大祸临身。如穿孔较小而漏出不多,特别是细小的十二指肠溃疡穿孔,则疼痛可以比较局限于右侧腹部。如为胃小弯或前壁穿孔,胃内容物污染整个腹腔者,因横膈被刺激之故,疼痛可以放射至左肩部呈刺痛或绞痛感觉。十二指肠溃疡穿孔有时可以有右肩的放射痛。这种剧烈的腹痛在初期是由于强烈的化学性刺激所致。至反应期及腹膜炎期,腹痛虽然始终存在,但一般不如初期剧烈,多转为持续性钝痛。

(2)休克症状:穿孔的初期患者常有一定程度的休克现象,主要是腹膜被刺激后引起的神经性休克。待病程进入反应期,休克症状往往自行好转,唯呼吸仍显浅促,仅见肋缘活动而腹壁几乎静止,鼻翼扇动亦颇明显。待病程发展至腹膜炎期和肠麻痹期多患者可以再度出现中毒性休克现象。

(3)恶心、呕吐:约半数患者可有恶心、呕吐。在早期为反射性,并不剧烈,呕吐物可能有血。至肠麻痹期呕吐加重,同时并有腹胀、便秘等症状。

(4)腹部压痛:穿孔后不久压痛可能仅限于上腹部或者在稍偏右侧部位,但不久压痛可延及整个腹部。有时右下腹压痛最为明显,颇像是急性阑尾炎。腹壁的反跳痛也经常阳性。

(5)腹肌强直:由于腹膜受刺激,腹肌有明显的紧张强直,常呈所谓"板样强直"。腹肌强直在穿孔初期最为明显,至晚期腹膜炎形成后,强直程度往往反有相应的减轻。

(6)腹腔内的积气与积液:溃疡穿孔后,胃、十二指肠腔内的空气将进入腹膜腔;因此如能证实腹腔内有游离气体存在,是诊断溃疡穿孔的有力证据。腹内游离气体的存在,可用体检和X线检查来证实。腹内有积气时,体检常能发现肝浊音区减小或消失;如在右腋中线肋缘上8cm 处叩诊呈鼓音,常为穿孔之可靠体征。约 60% 的穿孔病例有此阳性体征。但任何其他腹膜炎的晚期已有肠麻痹和肠胀气时,肝浊音界也可消失,因此这个阳性体征对晚期腹膜炎的诊断意义就不大。

X线检查是证明腹内有无游离气体的最有效方法,如有游离气体存在,将在膈肌与肝脏阴影之间见有半月形的透明区。用此法检查,约 80%～90% 的溃疡穿孔病例有阳性发现。但必须指出,穿孔较小、气体自胃肠腔内溢出不多者或在穿孔前肝与膈肌已有粘连、气体不能进入其间者,无论体检与X线均不能得出阳性结果;故不能证实腹内有游离积气之病例,并不排除穿孔的可能性。

腹内积液是腹膜被刺激发炎而渗出的结果。病程愈久,积液愈多,常可出现移动性浊音或通过腹腔穿刺或腹部 B 超证实,但在发病初期时诊断意义不大。

(7)其他症状:在穿孔初期体温大都正常,甚至可在正常以下。一般在 6 小时内很少超过 38℃,6~12 小时以后始明显增高。白细胞计数一般均增高,通常约为 $12×10^9/L~15×10^9/L$ 或更高,但少数病例也可能正常。

(四)诊断和鉴别诊断

根据典型的症状和病程的发展,溃疡病穿孔的诊断一般并无困难。有溃疡病史的患者,在溃疡病发作的时期,突然感到上腹部有剧烈而持续的疼痛,随即累及整个腹部,同时出现轻度休克现象者,应即疑有穿孔可能。检查时如发现腹壁有明显的压痛和板样强直,并有肝浊音界消失现象,且经 X 线检查证实腹内有游离积气者,诊断即可确定。腹腔内有脓性渗液,已表现为移动性浊音,且经穿刺抽得脓液者,诊断更是肯定。但少数不典型的病例,如细小的穿孔,穿孔并有出血者或患精神神经病者,诊断仍可能有困难;特别是在穿孔后的反应期,由于患者自觉情况好转,容易因诊断上的疏忽而延误治疗时机。若有持续的腹部触痛及腹肌强直,应警惕有某种急腹症的存在,需要行紧急的开腹探查术。

在鉴别诊断上,应注意除外下列疾病。

外科疾病:①急性胰腺炎;②急性阑尾炎;③急性胆囊炎;④肠系膜血管栓塞或血栓形成;⑤绞窄性肠梗阻;⑥其他胃肠道穿孔性疾患(如伤寒、痢疾等);⑦宫外孕破裂。

内科疾病:①急性胸部疾患,如胸膜炎、大叶肺炎、冠状动脉栓塞、急性心包炎等;②急性绞痛病,如肾、胆、肠绞痛,及铅中毒引起之绞痛;③脊髓痨之胃危象;④急性胃炎。

(五)预后

溃疡穿孔之预后与下列因素有关。

1.穿孔时胃内容物的量和质

不言而喻穿孔时胃内容物愈多,则穿孔后流入腹腔的刺激物和污染物也愈多,其预后自然较劣。空腹时的穿孔预后大多较为良好。酗酒后的穿孔因流入腹腔的酒精对腹膜的刺激性最强,毒素的吸收很快,其预后最为严重,除非及时进行手术治疗,患者多伴发中毒性休克。

2.穿孔的大小和部位

穿孔愈大,它在小弯的位置愈高,手术后的死亡率也愈大。

3.有无并发出血或恶变

穿孔并发出血者约有 2%~10%,一旦有此种情况发生,将严重影响预后。一般说来,积极采取手术治疗,更多地作胃大部切除以代替单纯缝合,可以降低死亡率,但穿孔与出血并存仍是影响预后的一种严重情况。

癌性溃疡的穿孔除癌本身的预后不良外,由于胃内容物的污染程度很高,一旦并发穿孔性腹膜炎时也较一般的溃疡穿孔为严重。

4.性别、年龄的影响

虽然胃溃疡的穿孔似以女性为多,但穿孔后的死亡率却以男性为大。60 岁以上的穿孔患者,其预后随着年龄的增加而愈趋严重,这当然与老年人手术后容易有心、肺等方面的并发症有关。

5.手术的时机

穿孔后至手术前相隔的时间愈长者其预后愈劣。一般最好的手术时机是在穿孔后的 6～12 小时之内。

6.手术前后的处理

术前准备的改善,如及时而持续的吸除胃内容物,静脉补液、输血和抗菌的应用;麻醉的改进,要求腹壁肌肉松弛和肺部通气良好;术式的选择;术后并发症特别是腹腔和肺部感染的有效防治,对预后也有直接影响。

Illingworth 等曾分析过 7156 例溃疡穿孔,发现其死亡率在 1924 年是 25.7%,在 1943 年是 14.1%,到 1953 年已降至 5%。目前的手术死亡率一般应在 2% 以下,但 60 岁以上的患者不仅其发病数并未减少,且其死亡率也仍然很高,其中不少病例在入院时因病情过于严重而只能采取保守治疗;换言之,就适应手术的病例而言,其死亡率虽已有所降低,但如包括老年和危重病例在内,则整个死亡率仍然尚嫌偏高,这说明早期手术的重要性和必要性,而老年病例却往往是有病不愿早治,而且大多数不愿接受手术治疗。

(六)预防和治疗

一般溃疡病对患者并无危险,而溃疡如一旦发生穿孔,则生命即遭受威胁,故穿孔应尽可能加以防止。可惜,穿孔本身并无有效的预防方法,只有及时而有效地治疗溃疡病,使其早日痊愈且不复发,才是预防穿孔的最好办法。文献统计溃疡病发生穿孔的病例,仅 52% 过去曾经过适当的治疗,而正在住院治疗的溃疡病例绝少发生穿孔,可见积极治疗的重要意义。在溃疡活动期避免过度疲劳和精神刺激,避免暴饮暴食,对预防溃疡穿孔也有积极意义。

关于溃疡穿孔的治疗问题,有二点值得考虑:①究竟应该采用手术疗法或非手术疗法? 其各自的适应证为何? ②如采用手术疗法,应采用何种手术方式?

1.非手术疗法与手术疗法的选择

过去大多数的学者认为溃疡穿孔的治疗应以手术疗法为主,它应该被认为是最确切而有效的疗法。近年来文献上也有些学者主张采用非手术疗法,认为在有效的持续胃肠减压和抗生素的应用下,穿孔可以自行闭合,感染可以得到控制,如此可以避免手术,缩短住院日期。在严密观察下,如病情不见好转,仍可进行手术治疗。无可否认,有些小的穿孔在非手术的治疗下确有与附近器官发生粘连而自行闭合的可能,但不能因此而主张以非手术疗法作为治疗溃疡穿孔的主要方法。因为:①在非手术疗法下穿孔能否自行闭合并无绝对把握;②胃的穿孔一般较大,自行闭合的可能性很小,是否已有癌变更需考虑;而在手术前既不易肯定穿孔的大小与部位,更不能确定它是否已有恶变,非手术疗法很可能延误适当治疗的时机;③手术治疗除了缝闭穿孔外,同时还可以尽量吸除腹腔内的食物残渣和渗出液,而有利于控制感染,减少腹内脓肿的发生率;④在适当的条件下,手术(胃大部切除术或胃迷走神经切断术)还可对溃疡病本身及其恶变情况作根治性治疗;⑤非手术治疗需要对患者作严密的观察和细致的护理,它对医护人员的要求在各方面都不是较低而是更高。若延至病情恶化或保守疗法失效时再行手术,则手术的危险性、术后的并发症和总的死亡率必将比早期手术有所增高;⑥临床诊断可能错误,如为急性阑尾炎,肠系膜血管栓塞或绞窄性肠梗阻等情况,则延误手术更足以增加死亡的危险。根据上述原因,应该认为非手术治疗不是溃疡穿孔的根本疗法。

然而非手术疗法也有它一定的适应证。

(1)穿孔的早期诊断尚不明确,临床症状较为轻微者。

(2)患者为空腹穿孔、小穿孔,特别是后壁的慢性穿孔,穿孔后的症状不严重者。

(3)患者初诊时离穿孔已有几天,但腹内感染并不严重或已局限化而有形成脓肿趋势者。

(4)患者全身情况极端衰弱或者全身情况不能耐受手术者。

然而最后应该再次强调:如诊断不能肯定或者在初步的胃肠减压等保守措施后情况并无改善、甚至更加恶化者,应毫不迟疑地立即进行手术治疗。情况极度不良的病例也应积极创造条件争取早期手术。

非手术治疗包括下列具体措施:①患者取半卧位,禁食;②插入胃管,行连续的胃肠减压;③静脉输液输血,以维持水、电解质和酸碱平衡,并积极抗休克治疗;④给予抗生素,以控制感染;⑤肠外营养支持;⑥抑制胃酸分泌,静脉应用奥美拉唑等质子泵抑制剂;⑦严密观察病情之发展,做好随对手术的准备。

文献报道应用非手术疗法治疗溃疡穿孔的死亡率约 5%～10% 左右。应该指出:凡是应用非手术治疗的病例多数是症状较轻的,但总的死亡率似比手术组的死亡率略高,故非手术疗法指征应严格把握。

2.单纯修补与胃大部切除术的选择

胃、十二指肠溃疡穿孔的手术疗法有下列几种:①单纯缝合或大网膜嵌入缝合术;②浆膜肌肉瓣转移缝闭术;③穿孔缝合、并做胃空肠吻合术;④临时性的十二指肠造瘘或胃造瘘术;⑤溃疡单纯切除缝合术;⑥胃大部切除术。在这几种不同的手术方法中,除穿孔的缝合术和胃的部分切除术以外,其余的各种手术大都已遭废用。

穿孔周围的浆膜肌肉瓣转移缝闭术,据前苏联文献报道,转移的浆膜肌肉瓣对于溃疡粘着迅速,有促进穿孔愈合的能力,特别适用于溃疡周围组织瘢痕较多、缝合困难的病例。其法即在距穿孔浸润缘 3～5cm 处,作一舌形之浆膜肌肉瓣(长约 6～8cm、宽约 5～6cm),蒂部向穿孔侧。切开之深度达黏膜下层而不损伤黏膜,然后将此浆膜肌肉瓣反转掩覆在穿孔部位,周围做缝合固定;其所遗留的缺损部则可以将边缘缝合闭锁。此法操作上不如单纯缝合或大网膜嵌入缝合简单,长远疗效又不如胃大部切除之彻底,故在国内应用不多。

穿孔缝合后并做胃空肠吻合术,目的在于预防幽门部并发梗阻。经验证明:此法的近期疗效虽佳,但约 30% 的病例以后会发生吻合口溃疡,且溃疡穿孔经单纯缝合后发生狭窄的机会也不多,故此法现已很少应用。

临时的胃、肠造瘘术,适用于穿孔不能有效缝合的病例,即以橡皮管插入穿孔处造瘘以资减压,待情况好转后再作后续处理。事实上一般的穿孔都可用大网膜嵌入法缝合,其不能缝合的病例作造瘘术也未必可靠,且不如作胃部分切除更为彻底,故此法现已废用。

溃疡切除缝合术,亦即幽门成形术,适用于幽门附近的溃疡,但只有在溃疡较小、十二指肠易于游离,缝合并无困难而患者情况又属良好的条件下方可施行。此种手术对于患者情况及技术熟练程度等方面的要求并不亚于胃大部切除术,而远期疗效则不如后者,故目前也已废用。

最值得研究的是单纯缝合与胃大部切除术的选择问题。单纯缝合或大网膜嵌入缝合法仍是目前处理溃疡穿孔较常用的方法。1892 年,VonHeusner 首先用单纯缝合法治疗穿孔患者获得成功;而 1896 年 Bennett 则首先用大网膜嵌入巨大的穿孔内再加以缝合。自此以后,该法已被无数的经验证明为处理穿孔最简单而安全的方法。然而其远期疗效则并不理想:手术后溃疡症状消失者仅约 20%,症状复发需要内科继续治疗者约有 30%,另外 50%的病例因发生其他并发症需要再次手术。近年来随着溃疡病内科治疗效果的明显改善,有必要重新评价单纯缝合在溃疡急性穿孔治疗中的应用价值,绝大多数患者先行单纯缝合修补,术后积极内科治疗使溃疡病痊愈。

不少学者主张在适当的情况下对溃疡穿孔病例行胃大部切除术,并报道获得了良好的成绩。这些学者均强调胃大部切除术的优点,认为这个方法在一次手术中同时解决了穿孔和溃疡本身的治疗,远期疗效与择期性胃切除术相同,而手术死亡率并不较单纯缝合为高,故认为胃大部切除术应为治疗溃疡穿孔的"标准方法"。

面对这二种不同的意见:一种认为应主要采用穿孔缝合术,一种强调应尽可能争取行胃大部切除术,究竟应作何种选择? 在决定选择手术方法之时,应该考虑下列几个因素:

(1)手术的安全性:任何手术必须以保障患者生命安全为首要条件,这和患者的一般情况和手术者的技术水平有关。如患者的一般情况良好,腹腔内的污染并不严重,进行较复杂的胃大部切除术又无技术上的困难,就可以考虑切除;否则可作单纯缝合较为有利。

(2)手术的可靠性:在溃疡发生穿孔时,应该承认首先要考虑的是如何使穿孔顺利愈合,从而消除危险的腹腔感染。从这个角度出发,单纯溃疡的穿孔经缝合后愈合的可靠性很大,而且远期疗效也较好,约 20%~30%的病例缝合后并无复发,故此种单纯溃疡采取胃大部切除术似无必要。但相反地,如果溃疡较大、周围有严重的水肿或硬结、单纯缝合不可靠(包括大网膜嵌入)而有继续漏出之危险者,即应考虑作胃大部切除术。

(3)手术的彻底性:约 2/3 的病例于穿孔缝合后仍有溃疡复发现象多需要对溃疡病本身继续进行内科或者另一次外科治疗。此等病例多属病期甚久的慢性溃疡,为求治疗彻底起见,在安全的原则下行即期胃大部切除术自有其优点。此外,如胃溃疡有恶变倾向、溃疡穿孔并有出血或估计单纯缝合后可能并发幽门梗阻者,均为胃大部切除术的适应证。

总之,手术方法应该根据患者的具体情况加以选择,首先要考虑患者当前的安全,也应适当照顾远期的效果。

3.迷走神经切断术对溃疡穿孔的疗效

近年来,由于迷走神经切断术已广泛用以治疗单纯的十二指肠溃疡,不少学者也用迷切并行各种胃引流术来治疗溃疡穿孔。这种手术可以有多种形式:

(1)单纯的十二指肠溃疡穿孔、不伴有幽门狭窄者,可以做穿孔的单纯缝合加高度选择性迷走神经切断术。

(2)伴有幽门梗阻的十二指肠溃疡穿孔,可以做选择性迷走神经切断术加幽门成形术;如穿孔周围组织硬结或十二指肠水肿严重者,可将穿孔缝合后作选择性迷走神经切断术加胃空肠吻合术。

(3)并有出血的十二指肠穿孔或单纯的胃穿孔,可作选择性迷走神经切断术加胃窦部切除后的 Billroth Ⅰ 式吻合术。

多年前钱礼教授曾对采用迷走神经切断术治疗溃疡穿孔作过以下论述,现仍可作为很好的借鉴:

①鉴于迷走神经切断术对单纯的十二指肠溃疡有肯定疗效,则迷走神经切断术对单纯的十二指肠穿孔亦应同样有效,且选择性迷走神经切断术较胃大部切除远为简便、而且安全,以选择性迷走神经切断术加某种胃引流术来替代胃大部切除应属合理。但高度选择性迷走神经切断术操作较复杂,且有污染后腹膜组织的危险,对溃疡穿孔并不适宜。

②对单纯的十二指肠溃疡穿孔,虽然也可以做穿孔的单纯修补加选择性迷走神经切断术,而不一定在术后有胃滞留现象,宁愿将溃疡周围组织略予切除后作幽门成形术,然后再做选择性迷走神经切断术。

③伴有幽门梗阻的十二指肠溃疡穿孔,可考虑作选择性迷走神经切断术,加幽门成形术或胃窦切除后的 Billroth Ⅰ 式吻合术。如穿孔周围组织因瘢痕过多而不易作胃窦部切除时,可在穿孔修补后做选择性迷走神经切断术加胃空肠吻合术。但对合并有出血的溃疡穿孔,仍以选择性迷走神经切断术加胃窦部(或半胃)切除后的 Billroth Ⅰ 式或 Ⅱ 式吻合术为宜。

④胃溃疡的穿孔一般不宜单以迷走神经切断术来处理,因胃溃疡伴有恶性变的机会较多;通常最好作选择性迷走神经切断术加半胃切除术(Billroth Ⅰ 吻合)或者仍做胃大部切除。

⑤然而对小弯高处的胃溃疡,如能合理地排除恶变可能,则予其作困难的胃次全切除甚至全胃切除,不如在穿孔修补后做全胃迷走神经切断术加胃空肠吻合术,较为安全。

⑥继胃空肠吻合后发生的吻合口溃疡穿孔,再作胃大部切除术同样有困难;此时作选择性迷走神经切断术亦属合理,但在缝合穿孔时应注意防止吻合口狭窄。

总之,以选择性迷走神经切断术加半胃切除或其他胃引流术,来代替胃大部切除术治疗溃疡穿孔,是一种合理而可行的办法,它可用以处理绝大多数位于胃角远端部分的胃溃疡和十二指肠溃疡。对于靠近胃贲门部的高位溃疡,如能排除恶变的可能,则迷走神经切断术加穿孔的单纯修补亦属可行。随着胃迷走神经切断术的广泛开展,它在处理溃疡穿孔时也将逐渐占有重要地位。

4.经腹腔镜治疗溃疡病穿孔

现代微创外科的发展得以用腹腔镜治疗溃疡病穿孔。腹腔镜手术既能对术前诊断不明确的急性腹膜炎患者进行探查,在溃疡病穿孔诊断确立后,还可同时经腹腔镜进行相应的治疗,包括腹腔镜下单纯缝合、胃大部切除和高选择性迷走神经切断术,并可充分冲洗和清除腹腔渗液和外溢的消化道内容物。手术创伤较小,治疗效果与传统手术相似,但对仪器设备和医生手术技巧有特殊的要求,目前尚难得以普遍开展。

5.手术步骤

(1)平卧,上腹部正中或右正中旁切口。

(2)进入腹腔时常可见有气体溢出,并有一定量之渗出液涌出,可用吸引器吸净。

(3)将肝右叶用深拉钩向上牵引,胃体则轻轻向下牵拉,即可暴露胃小弯、幽门及十二指肠之球部,找到穿孔的位置。如为十二指肠溃疡,常见有胆汁性稍带泡沫样的肠液自穿孔处溢出;如为胃穿孔,漏出的液体常带黏液样。应警惕有可能不止一处穿孔。

(4)注意溃疡穿孔的大小,周围组织的水肿硬结程度。如认为可以用单纯缝合法处理者,可用丝线作三针间断缝线、褥式缝线或 Lembert 缝线缝合之:一针在穿孔之上缘,一针穿过穿孔处,另一针在穿孔之下缘(图 2-9A)。缝线之方向应与胃或十二指肠之长轴平行,以使缝线结扎后不致引起肠腔狭窄。缝线结扎时应勿过紧,以免撕碎组织。荷包缝合法一般不适用于溃疡穿孔,因其阻碍血运,使穿孔愈合困难。

较大的穿孔可在缝合时将一块游离或带蒂之大网膜置于缝线之下,缝线打结后即可使网膜固定掩覆在穿孔处。如穿孔周围炎症水肿反应过大,胃十二指肠壁十分脆弱或穿孔在幽门部,缝合后可能引起狭窄,则可仅用大网膜塞入穿孔内并予以固定(图 2-9B)。

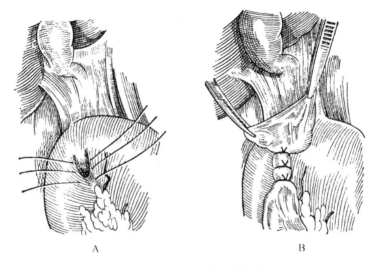

图 2-9　溃疡病穿孔的单纯修补法

A.溃疡的单纯修补术;B.有时可用一小块大网膜盖在穿孔上,然后结扎缝线使之固定

(5)再次检查腹腔内有无食物残渣或渗出液,特别注意肝下和盆腔内的积液,并予以充分的冲洗和吸净。视术中具体情况选择放置腹腔引流管。

三、溃疡大出血

(一)病因与病理

出血是消化性溃疡最常见的并发症,十二指肠溃疡并发出血的发生率略高于胃溃疡。大出血主要见于慢性溃疡,一般位于十二指肠球部后壁或胃小弯处。出血的量及程度取决于被侵蚀的血管,动脉呈搏动性喷射,而静脉出血则较为缓慢。出血是溃疡病活动的表现,当情绪紧张、过度疲劳、饮食不当及服用非甾体抗炎药时均可诱发消化性溃疡活动并出血,且均好发于男性,其原因可能为男性嗜好烟酒有关及社会心理压力较女性大有关。

(二)诊断

1.症状与体征

上消化道出血是临床上常见的急重症,上消化道出血的主要症状取决于出血的速度和量的多少,主要包括呕血和黑粪以及由于大量出血而引起的全身症状。如果出血很急,量很多,则既有呕血又有便血;由于血液在胃内停滞的时间短,呕血多为鲜血;因肠道蠕动加快,便血也相当鲜红。反之,出血较慢,量较少,则出现黑粪,而很少出现呕血。由于血液在胃肠道内存留的时间较长,经胃液及肠液的作用,便血常呈柏油便。幽门以下出血时常以黑粪为主,而幽门以上出血则引起呕血,并伴有黑粪,量小时可不引起呕血。十二指肠出血量较多时,部分血反流至胃内,亦可引起呕血。胃管内抽取物,如为鲜红色或咖啡色物或隐血实验阳性可诊断为消化道出血。有尿素氮升高时提示上消化道出血。

2.实验室与影像学检查

呕血或黑粪(便血)肉眼可确定或实验室检查可表现为隐血(+)。血红蛋白、红细胞计数、血细胞比容可估计出血程度。血浆胃蛋白酶原增高,有利于溃疡病出血的诊断。纤维胃十二指肠镜检查安全可靠,是当前首选的诊断方法。如果没有严重的伴发疾病,血流动力学相对稳定,患者应在住院后立即行纤维胃十二指肠镜检查,也可在6~12小时进行,检查越及时,阳性检出率越高,一般达80%~90%。选择性动脉造影,胃管或三腔二囊管也可用于诊断或治疗上消化道出血。

(三)治疗

临床表现具有低血容量休克时,首先建立两条静脉通路,十分重要的是建立一条够大的通道,例如经颈内静脉或锁骨下静脉达上腔静脉之途径,以便监测中心静脉压。先滴注平衡盐溶液及血浆代用品,备够可能需要的全血或红细胞。留置尿管观察每小时尿量。有条件应给予患者血压、脉搏、血氧饱和度监测或每15~30分钟测定血压、脉率,并观察周围循环情况,作为补液、输血的指标。强调不要一开始单独输血而不输液,因为患者急性失血后血液浓缩,血较黏稠,此时输血并不能更有效地改善微循环的缺血、缺氧状态。因此主张先输晶体后输胶体或者紧急时输液、输血同时进行。如果在输入平衡盐溶液1500~2000mL血压和脉搏仍不稳定,说明失血量大或存在继续出血,此时除了继续输平衡盐溶液,还应同时输注全血、血浆等。当收缩压在50mmHg以下时,输液、输血速度要适当加快,甚至需加压输血,以尽快把收缩压升高至80~90mmHg水平,脉率在100次/分以下。血压能稳住则减慢输液速度。输入库存血较多时,每600mL血应静脉补充葡萄糖酸钙溶液10mL。对肝硬化或急性胃黏膜损害的患者,尽可能采用新鲜血。临床应用的电解质溶液与胶体溶液的比例以(3~4):1为宜,只要保持血细胞比容不低于30%,大量输入平衡盐溶液以补充功能性细胞外液丧失和电解质,是有利于抗休克治疗的。如血小板<$50×10^9$/L或长期服用阿司匹林者则应输入血小板。凝血功能障碍者应输入新鲜血浆。

抑酸药物如H_2受体拮抗药和抗酸药在上消化道出血发病中起重要作用,因为抑制胃酸分泌及中和胃酸可达到止血的效果。H_2受体拮抗药包括西咪替丁及雷尼替丁、法莫替丁等,已在临床广泛应用。去甲肾上腺素可以刺激α_2肾上腺素能受体,使血管收缩而止血。胃出血时可用去甲肾上腺素8mg,加入冷生理盐水100~200mL,经胃管灌注或口服,每0.5~1小时灌注1次,必要时可重复3~4次,也可注入凝血酶等药物。应激性溃疡或出血性胃炎避免使用。在内镜检查时,对看到的活动性出血部位或在溃疡基底的血管,可经内镜下直接对出血灶喷洒止血药物,如孟氏液或去甲肾上腺素,一般可收到立即止血的效果或者采用高频电凝止血、激光止血方法。也可经内镜用稀浓度即 1/10000 肾上腺素做出血灶周围黏膜下注射,使局部血管收缩,周围组织肿胀压迫血管,起暂时止血作用。继之局部注射硬化剂如 1% +四烃基硫酸钠,使血管闭塞。条件允许可经内镜直视下放置缝合夹子,把出血的血管缝夹止血,伤口愈合后金属夹子会自行脱落,随粪便排出体外。该法安全、简便、有效,可用于消化性溃疡出血,特别对小动脉出血效果更满意。出血的动脉直径>4mm,不宜采用内镜止血。如果患者的年龄在 45 岁以上,病史较长,多系慢性溃疡,这种出血很难自止,经过初步处理,待血压、脉率有所恢复后,应早期手术。有如下表现的也应手术治疗:①出血后迅速出现休克或反复呕吐者;②在 6~8 小时输血 600mL 或 24 小时内需要输血 2500mL 以上,而血压、脉率仍不稳定或止血后再次发生者;③年龄 50 岁以上,伴有动脉硬化者;④曾反复大出血,特别是近期反复出血者;⑤住院治疗期间发生出血后又需再次输血者;⑥慢性十二指肠后壁或胃小弯溃疡出血,可能来自较大动脉,不易止血者;手术可采用胃大部分切除术,切除出血的溃疡是防止再出血最可靠的办法。出血点缝扎,迷走神经切断术创伤程度比胃大部切除术小,适用于年老体弱或有重要器官功能不全的患者。倘若十二指肠溃疡位置低,靠近胆总管或已穿入胰头或溃疡周围有严重炎症、瘢痕,常使切除有困难,可切开十二指肠球部前壁,缝扎溃疡面的出血点,并在十二指肠上下缘结扎胃十二指肠动脉和胰十二指肠动脉,再做旷置溃疡的胃大部切除术。

四、幽门梗阻

幽门梗阻是溃疡病的一种常见并发症。位于幽门附近的胃或十二指肠溃疡,无论在溃疡病的早期或晚期,均可发生幽门梗阻,以致食物和胃液不能顺利地通过,常引起营养障碍和其他生理功能的紊乱。

(一)病因和病理

溃疡病引起幽门梗阻的原因有三:①幽门括约肌发生反射性的痉挛,其梗阻为间歇性;②幽门附近溃疡周围的黏膜水肿,可使幽门发生暂时性狭窄,但炎症水肿消退后梗阻即可缓解;③幽门附近的溃疡在愈合过程中有过多的瘢痕形成,致使幽门发生永久性的瘢痕狭窄。前两种情况主要是发生在溃疡病的活动期,而后者则完全为慢性溃疡之并发症。有时三种情况可以同时存在,但程度上仍有差异。如梗阻现象主要是因瘢痕挛缩所引起,则患者绝对需要手术治疗,否则,患者将难免因营养障碍和脱水而死亡。

引起幽门梗阻的溃疡绝大部分是十二指肠溃疡,其与胃溃疡之比约为 7:1,十二指肠球部后壁溃疡尤易引起幽门梗阻。瘢痕性的幽门狭窄是逐渐形成的,其所引起的梗阻现象也逐渐由部分变为完全。在梗阻初期由于胃蠕动加强、胃壁肌层肥厚而稍能代偿,胃的扩大不显著;久之代偿机能逐渐衰退、蠕动减弱、胃壁松弛,开始有明显的扩张;同时因胃内容物滞留愈严重,胃黏膜的炎症亦愈显著,将加重幽门的痉挛与狭窄程度,因而形成恶性循环,终至发生完全梗阻。

在幽门有高度梗阻时,食物与胃液均不能进入小肠,反而呕出体外,加以患者为了减轻症状,常自动限制食物与水分的摄入,结果必然造成营养不良和脱水现象。由于胃液中的盐酸和氯化物因呕吐而丧失,结果就会造成严重的脱水和碱中毒。进而因尿排出量减少,血中氮素排出不及时,将发生氮质血症。或因食物摄入不足,体内脂肪不能完全氧化,尿内可出现酮体。

(二)临床表现

多数患者有长时期溃疡病反复发作史。在幽门梗阻发生后,原有症状的性质和规律均将逐渐有所改变。

疼痛:由原来的上腹部空腹痛转为一种胀满或沉重感,以后又可出现阵发性的胃收缩痛,且于进食后反而加重,食欲亦渐减退。同时恶心、嗳气、反胃等症状亦更频繁而且明显;患者也往往自己设法诱起呕吐,以缓解症状。

呕吐:当梗阻逐渐趋于完全时,呕吐也逐渐成为突出的症状。呕吐量甚大,多为郁积的食物,甚至有一、二天前的宿食。呕吐物中并含有大量黏液,且有腐臭,但一般无胆汁或血液。呕吐后上腹部的胀满感即显著减轻,腹痛可完全消失,故患者每自行诱发呕吐。然而全身情况必然日趋恶化,出现消瘦、尿少、便闭、体力疲倦、食欲缺乏等症状。

胃蠕动:除全身的消瘦和脱水现象外,体检时可见到上腹隆起,并有明显的自左向右的胃蠕动,有时呈相反方向的逆蠕动。这是幽门梗阻的典型症状。

振水音:扩张的胃内往往含有多量的内容物,用手拍击上腹部时就可听到水振荡声。

(三)实验室检查

常见有某种程度的血液浓缩现象,这是脱水的表现。血液化学检查氯化物和血浆蛋白低于正常,低钾血症和低钠血症,二氧化碳结合力和非蛋白氮则增高。血气分析提示代谢性碱中毒。胃液分析时可抽出大量有恶臭的液体和食物残渣;一般常有胃酸过多现象,但长时期的幽门梗阻患者胃酸可能减低。

(四)X 线检查

患者在口服钡餐后作 X 线检查时,常见有明显的变化,足以确定诊断。胃有明显扩张,在代偿期可见胃蠕动增强,至后期则张力减低很久无蠕动出现。胃内容物有明显滞留。在正常情况下,胃内钡剂经 4 小时即可排空;如 6 小时后尚有 25% 的钡剂存留,即证明是有滞留,如 24 小时后尚有钡剂存留,多有幽门的机械性梗阻存在。然而 X 线检查有时并不能肯定地鉴别梗阻是良性或是恶性,亦不能绝对地区别梗阻是由于幽门痉挛或瘢痕狭窄。

(五)上消化道内镜检查

内镜检查常能确定幽门梗阻的部位和原因。有时可在慢性溃疡瘢痕区域发现急性溃疡。内镜下进行组织活检病理学检查可及时发现引起梗阻的恶性病变。在内镜检查前必须先胃肠减压并彻底清洗胃腔。

(六)诊断和鉴别诊断

有长期溃疡病史的患者,逐渐并有典型的胃滞留症状时,即可诊断为瘢痕性幽门梗阻。然而一部分患者过去并无溃疡病史,也可以发生幽门梗阻现象;故凡有较长时期的幽门梗阻症状者,都可能为溃疡病所引起。X 线钡餐检查和内镜检查可明确诊断。

然而在临床上,需要确定的不仅是幽门有无梗阻,还要通过现象看本质,进一步确定梗阻的原因,然后才能制订正确的治疗方案。溃疡病引起的幽门瘢痕性梗阻一般须与下列情况相鉴别:

1.活动性溃疡所致幽门痉挛和水肿

这个鉴别具有重要意义，因幽门痉挛和水肿是一时性病变，只需用内科治疗。若对幽门痉挛或水肿患者行不必要的手术——胃空肠吻合术，虽能取效一时，但至痉挛解除或水肿消退而致幽门管再通时，即将发生所谓胃肠内容物"恶性循环"的现象；食物经幽门进入十二指肠和空肠以后，又自吻合口反流入胃，如此循环不已，可重新出现呕吐等症状。

幽门梗阻由于痉挛或黏膜水肿所致者，其梗阻现象为间歇性，仍然伴有溃疡痛；呕吐现象虽然可以很剧烈，但没有胃扩张现象，吐出物很少有隔夜食物。经溃疡病的内科疗法及每晚行洗胃后，梗阻症状即可大为减轻。

2.幽门部的肿瘤

幽门部的良性或恶性肿瘤当然也可以引起梗阻现象，其与溃疡病的瘢痕性梗阻的鉴别，无论临床或 X 线检查都可能很困难。一般而论，胃癌患者病期较短，多无溃疡病史，胃扩张程度较小，胃蠕动波罕见，胃液内缺乏胃酸；X 线检查可能发现幽门窦部有缺损，而十二指肠球部则正常。胃镜活检加病理学检查可明确诊断。

3.幽门包括约肌肥厚

此症在成人罕见，临床上也很难与溃疡病的瘢痕性幽门梗阻或幽门癌相鉴别。X 线检查时可见幽门管细小而外形光滑，但无缺损或畸形。

4.其他

可能引起幽门梗阻的胃内疾病如胃结核、胃梅毒、胃黏膜脱垂等，十二指肠球部以下的梗阻性疾患如溃疡、肿瘤等以及可以压迫胃、十二指肠的外在疾患如淋巴结结核、胆囊周围粘连和肠系膜上动脉压迫十二指肠等，均应在考虑鉴别之列。

（七）治疗

对活动性溃疡所致幽门痉挛和水肿而引起幽门梗阻的患者，应考虑首先予非手术治疗。内科治疗包括持续胃肠减压、禁食，纠正水、电解质和酸碱失衡，积极治疗活动性溃疡，对已伴营养不良的患者应同时予肠外营养支持等。多数患者经 3～5 天治疗后幽门梗阻症状缓解。部分器质性幽门狭窄的患者，在内科治疗后症状缓解，但梗阻反复发作，对这些患者仍需择期手术治疗。

大约 75% 以上的溃疡病幽门梗阻患者需要外科手术治疗。瘢痕性完全性幽门梗阻是外科手术治疗的绝对适应证。手术治疗包括确定性的溃疡治疗和解除幽门梗阻两方面。手术方式的选择按瘢痕的部位和范围而定，主要有远端胃部分切除或胃窦切除加迷走神经切断和迷走神经切断加各种引流术。国内目前主要以远端胃部分切除为主，也有选择胃窦切除加迷走神经切断。对十二指肠瘢痕过多、广泛纤维化的患者，十二指肠切断是不安全的，应考虑行迷走神经切断加各种引流术，其中最常用的是迷走神经切断加胃空肠吻合术。对胃酸较低的、溃疡已愈合的、特别是全身情况不佳、不耐切除手术的老年患者，可以仅作胃肠吻合术或幽门成形术。腹腔镜下幽门梗阻的治疗主要为经腹腔镜迷走神经切断加胃空肠吻合术，胃空肠吻合可通过内镜吻合器或腹腔镜下缝合技术完成，手术者需熟练的腹腔镜手术技巧和丰富的手术经验。

应该再次强调：胃肠吻合术仅能作为溃疡病并发瘢痕性幽门狭窄时的一种附加手术，主要

用来解除胃出口梗阻,它的应用有其局限性,不能视为溃疡病本身的根治性治疗。因之下列情况应视为胃肠

吻合术之禁忌:

(1)幽门梗阻仅是幽门痉挛或黏膜水肿所致的一时性现象,在此情况下如贸然作胃肠吻合术,术后就有因幽门再通而发生恶性循环性呕吐的可能。这些患者应常规地给予内科疗法(包括解痉药物和每晚洗胃)约1周,以有助于鉴别。

(2)胃酸过高者,术后有并发吻合口溃疡的危险。

(3)因幽门窦溃疡引起的梗阻,应排除恶变的可能,多考虑作胃大部切除术。

(4)除幽门梗阻外尚并有较严重疼痛、出血等症状者。

胃肠吻合有胃十二指肠吻合与胃空肠吻合等方式;对幽门梗阻患者以胃空肠吻合术最为适用。

1.胃空肠吻合术

胃空肠吻合是胃肠吻合中最常用的方法,其目的在于使胃能更好地排空,以解除位于胃远端、幽门或十二指肠的梗阻或者在切除部分胃体及十二指肠后恢复胃肠道的连续性。

自1881年Woelfler首创以来,胃空肠吻合术已经过许多演变,在长期实践中证明此法疗效良好。迄今仍为大多数学者所沿用者有二种方式:①结肠前胃前壁-空肠吻合术,简称结肠前吻合术;②结肠后胃后壁-空肠吻合术,简称结肠后吻合术(图2-10)。经验证明:不论用上述二法中之任何一种,其疗效大致相仿,并无明显的优劣之分,唯在具体病例中,则需根据不同的具体条件,选用一种更为适当的吻合法,方能得到最好的结果。

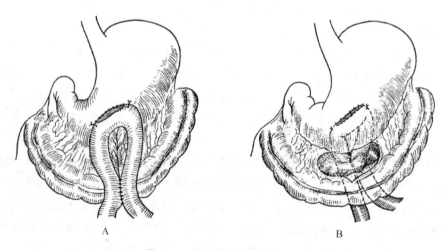

图2-10 胃空肠吻合术之模式

A.结肠前胃前壁·空肠吻合术(Woelfler法):有时需并行输入与输出空肠袢之间的侧侧吻合(Braun法)以免近端空肠袢中有滞留;B.结肠后胃后壁-空肠吻合术(Von Haeker法):吻合通过横结肠系膜中的切口进行

在上述两种吻合术的操作过程中,有若干细节可能影响到术后的效果,当先予简单说明。

(1)输入袢的长短和空肠侧侧吻合问题:不论作结肠前或后的胃肠吻合,输入袢(即自空肠起始部至吻合口)之长短对术后疗效有一定影响。Woelfler原始的结肠前吻合的输入袢较长,

约在 40～50cm 之间。在此情况之下,食物自胃进入输入袢后不易排出,易于发生梗阻现象。如输入袢过短,则又可能在 Treitz 韧带处发生过度屈折,因而造成空肠梗阻或者横结肠在空肠后被压迫过甚,发生结肠梗阻。1892 年,Braun 首先倡用输入空肠袢与输出空肠袢间的侧侧吻合术以纠正"长袢"胃空肠吻合的缺点,颇有成效;但因来自十二指肠的碱性分泌将不再经过胃空肠吻合口而直接进入输出袢中,吻合口的空肠黏膜将被酸性胃液侵蚀而易于发生"边缘溃疡"。以后的经验证明:不论为结肠前或后的胃空肠吻合,只要输入袢的长短适度,就毋须再做空肠侧侧吻合,既可避免手术操作的麻烦,又可防止边缘溃疡的产生,亦不致发生输入肠袢或横结肠之梗阻压迫现象。在作结肠前吻合时输入袢长约 15～20cm,在作结肠后吻合时输入袢长约 10～15cm,不做侧侧吻合,也可取得满意效果。

(2)顺蠕动吻合或逆蠕动吻合问题:在胃空肠吻合时,如空肠的输入袢对胃大弯、输出袢对胃小弯或者空肠的近端置于吻合口的左侧,远端置于右侧者称为顺蠕动吻合。反之,如空肠输入袢对胃小弯、输出袢对胃大弯或空肠之近端在吻合口右侧,远端在左侧者称为逆蠕动吻合(图 2-11)。无论是顺蠕动吻合或逆蠕动吻合,在术后效果上一般并无明显差别。

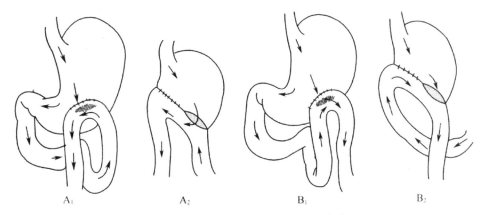

图 2-11　顺蠕动和逆蠕动式的胃空肠吻合

A.二种顺蠕动吻合;B.二种逆蠕动吻合

(3)吻合口的位置和大小:吻合口在胃壁上的位置,可以是直的,斜的或者是横的。事实上吻合口的位置对于胃内容物的排空并无影响,只要吻合口有部分是在胃大弯部位,食物即易于排空。吻合口之大小也并无一定,但需与胃的大小相称,通常吻合口的对合径约在 5～6cm(三横指宽)之间,吻合口过大者食物进入空肠太快,易于发生"倾倒综合征",过小有可能发生排空障碍和胃滞留。但在幽门有梗阻、胃有明显扩张时,吻合口宁可略大,使胃壁在术后有收缩之余地。

2.结肠前胃空肠吻合术

除胃空肠吻合的一般适应证外,结肠前吻合特别适用于下列情况。

(1)横结肠系膜较短或较肥厚,不易在系膜中找一个适当的"无血管区"作结肠后吻合者。

(2)因粘连、肿瘤或其他情况,致横结肠与空肠或胃有粘连,结肠后吻合无法进行者。

(3)胃远端部因癌瘤而致有阻滞,又不能行胃切除者,此时结肠前吻合的吻合口可做得比结肠后吻合高,有更长久的姑息疗效。

（4）结肠前吻合在操作上较简便；将来如因并发症或其他情况而需要作进一步处理时也较为方便。

手术步骤见图2-12。上腹部正中、左旁正中或横切口均可获得满意暴露，一般以正中切口最常用。进入腹腔后先进行检查以明确手术之指征。在完成迷走神经切断术后，再进行胃空肠吻合术。将大网膜与横结肠提出腹腔外，在横结肠系膜根部偏左处找到十二指肠空肠曲，是即空肠之起始部。注意必须找到此起始部外上方的 Treitz 韧带，才可以确认是空肠上段，不致造成错误。选择空肠上段的一段，通常约距 Treitz 韧带 20～25cm，在横结肠及大网膜之前提上靠拢到胃大弯部，自左至右（顺蠕动）地安排着以备吻合。一般将空肠拉紧靠拢到胃大弯部，然后再放长约 10cm 即可。过去有学者主张将左半面的大网膜自横结肠及胃上切除一部分，使空肠在赤裸的横结肠前提上与胃大弯吻合，这样，就可以减少横结肠的受压，也能适当地缩短输入祥的长度至 15～20cm，以避免空肠输入祥的滞留现象。但多数学者认为大网膜切除只有在大网膜过于肥大累赘的情况下方考虑施行，一般无此必要。

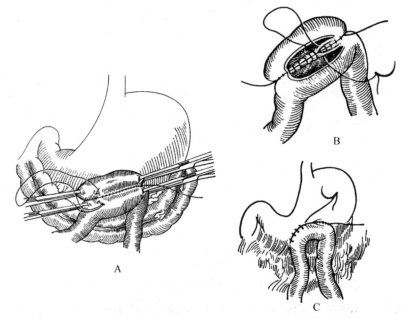

图 2-12　胃空肠之结肠前吻合术（Woelfler）

A.将距空肠起始部约 20cm 的一段空肠在结肠前提上、与胃大弯用黑丝线作顺蠕动之浆膜肌层缝合，长约 8～10cm；B.在胃壁和空肠壁上沿上述缝线各作平行切口，长约 6cm。用"0"或"00"号铬制肠线作吻合口内层之全层内翻缝合；后唇单纯连续缝合后，前唇用 Corinell 缝合法；C.再用细丝线作吻合口前唇的外层浆膜肌层缝合

用丝线将胃与空肠的浆膜肌层作连续的 Lembert 或 Cushing 缝合（图2-13），作为吻合口后唇的外层缝合。

注意此缝线在胃壁上应沿着大弯，而在空肠壁上应与空肠系膜相平行，使空肠的对系膜面可供作吻合口之用。此层浆膜肌层缝合的长度应较吻合口稍长，以免空肠在吻合口两端处发生屈折；如吻合口对合时长约 6cm，则此后壁的浆膜肌层缝合两端各应长出 1～2cm，即共长约

8～10cm。有些外科医师在作此种吻合时喜用套有软橡皮管的肠钳分别钳夹胃和肠壁，以免胃肠内容物污染手术野。但一般无此必要，嫌其妨碍操作。缝线的两端应分别打结固定，暂时不必剪去，留作牵引之用。

　　沿上述缝线在胃与空肠壁上分别作切口长约 6cm，此切口应相互平行，距浆膜肌层缝线各约 0.5～0.6cm。切开时应用吸引器仔细将胃肠道内容物吸净。创缘的出血点应分别用细线结扎止血。

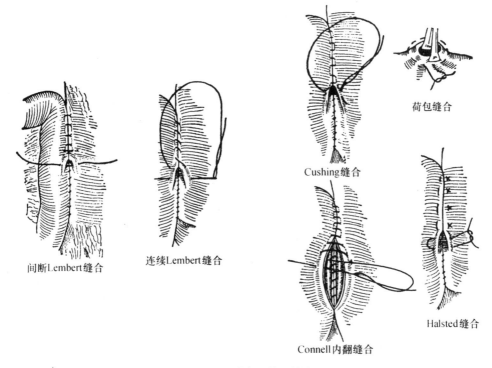

　　荷包缝合

　　Cushing缝合

　　间断Lembert缝合

　　连续Lembert缝合

　　Halsted缝合

　　Connell内翻缝合

图 2-13　几种常用的肠缝合法

　　(5)用"0"或"00"号可吸收缝线作吻合口内层的全层内翻缝合。先在切口的一端开始，把吻合口后唇的胃和空肠壁予以全层缝合并打结固定；线的短头暂不剪去，另一头则用连续单纯缝合或连续锁扣缝合法将吻合口的后唇缝合到切口的另一端；至此，经将切口尽头所形成的角内翻后，即改用连续的 Connell 缝合法将吻合口前唇的胃肠壁也全层内翻，直缝到此内层缝合的起始点止。在缝最后两针 Connell 缝合时，其最后一针必须是"自外向内"，使缝线抽紧后在肠腔内与开始缝合时留下的一个短头打结，吻合口的内层缝合即告完成(图 2-14)。缝合时并应注意：每针缝线必须适当地抽紧，两针间的距离应均匀，通常约为 0.5cm，每针缝线与切口边缘也要保持一定的距离，一般亦为 0.5cm，以使切口缘得到完善的止血。

　　作此全层内翻缝合时，可自后唇之中点开始，先在后唇之中点将胃与空肠壁缝合打结，使两根线头长度相等；于是一线向左将后唇的左半边作连续单纯缝合，至左角处将角内翻后再用 Connell 法缝合前唇，至前唇的中点为止，暂时不打结；继将后唇留下的另一线头向右用同样方法也缝到前唇的中点，在此处与第一根线在肠腔外打结。上述方法有二个优点：①打结是在吻合口的前面而不是在角上，因为两角是吻合口的弱点，避免在该处打结可加强缝合的可靠性;②在前面打结可以把结打在肠腔外,不但操作方便,且可更有效地将肠壁内翻(图 2-15)。

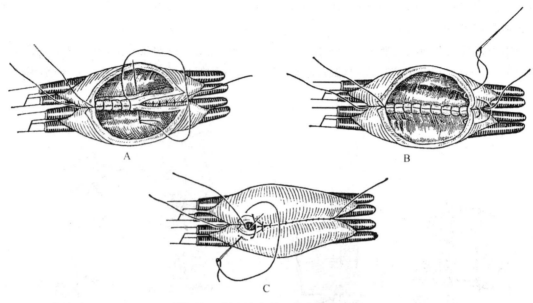

图 2-14　胃肠吻合的一种全层缝合法

A.缝合自切口的一端开始,先在肠腔内打结固定,继作连续单纯缝合或连续锁扣缝合;B.缝至切口之另一端时,缝线走向前唇,改用 Connell 氏内翻缝合法;C.再缝至内层缝合的起始点时,其最后一针必须是"自外向内",抽紧后在肠腔内与开始缝合时留下的一个线头打结

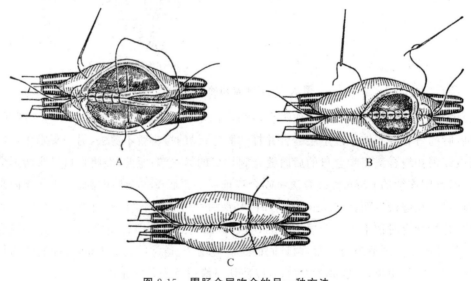

图 2-15　胃肠全层吻合的另一种方法

A.后唇之缝合自中点开始,分别向两端作连续缝合;B.至转角再分别转为前唇之 Connell 缝合;C.缝线在前唇之中点打结,结头是在肠腔外,肠壁可更好地内翻

　　上述的内层全层缝合完毕后,如有夹在胃肠壁上的肠钳,此时即可除去,手术医师并应更换手套以减少手术野污染之机会。然后将吻合口前唇的外层浆膜肌层缝合完毕,一般也用连

续的 Lembert 或 Cushing 缝合法。这条缝线可以用后唇的外层缝合留下的线,也可以用另一根线重新开始;可采用后一种方法,因用同一根线缝合前后唇,有可能引起吻合口狭窄。如发觉两层缝合仍不可靠,则在可疑之点应加缝几针间断的 Lembert 或 Halsted 缝合以资加强。胃肠吻合完毕后,在闭合腹壁前应再次检查所吻合的是否确为上段空肠,输入祥之长短是否适度,肠祥有无扭转及吻合口是否通畅。腹壁在最后可以分层缝合而无须放置腹内引流。

3.结肠后胃空肠吻合术

不少学者选择结肠后的胃空肠吻合,即先自横结肠系膜的切口中拖出胃后壁,然后与空肠相吻合。该法并无特殊优点,唯空肠输入祥可以较短,食物停滞之机会较少,亦不致发生横结肠受压现象。

操作步骤见图 2-16。

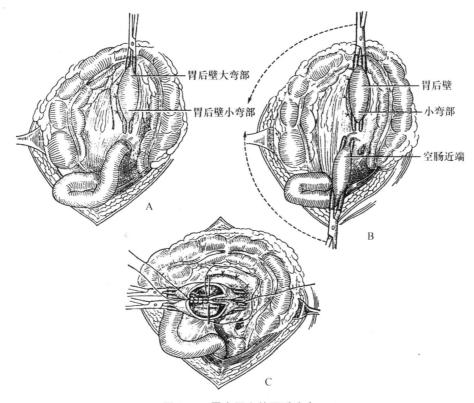

图 2-16 胃空肠之结肠后吻合

A.示横结肠系膜上翻后,在结肠中动脉左侧之无血管区作切口,及胃后壁自切口中拖出之状;B.将胃后壁及空肠的一段肠壁分别用钳夹住,注意钳的前端是分别对着胃小弯和空肠近端,两把肠钳相互靠拢,即可使胃肠壁紧贴以便吻合;C.示进行吻合之状。注意胃壁已和结肠系膜切口的边缘缝固,可免吻合口和空肠祥脱出至小腹膜腔中发生梗阻

(1)如开腹后探查结果认为情况适于作结肠后吻合,则将大网膜和横结肠向上翻,暴露出横结肠系膜,并认清结肠中动脉的位置。在结肠中动脉左侧的无血管区中作一纵形切口,长约7.5cm。注意在作此横结肠系膜上的切开时必须避免损伤结肠中动脉,否则横结肠即有坏死之虞。

（2）将胃后壁自横结肠系膜上的切口中拖出一个足够的部分，并用肠钳将它夹住；注意肠钳的前端是对着胃小弯、而钳的根部是对着胃大弯。把胃壁随即和横结肠系膜开孔的边缘用间断缝合法固定，以免将来吻合口和空肠祥脱出至小腹膜腔中发生绞窄梗阻。

（3）在横结肠系膜的根部找到 Treitz 韧带，并由此认明空肠上段。用另一肠钳将距离起始部约 10～15cm、长约 7～8cm 的一段空肠夹住；注意肠钳的前端是对着空肠近端、而钳的根部则对着空肠远端。当两把肠钳以相反的方向旋转靠拢时，空肠的近端就对着胃小弯、而空肠的远端则对着胃大弯，即所谓逆蠕动吻合。如前所述，所谓顺蠕动或逆蠕动吻合对疗效无何影响。如认为做顺蠕动吻合较为恰当，则胃后壁的切口就必须沿着胃大弯横置，并使空肠近端对贲门端，远段对幽门端。

（4）胃空肠吻合本身的操作法与前述的结肠前吻合相似，不再赘述。

（5）有时在切开横结肠系膜后发现胃后壁有粘连或者胃体较小，不便将它自横结肠系膜开孔中拖出以行吻合者，则可在横结肠上面进行吻合：在切开横结肠系膜后再切开胃横结肠网膜，将选择好的一段空肠从这两个开孔中拖到横结肠的上面，与胃后壁沿着大弯吻合；吻合完毕以后，将横结肠向上翻，将空肠-吻合口-胃后壁自横结肠系膜开孔中往外拖，然后尽量把横结肠系膜裂孔的边缘固定在胃后壁上，使吻合口和空肠不致脱入小腹膜腔中。事实上在上述情况下，宁愿做结肠前吻合较为简便。

4.胃空肠的 Rouxen-Y 式吻合术

如前所述，幽门不完全梗阻的病例施行胃空肠吻合术后，特别是在结肠前作长祥空肠吻合术后，有可能发生恶性循环的呕吐现象。为避免此种缺点，Roux 曾倡用一种 Y 形的吻合术：将空肠上段在距 Treitz 韧带 15～20cm 处切断，然后把空肠远切端穿过横结肠系膜上的开孔缝合到胃后壁上，空肠近切端则吻合到远段空肠的侧壁上，距胃空肠吻合口约 8～10cm。横结肠系膜上的裂孔边缘，仍须仔细地缝固在吻合口周围的胃壁上，术后不致引起空肠的束窄性通过障碍（图 2-17）。

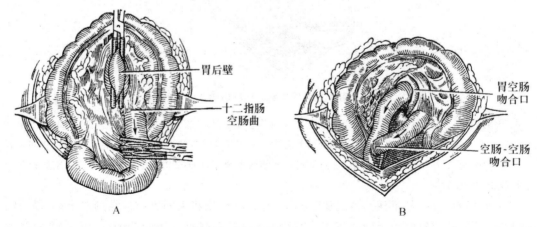

图 2-17　胃空肠之 Roux-Y 式吻合

A.示空肠上段切断之状；B.示空肠胃后壁间之端侧吻合和空肠—空肠间之端侧吻合

Roux-en-Y式胃肠吻合术虽能避免"恶性循环"式的呕吐,但易引起吻合口溃疡,特别是胃酸度较高的患者而未行迷走神经切断术者可能性更大;且操作较复杂,故较少用以解除幽门梗阻。唯在全胃切除或胰十二指肠切除术后,为恢复消化道的联系,仍常用Roux-en-Y式吻合。

第五节　胃和十二指肠肿瘤

一、胃和十二指肠息肉

胃、十二指肠息肉是指突起于胃十二指肠黏膜的宽基或带蒂的隆起性病变,但其病理学性质只有通过组织学检查才能确定。胃、十二指肠息肉在组织学上包括多种良性、交界性和恶性病变,并随其病变部位、数量及自然病程的不同,而有着不同的发生、发展方式和临床意义。近年来,随着临床上消化内镜的普及,胃十二指肠息肉的检出率有增高趋势。对有消化道症状者,行内镜检查时息肉的发现率为10%～60%,无明显性别差异。由于消化道腺癌可由良性的腺瘤性息肉缓慢发展、演变而来,许多原发为特征性的非肿瘤性息肉也具有一定的恶变倾向,所以,近年来胃十二指肠息肉的诊治问题颇受关注。

(一)胃息肉

1.病理组织学分类

胃息肉形态学上的分类方法较多,目前常用的是日本山田分类法。它将胃息肉分为4型:Ⅰ型最为常见,其形态一般呈无蒂半球形,息肉隆起与胃黏膜间角大于90°,色泽与周围黏膜相似或稍红,好发于胃窦、胃体和胃底;Ⅱ型息肉常呈半球型,无蒂,息肉隆起与胃黏膜间角近90°,表面发红,中央可见凹陷,多见于胃体、胃窦和胃底交界处;Ⅲ型息肉好发于幽门窦部,表面不规则,呈菜花样、山脉状或棒状,无蒂,息肉黏膜间角小于90°;Ⅳ型息肉有细蒂,蒂之长短不一,表面光滑,亦可有糜烂或近似颗粒状,异型性显著。4型中,Ⅳ型息肉的癌变率最高,可达25.7%。胃息肉可为单发或多发,若为数众多的息肉遍布全胃,则称胃息肉病。

病理组织学上把胃息肉主要分为3类:①炎性假性息肉,约占全部息肉的50%以上;②增生性息肉,有腺体组织增生,80%的患者伴胃酸缺乏,萎缩性胃炎和肠上皮化生;③腺瘤性息肉,约占胃息肉的10%左右,并可再分为管状、绒毛状及混合性3种,其中以绒毛状腺瘤的恶变率最高。基底腺息肉是近年来由日本学者发现的胃良性小囊性息肉,病理学上为错构瘤的一种,在常规胃镜检查中的检出率为0.1%～1.0%,目前在随诊过程中尚无恶变的报道。增生性息肉以往认为无恶变倾向,而最近研究发现,1.5%～3.0%的增生性息肉有恶变可能。有学者认为这与其含有腺瘤成分有关。腺瘤性息肉作为目前公认的癌前病变,恶变率6%～75%,并与腺瘤性息肉的大小直接相关,据统计,≥2cm的息肉中,24%发展为胃癌,而<2cm的息肉,仅4%发展为腺癌,故直径超过2cm被认为是判断腺瘤性息肉有恶变潜能的重要指标。

2.临床表现

胃息肉本身常无临床表现,但由于胃息肉常伴有慢性胃炎,因而可有相应的上腹部不适等症状。一旦出现并发症时,可出现恶心、呕吐或上消化道出血,发生于幽门附近的有蒂息肉可引起间歇性幽门梗阻,体位改变后可获缓解。

3.诊断

虽然胃息肉在尸体解剖病例中的发现率仅为 0.12%~0.8%,但临床胃镜中的检出率却可达 8.7% 左右,且近 50% 胃息肉是在与息肉症状无关的胃镜检查中意外发现的。胃息肉的诊断主要依靠胃镜和 X 线胃肠钡餐造影检查,造影检查可检出较大、突出于胃腔的隆起性病变。胃镜除能检出大小不一的息肉外,并能观察息肉大小、数量、宽基或有蒂和息肉表面的表现,如息肉表面有糜烂坏死、基底部有浸润性改变、表面颗粒大小不等和息肉呈结节状时,则应考虑有恶变可能。内镜下所见到的息肉均应常规活检,要求多点取材,但仍有漏诊可能,因此,内镜下切除息肉后行连续切片的"全瘤活检"才是最理想的诊断方法。

4.治疗

由胃息肉引起的症状较少,故大多数的息肉切除的主要意义在于切除后的"全瘤活检",以排除漏检小的癌灶和预防癌变。目前,多数学者对胃息肉的内镜下切除持积极态度。Cinsberg 等认为即使直径为 0.5cm 的息肉亦有恶变可能,并主张对大于或等于 0.5cm 的息肉均应完整切除。常用的内镜下息肉切除法有:高频电凝圈套摘除,激光切除、热活检钳烧灼、微波切除等,对<0.5cm 的无蒂息肉以圈套摘除法较宜,圈套摘除的最大优点在于能回收全标本送病检,且并发症少、安全性高,最为常用;对>2cm 的无蒂息肉因内镜下切除极易发生出血和坏死穿孔,宜采用胃部分切除术。

目前认为,胃息肉外科治疗的手术指征是:①出现疼痛、梗阻、出血等症状者;②直径>2cm 的宽基或无蒂息肉;③内镜活检或黏膜脱落细胞检查证实有恶变者;④直径>2cm,不能确定良恶性,内镜又不能达到有效治疗者;⑤观察期间息肉进行性增大者。

(二)十二指肠息肉

十二指肠息肉的发病率与胃息肉相比,相对较低。十二指肠息肉多发生于降部,球部少见。可见于任何年龄,但以 40~60 岁多见,男女发病率大致相等。

1.病理组织学分类

十二指肠息肉的病理组织学分类与胃息肉相似,可分为炎性假性息肉、增生性息肉及腺瘤性息肉。腺瘤性息肉又可分为管状、绒毛状及混合性腺瘤 3 种。Matsui 等对 263 例十二指肠息肉进行内镜活检研究,仅检出腺瘤性息肉 14 例(5.3%)。十二指肠绒毛状腺瘤癌变率为 20%~40%,亦有报道高达 80%。Brunner 腺瘤不属肿瘤性息肉,而是黏膜下十二指肠腺的增生,可能与胃酸分泌紊乱有关。

2.临床表现

由于十二指肠息肉生长部位常与胆道引流系统有密切关系,十二指肠肠腔相对狭小,故常易引起多种症状。常见的临床表现有:上腹痛、上消化道出血、体重下降、腹部不适、恶心、呕吐等,少数绒毛状腺瘤可引起腹泻,息肉压迫胰管时可引发急性胰腺炎,压迫胆总管下端乳头开口时可引起梗阻性黄疸。

3.诊断

十二指肠镜检查是诊断十二指肠息肉最重要的方法,内镜的选择以侧视镜优于前视镜,两者结合使用效果更佳。因十二指肠息肉癌变多发生在息肉的基底部,故仅行十二指肠黏膜活检价值不大,以全息肉活检为宜。X线钡餐检查能发现较大的息肉,十二指肠低张造影能进一步提高病变的检出率,绒毛状腺瘤可呈特异性的"肥皂泡"征象,约占37%。

4.治疗

已明确诊断的十二指肠炎性假性息肉和增生性息肉可定期随访,单发和长蒂的息肉可在内镜下用圈套器摘除,<0.5cm者可用微波或激光凝除,腺瘤性息肉主要适用手术切除。手术方式、范围应根据息肉大小、部位及组织类型而定,腺瘤较小且距十二指肠乳头距离较远者可行部分肠壁楔形切除。腺瘤较大或为多发性者可行部分肠段切除,累及壶腹部疑有恶变时可行胰十二指肠切除。

舒林酸为非甾体类抗炎药,临床研究表明舒林酸能控制十二指肠和结直肠腺瘤的生长和细胞增殖,并使十二指肠的早期息肉消失,但有研究发现,停药后腺瘤可复发。

二、胃肠道间质瘤

胃肠道间质瘤(GIST)是消化道最常见的间叶源性肿瘤,其中60%~70%发生在胃,20%~30%发生在小肠,曾被认为是平滑肌肉瘤。研究表明,这类肿瘤起源于胃肠道未定向分化的间质细胞,具有c-kit基因突变和KIT蛋白(CD117)表达的生物学特征。胃的GIST约占胃肿瘤的3%,可发生于各年龄段,高峰年龄50岁和70岁,男女发病率相近。

(一)病理

本病呈膨胀性生长,可向黏膜下或浆膜下浸润形成球形或分叶状的肿块。肿瘤可单发或多发,直径从1~20cm或以上不等,质地坚韧,境界清楚,表面呈结节状。瘤体生长较大可造成瘤体内出血、坏死及囊性变,并常有上消化道出血、坏死及囊性变,并在黏膜表面形成溃疡导致消化道出血。

(二)诊断

1.症状与体征

瘤体小症状不明显,可有上腹部不适或类似溃疡病的消化道症状;瘤体较大可扪及腹部肿块,常有上消化道出血的表现。

2.影像学检查

钡剂造影胃局部黏膜隆起,呈向腔内的类圆形充盈缺损,胃镜下可见黏膜下肿块,顶端可有中心溃疡。黏膜活检检出率低,超声内镜可以发现直径<2cm的胃壁肿块。CT、MRI扫描有助于发现胃腔外生长的结节状肿块以及有无肿瘤转移。组织标本的免疫组化显示CD117和CD34过度表达,有助于病理学最终确诊。GIST应视为具有恶性潜能的肿瘤,肿瘤危险程度与有无转移、是否浸润周围组织显著有关。肿瘤长径>5cm和核分裂数>5个/50高倍视野是判断良恶性的重要指标。

(三)治疗

首选手术治疗,手术争取彻底切除,瘤体与周围组织粘连或已穿透周围脏器时应将粘连的邻近组织切除,不必广泛清扫淋巴结。姑息性切除或切缘阳性可给予甲磺酸伊马替尼以控制术后复发,改善预后。伊马替尼能针对性地抑制 c-kit 活性,治疗进展期转移的 GIST 总有效率在 50% 左右,也可用以术前辅助治疗。完全切除的存活期明显高于不完全切除的病例。

三、Dieulafoy 病

Dieulafoy 病是胃黏膜下恒径小动脉破溃导致突发性上消化道大出血的一种急危重症,其病理特性介于血管丛异常和真性动脉瘤之间。该病出血量大,病变隐匿,具有较高的死亡率。

1884 年 Garland 首次报道因呕血致死 2 例,称为"胃黏膜下粟粒样动脉瘤"。Dieulafoy 于 1886—1898 年间连续报道类似的突发性大出血死亡患者 7 例,尸解发现胃上部黏膜缺损处有异常口径的动脉破裂出血,认为动脉破裂系胃黏膜的浅表溃疡引起,遂称为 Dieulafoy 溃疡,胃左动脉区溃疡,Dieulafoy 病等。1964 年 Goldman 回顾文献报道 24 例,将其命名为 Dieulafoy 胃血管畸形,1989 年 Dieulafoy 病正式列入美国"胃肠道和肝脏疾病"一书,Dieulafoy 的病名也逐渐被大多数学者所采用。

(一)发病机制与病理学特点

胃黏膜下恒径小动脉的先天存在,是本病发生的解剖学基础。正常情况下,胃供血动脉进入胃壁后,其分支逐渐变细,并在黏膜形成毛细血管网。如供血动脉分支到肌层或黏膜下层后仍不变细,即称之为恒径动脉。恒径动脉自浆膜下以 25~43 度角贯穿肌层,抵黏膜下层后又折返浆膜层;其内径常大于 1.8mm,最粗可达 4mm,为正常的 5~20 倍。由于其口径粗,血流量大,压力高,内膜可因受压而变性坏死,变薄等,常呈瘤样扩张,易于受损破裂。正常的胃黏膜下层组织疏松,动脉表面的黏膜可移动,而 Dieulafoy 病患者由于 Wanken 弹力纤维束将其固定于黏膜,就形成了特定的黏膜易损区,在外界因素的刺激下,黏膜的损伤就必然导致黏膜下的恒径小动脉的破裂出血。如:过量的烟酒、暴饮暴食、胆汁返流、强烈的胃蠕动等都可引起机械性与化学性的损伤,成为恒径动脉破裂出血的诱因。此外,老年人的动脉硬化、高血压、胃黏膜萎缩等也是相关的高危因素,也是 Dieulafoy 病患者发病年龄多数偏大的主要原因。

Dieulafoy 病病理组织学改变主要是:①黏膜多数呈直径小于 10mm、伴有轻度炎症、孤立卵圆形、凹陷性的浅表糜烂、缺损或溃疡,可深达黏膜肌层,但甚少达黏膜下层,更不侵犯肌层,故不同于慢性消化性溃疡。②黏膜缺损处有较粗的动脉,可持续一段行程,扭曲而壁厚,动脉具有正常的结构,然动脉中层肥厚,环行纤维减少或消失,内膜变性坏死或不典型增生,可有血栓附着,偶有动脉硬化表现。③伴行的静脉口径亦增粗,可有破裂出血,分支减少。

Dieulafoy 病的病灶常位于胃贲门部小弯侧后壁或前壁,以胃左动脉入胃点附近最为常见。据统计,85% 的病灶位于贲门下 6cm 之内,81% 位于胃小弯侧,但亦有少数位于十二指肠、空肠和结肠的报道。病灶多数为孤立,单发,但 2 处或 2 处以上者,占 7.9%。

(二)临床表现

本病常无临床前驱症状,突发性的大量呕血,黑便为其主要表现,呕血量多在 1000mL 以上,极易继发失血性休克。在病程中可出现暂时性的止血,在间歇期,胃肠减压、胃镜检查或剖腹探查时可发现胃内未存有血液,而于输血输液血压上升后或血块脱落后,又再发大出血,故常呈周期性的反复大出血的特点。其出血周期为 12 小时至数日不等。内科治疗常难奏效。

因此,如遇上述情况应想到有 Dieulafoy 病的可能。

(三)诊断

纤维胃镜检查能否确诊常取决于检查者对本病的认识和经验,其确诊率在 $35\%\sim82\%$ 不等。但仍是目前首选的诊断手段。胃镜检查在活动性出血期常可发现:①贲门区黏膜局灶性缺损伴有喷射状出血、血凝块或涌血;②黏膜小血管突出于黏膜表面,且有搏动性出血。在出血静止期检查时应注意如下要点:①操作时可注气使胃膨胀,黏膜皱襞展平,注意黏膜皱襞内微小病灶,如:凹陷、隆起、浅小溃疡等;②需调整镜头方向,以察看贲门附近和胃底黏膜有无病变;③对可疑病灶可用镜头或活检钳轻轻擦拭,常可诱发再出血而获确诊,但切忌作活检,以免引起难以控制的大出血,笔者曾遇 1 例,见胃上部后壁局限性隆起行活检而引起大出血,经急诊手术后痊愈。发现出血灶后,可于局部注射亚甲蓝,以便术中探查时定位。

选择性血管造影最好在出血活动期进行,因为出血量在 $0.5mL/min$ 以上时才能成功显示出血部位。由于恒径动脉大多源自胃左动脉,故插管应首选胃左动脉,如为阴性再选择肝总动脉、胃十二指肠动脉等血管,如发现病灶可同时行栓塞止血治疗。检查时如出血已暂时停止,可留置导管 $24\sim48$ 小时以上,待再出血时再行造影,有望获得确诊。文献报道选择性血管造影,确诊率约在 30% 左右。

放射性核素(^{99m}Tc-红细胞)显像对急性活动性出血有较高的阳性率,可检出 $0.05\sim0.10mL/min$ 的出血点,对 Dieulafoy 病的诊断已有成功报道。此外,国外尚有利用超声内镜和彩色多普勒诊断本病获得成功,但目前例数有限,经验尚需积累。

剖腹、剖胃探查术。胃镜和血管造影对 Dieulafoy 病的诊断均存在一定的局限性,且患者入院时 50% 以上已呈休克状态,难以忍受完成多种复杂的检查,故多数是在急诊手术探查中获确诊的,其优点是:在明确诊断的同时,还可进行最有效最彻底的治疗。

剖腹探查在排除胃十二指肠良恶性溃疡及食管下端门脉高压性静脉曲张破裂出血后,就应考虑胃黏膜病变,尤其是 Dieulafoy 病。由于本病浆膜并无异常和明显肿块可及,故常需纵行长切口切开胃壁行腔内探查。凡遇有下列情况之一者,可诊断为 Dieulafoy 病:①胃黏膜有直径小于 1cm、针尖圆点样的浅在糜烂、溃疡或红疹样隆起,表面有渗血或喷射状出血;②胃黏膜浅表缺损,中央有一突出于黏膜面的小动脉或有破裂出血;③用明胶海绵擦除黏膜表面的血凝块后,创面有活动性出血。而病灶周围黏膜正常。

Dieulafoy 病与出血性糜烂性胃炎,贲门黏膜撕裂综合征以及其他黏膜血管性病变等鉴别后,尚需与出血性胃溃疡病进行鉴别,国内近年有溃疡病与 Dieulafoy 病并存的报道,故对此应有所警惕。

(四)治疗

1.内镜治疗

当在内镜检查发现出血灶后,可同时进行止血治疗是其最大优点。内镜下止血方法有:电凝,注射硬化剂,喷射止血药,激光,微波等。然文献报道上述各种疗法均不及高渗盐水,加肾上腺素局部注射成功率高。目前国内外报道内镜治疗的成功例数仍然不多,并有 8% 左右的再出血率和 10.7% 的病死率。

2.血管栓塞治疗

与内镜一样,其治疗可与诊断同时进行,选择栓塞治疗的必须条件是:①导管必须超选择进入胃左动脉或其他部位出血灶的供血动脉;②血管造影已显示明确的出血病灶;无侧支血管;③生命体征平稳,有从容时间进行栓塞治疗。栓塞物宜采用明胶海绵＋不锈钢丝圈,可获永久性的止血效果。国外报道成功率可达50％,再出血率亦低于内镜治疗。笔者所遇的8例中,有2例采用血管栓塞止血,均获成功。

3.手术治疗

目前仍是首选的治疗方法。尤其是在其他治疗手段失败后,均应不失时机地进行手术治疗,以免酿成严重后果。手术方式包括血管电凝,血管缝扎,含病灶的胃局部楔形切除和近端(包括远端)胃部分切除术。电凝和缝扎术操作简单,然术后仍与复发出血的可能,而胃的局部楔形切除和部分切除,不仅疗效可靠,并能获取完整的病理标本而利于最终确诊。在国内20世纪90年代报告的38例中,除4例内镜止血成功外,34例均行手术治疗(89.5％)。其中行胃切除有14例,病灶楔形切除有11例,血管缝扎有9例;其中1例缝扎术后再出血死亡,余33例获痊愈。提示含病灶的胃楔形切除和胃部分切除效果更为可靠。值得注意的是:在此34例中有7例是经历了两次手术始获确诊治愈的,再次手术率为20.6％,再手术的原因均与盲目剖腹探查,盲目胃大部分切除和盲目的术式选择有关。因此,全面提高对本病的认识,仍是提高本病治疗效果的关键。

四、胃癌

胃癌是常见的恶性肿瘤,近年来其发病率虽有所下降,但其死亡率仍居前列。有关胃癌的基础理论和临床研究均取得了一定进展,但诊断治疗进展并不显著,主要表现在早期胃癌诊断率仍低,进展期胃癌预后较差,其主要原因在于诊断确定时多属晚期,如能在早期确定诊断,则一定能改善预后。

(一)致病因素

导致胃癌的因素很多,但就具体患者而言,不可能用单一原因加以解释。已有资料显示,社会经济状况、饮食因素、某些化学致癌物质、遗传因素等在胃癌的流行病学调查中构成重要因素。

1.幽门螺杆菌感染

近年发现,幽门螺杆菌不仅是慢性活动性胃炎的病原菌,是消化性溃疡和胃黏膜相关淋巴瘤的重要致病因子,而且还可能是胃癌的协同致癌因子。流行病学调查表明,胃癌发病率与当地HP感染率呈正相关。13个国家的3194例追踪性国际研究结果表明,HP感染者发生胃癌的危险性较非感染者高6倍以上。HP感染与肠型胃癌关系较为密切,从HP感染、慢性浅表性胃炎、慢性萎缩性胃炎、肠上皮化生及异型增生到肠型胃癌的演变过程已经明确,而弥散型胃癌则未见类同的前期变化。

一些研究提示感染HP可产生细胞毒相关蛋白抗原,使胃黏膜产生急、慢性炎症,黏膜上皮损伤,细胞增殖增加,胃液中抗坏血酸浓度降低,游离自由基增加。HP又具有强烈的尿素酶活性,胃液中氨浓度增高,动物实验提示氨与 N-亚硝基化合物为共同致癌原,亦为致癌的促进剂,长期感染可导致萎缩性胃炎,引起胃酸降低和细菌过度生长,某些微生物能代谢硝酸盐成为亚硝酸盐。综上所述,HP 感染可能协同致胃癌。

2.癌前期病变

对临床医生而言,需要对病因正确理解并用以指导实际工作的,是胃癌的癌前期病变和具体危险因素的胃良性慢性病变两点。例如胃息肉,在内窥镜普及后,胃息肉的诊断及治疗常是外科会诊的内容。胃息肉可为腺瘤性息肉即真性息肉或息肉样腺瘤,这是一种新生物,可发生癌变或已存在癌变而活检未发现。故应先作局部切除及病理学检查,若为良性腺瘤则局部切除已足够;如有部分癌变,若限于黏膜层且基底膜完好则属原位癌,分化良好者局部切除亦已足够,但需胃镜多次随访;如已侵入黏膜下层,则应视作进展期胃癌进行处理。显然胃息肉样腺瘤是一种癌前病变。相反,胃假性息肉是胃黏膜慢性炎症时炎性增生性息肉,它常与溃疡病和慢性胃炎并存,都发生在胃窦,并不是一种新生物。若局限多发病变可作胃部分切除术,单发息肉应该用胃镜摘除,其目的主要是确定假性抑真性息肉。术后都应作胃镜多次随访。胃假性息肉不属于癌前病变,是有危险性的胃良性慢性病变。

胃黏膜癌前病变广义而言指胃黏膜发生改变,具有较正常黏膜高的癌发生可能性,也就是所谓"高危人群"。它包括慢性萎缩性胃炎、慢性消化性溃疡、溃疡愈合后瘢痕、胃部分切除术后等;但是狭义而言是从组织学上看,指胃黏膜病变已逐步变为癌细胞。但即使是癌也是原位性并无浸润生长,故组织学上仍不完全符合浸润癌的标准。譬如细胞核与细胞浆体积比率增加,核多形性排列不整齐等。癌前病变的认识可从胃手术切除标本原发癌邻近的胃黏膜病变认知。把癌前病变和异型增生等同看待是不妥的。

慢性胃黏膜病变中以萎缩性胃炎为最常见,它是 60 岁以上人群难以避免的慢性胃黏膜变化。萎缩性胃炎的诊断随胃镜普及活检增多而增加。慢性萎缩性胃炎若同时伴有恶性贫血则胃癌发生率据说可增加 6 倍,但临床上两者并存少见。萎缩性胃炎伴有肠上皮化生时,引起患者的恐惧,甚至考虑手术治疗而至外科会诊。实际上是临床医师传给患者错误的信息所造成恐慌。

胃黏膜异型增生 WHO(1978)分为 3 度(轻、中、重),此 3 度与日本胃活检材料分组中Ⅱ组(良性变化轻度异型变化)、Ⅲ组(良性与恶性细胞皆有界线性损害)、Ⅳ组(已为癌细胞但组织学上不完全符合标准)是一致的。轻度异型增生是再生性和(或)增殖性质,完全可能回复正常,仅极少数有肠上皮化生者经一段时间后可能转变为中度和重度。中度异型增生最常见于胃黏膜宽底隆起病变,此种病变很长时间维持不变,故已不能逆转,管状腺瘤即属此。重度异型增生则是一种不稳定病变已属原位癌而组织学上尚不完全符合,因未见浸润生长存在。理论上重度异型增生与癌前病变是可以区分的,但实际上是重叠存在的。值得注意的是病理学诊断重度异型增生时,另一位病理学医师诊断为"早期癌"。内窥镜下凡隆起宽底病损组织学上多为肠型早期癌,而凹陷型者多数是弥散型。在早期胃癌周围黏膜多数可见异型增生和结肠型上皮化生。胃黏膜的萎缩和化生随着老年到来可变为广泛,结果是主细胞逐步大量减少,使胃蛋白酶原Ⅰ产生减少,使血中胃蛋白酶原Ⅰ水平降低(<20ng/L),故胃蛋白酶原Ⅰ降低是萎缩性胃炎的标志。结肠性肠上皮化生是属晚期化生,虽然 H.E 染色有时也能确定之,

但最好是用高铁双胺阿尔西蓝染色,结肠上皮化生处染色成深棕色,提示硫黏蛋白含量多。轻、中二级肠上皮化生仍不需手术治疗,应该定期胃镜随访,每次应多处活检观察组织学是否有逆转或进一步恶化,必须多处活检确定病变范围。胃上皮异型增生之前先有肠上皮化生,由此发展为胃癌后即称为 A 型;无肠上皮化,直接从胃上皮细胞发生异型增生转变为胃癌者为 B 型。相对而言早期病变 A 型预后较 B 型为好。

胃空肠吻合术后胃镜检查常有吻合口处不同程度的慢性胃黏膜炎性改变,有上皮化生甚至异型增生出现,故有潜在发生胃癌的危险性,如果发生称为残胃癌,大多在术后 10～20 年发生,也有报告为术后 10 年,最短发生为 7 年。迄今无论是 BⅠ 或 BⅡ 式术后或迷走神经干切断加胃窦切除术后都有发生残胃癌的报道。

众所周知,胃癌灶上有溃疡形成称为癌溃疡,而慢性胃溃疡基础上发生癌称为溃疡癌。慢性胃溃疡发生癌变的说法虽已见于教材并广为流传,但实际上是否存在溃疡癌变仍有争论,而且是长久未能得到解决的问题,故是否存在溃疡癌也成问题。临床医生无能力也无暇参加此种争论。值得注意的是胃癌的溃疡面在药物治疗下可能愈合或缩小,症状亦可暂时消失。

3.癌基因与抑癌基因

胃癌的发生和发展是多阶段、多步骤的过程,不同的基因可能在不同的阶段起作用,也可能通过对细胞凋亡调节的失衡而起作用。理化和生物致癌因素可导致细胞中的原癌基因激活,活化的原癌基因称为癌基因。活化方式主要有基因点突变、扩增、重排或外源性基因的插入等;另一类基因变异表现为基因缺失和点突变,这类基因称为肿瘤抑制基因或抑癌基因,其缺失或突变与肿瘤的发生和发展密切相关。

目前经常检测的癌基因有 MET、EGFR、ERBB2、RAS 及 AKT-2 等,抑癌基因有 P53、P16、RB、APC 和 NM23 等,其中 MET、RAS 基因的过量表达发生在癌变早期,MET、ERBB2、EGFR 和 AKT-2 基因扩增与肿瘤的快速生长有关,NM23 和 P16 基因缺失或表达水平降低与瘤细胞恶性表型有关,BCL-2 基因可以抑制细胞凋亡,BAX 基因则促进细胞凋亡,野生型 P53 可促进细胞凋亡,突变型 P53 可抑制野生型 P53,促进细胞增殖,抑制细胞凋亡。有研究表明,在胃癌病例中凡有 3 个以上基因变异者,大多为分化低、有淋巴结转移和恶性程度高。

(二)诊断

胃癌早期得到诊断并非易事。首先,早期胃癌多无症状,除胃窦部早期癌可以出现进食后上腹不适、饱胀或疼痛等非特异性症状外,其他部位胃癌临床上早期大多数可以是没有任何症状的或有不引起患者注意的症状。其次早期诊断唯有依靠胃镜检查获得早期诊断,而不是吞钡或其他影像学方法。但是即使有胃镜检查,提高早期诊断率也不是轻而易举的,检查医师能否警惕认识早期胃癌损害,是否对任何怀疑部位进行活体组织检查或常规固定部位多处取材活检,至关重要。有些内镜检查医生不能完全规范施行,因而常常延误诊断。应用电子胃镜检查有录像记录,如此则可复核录像,判断取材部位和方法是否合适。即便是进展期胃癌,临床症状多无特异性,需与胆、胰等疾病相鉴别。

临床外科医师如能经常与病理科医师一起共同对手术标本在固定前进行肉眼观察并取材,则临床医师就能熟悉肉眼病理学表现和组织学检查后结果,更不用说黏膜染色和注射病损部位使之隆起后,圈套式取材等活检方法的使用,对胃镜录像中病损的认识就能大大提高。总之,要达到早期诊断,临床医师应坚持"先检查,后处方"和胃病检查"首选胃镜"这二条原则。胃癌诊断大多先经内科和内窥镜医师之手,故早期诊断仍有赖于临床首诊医师对胃癌的高度警惕和患者自身对建议作胃镜检查的顺应性。延误胃癌早期诊断既有初诊医师问病发药或应因患者要求给药,没有作检查也没有确切诊断即有处方的临床错误,也有不理解早期病变内窥镜检查为首选的检查的原则。患者常常拒绝内窥镜检查是由于不理解这种检查的必要性和畏惧检查心理,也是临床医师对此态度不坚决的后果。目前胃镜检查设施皆已普及,但是内窥镜医师的培养和常规活检检查等原则远远落后于客观需要。

日本自 20 世纪 70 年代起手术切除病例中早期胃癌比例大幅度上升,这奠定了日本手术治疗胃癌 5 年生存率居世界领先地位。早期胃癌发现增多关键在于日本早已奉行"内窥镜优先"的诊断方针和例行任何可疑处黏膜活检。胃镜性能和内窥镜技术不断改善,在早期胃癌诊断上已完全取代放射学检查。

首先是胃镜活检方法的改进,原有活检方式取材太少太浅,不能满足需要。1983 年 Tada 和 Takemoto 创用圈套活检法,能一次取得 2~3mm 直径黏膜和黏膜下层组织块。先用盐水注射需要活检局部,使黏膜病损处局部突起,盐水应注射于黏膜下层,然后对此人工造成的突起用钢丝圈套器勒断,用夹钳取出。此法对早期胃癌突起型者能完整取下,而且对下凹型早期胃癌直径≤1cm 者亦能取下,Tada 报告 111 例仅 1 例发生出血。

直径较细的广角前视式高分辨清晰度良好的内窥镜已完全取代了旧式内窥镜。

为了诊断胃癌黏膜上微小病损,1966 年 Yamakawa 报告用美蓝染色黏膜诊断早期胃癌。活体染色法最早为 Schiller 用 Lugol 液染色子宫颈早期诊断宫颈癌,此法称 Schiller 试验。此法在 20 世纪 70 年代用于内窥镜诊断食管癌,并用以区分食管与胃交界;此后又有刚果红染色判断泌酸。内窥镜染色技术现在常用以辨认胃肠道小的病变。

1984 年出现电子内窥镜,它包括内窥镜、电视显像和录像,还有摄像系统、电脑等附件。它的最大进步是产生高质量图像,供多位观察者同时观看。电子内窥镜所得到的图像不再经光导纤维传输,而是用电子信号传输。经光导纤维传输的图像质量决定于光导纤维的直径和数目,而电子信号传输的图像光点最少 3 倍于光导纤维最大可能得到的图像光点,故得到高清晰度高质量图像。电子内窥镜图像可以用图像定量分析,并用光盘刻录。经显示器屏幕观察图像,也有利于诊断和治疗时术者和助手之间配合动作。

放射学检查胃癌中吞钡空气对比造影也有很多进步,虽然早期胃癌的阳性结果远比内窥镜为低,尤其是胃癌近端 1/3 区只有用内窥镜检查才能诊断;胃前壁病变漏诊率高达 39%,而且小于 1cm 直径病变则不能用此发现。

进展期胃癌诊断中利用超声内镜检查可以判断侵犯胃壁深度、局部淋巴结转移和邻近胆管、肝、肾和肾上腺等重要脏器的结构与胃癌的关系。在内窥镜头上装置有高频超声探头(7.5~10MHz),探头上附有水囊,充水后可检查食管和心脏。在胃腔充水后即可经内窥镜定位下作胃壁 B 超实时检查。正常胃壁自黏膜至浆膜可见到 5 层清晰结构,即黏膜浅表面、黏膜层、黏膜下层、肌层和浆膜层。超声内镜对鉴别胃癌与其他良性肿瘤是独一无二的。

(三)分期

胃癌的分期的目的与其他肿瘤一样是为了衡量病情的早晚,判断其预后,由此决定治疗方案。而且只有在统一的分期下易于比较不同地区和医院之间治疗的结果。因此分期极为重要，且疑难之处也在此。对胃癌做出正确科学的分期很困难，需要做大量细致的工作，这在多数医院很难做到。

胃癌临床病理分期主要有两大系统，即国际抗癌联盟（UICC）和美国分期和预后委员会（AJCC）TNM 分期和日本癌症研究会（JRSGC）的胃癌研究规约。二者均以原发肿瘤分期、淋巴结分期和远处转移分期为主要内容，最重要的区别在于二者对淋巴结分期方法。

相当长时期内判断胃癌预后强调病理形态学上分型，对浸润深度和局部淋巴结检查重视不够。根据日本胃癌研究会（JRSGC）15584 例胃癌和美国外科流行病学和结果规划 4785 例分析结果，表明影响最重要因素顺次为侵犯胃壁深度、局部淋巴结转移范围、Borrmann 分型、原发癌所在部位（顺次为胃窦、胃体和胃底贲门区），最后才是组织学特征，按预后好坏顺次为乳头状、分化良好、中度分化、未分化和"印戒"细胞癌。因此，除已有远处转移预后很坏外，侵犯胃壁深度和局部淋巴结转移范围是决定预后最重要的因素。但是迄今很多手术切除标本的病理学检查报告对极为重要的侵犯胃壁深度和局部淋巴结转移并无详细报告。这种几十年来一贯不变的根本原因在于临床外科没有对病理检查提出此种要求，而病理学医师并不了解现在胃癌临床上进步。胃癌如已侵犯胃壁全层并穿透浆膜面，此时术中肉眼可见癌灶。问题在于早期胃癌的诊断，即仅侵犯至黏膜下层而并未累及肌层，因为胃癌向深层侵犯并不一定是"齐头并进"的，应该对原发灶间隔多处切面先作肉眼观察，然后选择侵犯最深处作组织学切片检查，否则即使有病理学报告仍可有误。

病理学检查分期最大的困难在于局部淋巴结检查。所见论著报道皆有病例分期，但是都没有具体详细资料回答下列问题：手术标本上是否全数取下淋巴结？是否逐个多张切片检查？是否分组记录阳性淋巴结部位（即 N_1 为胃周边淋巴结；N_2 为胃左、右动脉、肝总动脉、腹腔动脉、脾动脉和脾门处淋巴结；N_3 为肝十二指肠韧带、肠系膜上血管、结肠中动脉和腹主动脉旁淋巴结），故大多数文章报告的分期并不可靠。一般是低估分期，像绝大多数欧美文献所见都是如此。触诊标本淋巴结变硬，无疑可能有转移，但也不尽然，也有可能多平面 6 张切片仍无转移；另一方面直径小于 5mm 淋巴结术中肉眼不易辨认，手感也如脂肪一样，也很多已有转移。此种小于 5mm 直径淋巴结转移可占全数转移淋巴结中 2/3。而且这种外观手感并无转移的细小淋巴结切片中可能整个淋巴结皆为癌细胞充盈。因此得出术中手感和肉眼判断是不可信的结论，尤其是判断局部淋巴结"无异常"时。

目前国际上也没有对胃癌淋巴结检查做出具体规定，像乳癌 UICC 规定局部淋巴结组织学检查不能少于 10 枚，否则即作为 PN_x 看待；每枚淋巴结需 3 张切片 H.E.染色。20 世纪 70 年代日本 Soga 认为每例切除标本的局部淋巴结最少为 30 枚，此后德国文献报告对非肿瘤腹部无手术史的尸体作规范性全胃"根治式"切除，所检得局部淋巴结数统计结果也认可 30 枚数目是"金标准"。至于每枚淋巴结在胃部标本中应做出几张切片检查则并无统一规定，在病理学文献中早就有规定判断淋巴结转移对肿大淋巴结应作取三等份剖面，每一剖面作 2 张切片检查，其阳性检出率高于 3 张切片和单张切片结果。医院科室与病理医师合作对 35 例胃癌手术的切除标本，经固定、脱脂后共取得局部淋巴结 2691 枚，平均每例 76.89±27.16 枚。每枚淋巴结若大于 5mm 则作以淋巴结门蒂部三剖面 6 张切片，若小于或等于 5mm 则作连续 6 张切片,然后 H.E 染色由资深病理学医师读片。结果进展期胃癌局部淋巴结转移率为 82.76%,转移淋巴结数最少为 2 枚(转移度 2.86%),最多为 73 枚(转移度 79.35%)。实际上病理学检查胃癌切除标本上局部淋巴结数目是对手术规范化的一个重要的质量控制指标,也是正确分期的一个质控指标。漏检原因主要是微转移灶,在 1 张切片中往往只有少许(<50 个)癌细胞,且分散分布。另一方面大量淋巴结切片检查由于疲劳而漏检的情况也难避免。相反免疫组化染色时癌细胞十分容易辨认,实际上都是年轻外科医师和技术员就能确定是否转移。这样大大减轻了病理检查中高年医师的工作量,使局部淋巴结检查工作得以继续下去。1995 年 Maehara 报告了胃癌局部淋巴结微转移的重要意义,对 34 例因胃癌复发死亡的早期胃癌病例复查局部淋巴结时发现,发生漏检的大多是微转移所致,原先对淋巴结仅作单张切片 H.E 染色是不可靠的。胃癌局部淋巴结微转移的提出是在 20 世纪 80 年代后期乳癌淋巴结转移中有微转移现象才引起注意的,90 年代初对乳癌淋巴结微转移的临床意义给予肯定,然后我们才将此方法移植到胃癌的淋巴转移上来。

　　胃癌局部淋巴结检查中另一个难题是分组。局部淋巴结分组中困难是在处理标本时,对 5 组与 12 组、6 组与 14、15 组、7 组与 9 组、8 组与 9 组、2 组与部分 16 组等分组在标本上不易区分。当这些包含在系膜中的局部淋巴结连同胃标本一并切下后,只有手术者在术后几小时内能在标本上辨认其分组解剖关系,如果术中不做出分组标记,即使是手术者也很难在标本固定后次日加以区分。而手术者历经几小时的淋巴结解剖手术后已经十分疲劳,难以继续在术后及时对未固定标本作分组工作,而其他医师即使是第一助手也难以胜任对某些部位的分组。以肝十二指肠韧带肝固有动脉、门静脉和胆总管处淋巴结解剖为例,右侧部分腹膜和淋巴结连同十二指肠球部和 13 组切除,其内侧部分又连成一片与胃切下。又例如幽门 6 组,它与肠系膜上血管旁淋巴结在解剖切除前很易区分,但连同 14、15 组一起解剖分离后在切除的胃标本上就很难区分了。此种分组上容易产生的错误,带来的是分期上的错误。另一方面日本的分组方法是否合理也引起疑虑。例如胃窦癌,胃周淋巴结 5 组与肝固有动脉周围 12 组是连成一片的,而前者属 N_1,后者属 N_3。当肝固有动脉分左、右肝动脉较早时,即肝固有动脉很短就迅速分左、右肝动脉,5 组与 12 组有些淋巴结是紧密相连的,因而此种情况下把 12 组计入 N_3 是不合理的。在局部淋巴结分组上 UICC 早就提出距离原发灶边缘 3cm 之内和 >3cm 的淋巴结来分组,而日本文献并未强调此点。此 3cm 数字距离是否有科学性都值得进一步研究。有鉴于此,许多学者尝试把阳性淋巴结总数目作为有局部淋巴结转移病例最重要的预后指标。显然这是受到结、直肠癌局部淋巴结转移数目 ≥4 时其预后与已有远处转移相似这一事实的影响;此外乳癌局部淋巴结的转移数目也直接与生存率呈显著相关事实都启发了对胃癌的局部淋巴结转移似乎应该从淋巴结的转移数量来分期。UICC/AJCC 公布的第 5 版 TNM 分期方案主要对淋巴结分期做出重大改变,即从距离改为淋巴结转移数目定量,规定 1~6 枚转移为 N_1,7~15 枚为 N_2,超过 15 枚为 N_3。这种淋巴结分期方法得到了众多学者赞同,认为优于日本的淋巴结分期方法。实际上这种分期方法也有缺点,未规定淋巴结检查总数和每枚淋巴结切片数的要求。如果只检查 5 枚淋巴结就不可能有 N_2、N_3 分期病例;如果对淋巴结作单张切片就有可能漏检而使分期发生错误。在取得一定数目的局部淋巴结(如每例最少为 30 枚)后,必需逐枚切片免疫组化染色检查,计算阳性淋巴结总数和转移度。因为即使在日本如

1990 的 Okusa 报告 433 例术后标本淋巴结总数检查总数仅 23.4 枚/例,显然是总数不够。淋巴结分期必需大量规范化胃癌切除手术病例和规范化取材作组织学检查后才能做到,并在长期完整随访后才能得出结论。为此需要很多医院参加研究才能完成,像日本、德国和丹麦都有全国性规划。另外,由于淋巴结总数不同,相同转移淋巴结数目患者的预后也是不一样的。因此,在量化分析的基础上,引入相对数指标——淋巴结转移度(阳性淋巴结/淋巴结总数,以百分数表示)作为淋巴结分期标准是必要的。

学者对有完整淋巴结病理学检查资料的 78 例胃癌患者的生存率进行了分析,共切除淋巴结 5388 枚,平均每例取得淋巴结 69.08 ± 26.66 枚($X \pm SE$),最少 30 枚,最多 157 枚。多变量逐步回归分析显示,不考虑淋巴结转移度时,浸润深度与淋巴结转移数目进入回归模型,是影响预后的主要因素,阳性淋巴结每增加一枚,其肿瘤相关死亡风险为原来的 1.04 倍,说明它不能反映风险增加的程度;不考虑淋巴结转移数目时,浸润深度与淋巴结转移度进入回归模型,皆是影响预后的主要因素,其中淋巴结转移度每增加 10%,肿瘤相关死亡风险为原来的 28.57 倍,说明它能反映风险增加的程度;若淋巴结转移数目、淋巴结转移度均考虑在内,则浸润深度、淋巴结转移度可进入回归模型,是影响预后的主要因素,而淋巴结转移数目不能进入回归模型。以上说明淋巴结转移度在判断预后方面优于淋巴结数目。这项研究结果表明,与生存率相对应的淋巴结分期为,NO 无淋巴结转移,$0 < N_1 \leqslant 10\%$,$10\% < N_2 \leqslant 25\%$,$N_3 > 25\%$。

胃癌局部淋巴结的跳跃指 N_1 全数、逐个、多张切片检查无转移,而 N_2 有转移;或 N_1、N_3 有转移而 N_2 规范化详细病理学检查未见转移。因此要确认跳跃转移也并非易事。跳跃转移是存在的,但发生率低。如跳跃转移为常见,则将根本上动摇胃癌 R_0、R_1 切除的定义,并对某些病例 D_2 手术是否存在 R_0 切除可能性提出疑问。国内外报道都有胃癌淋巴结跳跃转移的发生率,但大多数没有详细的病理学检查的资料,如淋巴结检查总数和分组数,是否逐个多张切片检查和染色方法等,因此不一定可靠。

胃癌的远处转移术前也常忽视,这并非指 CT 或 MIR 未能发现的肝细小转移灶或骨髓穿刺才能发现的亚临床转移癌细胞,是指常忽视的锁骨上淋巴结转移和腹膜陶氏腔转移。锁骨上肿大且有质地异常手感的淋巴结,术前活检常能得到阳性结果,但未有肿大和手感正常的锁骨上淋巴结或活检 HE 染色阴性病例却可能有此处淋巴结微转移可能,淋巴结微转移时不一定肿大,且目前能普遍应用的只有细胞角蛋白免疫组化染色才易发现。术前如能证实锁骨上淋巴结有微转移的临床意义就是远处转移,也意味着为 N_3 病例。有的病例在术前已能从肛门指检中得到陶氏腔腹膜有转移结果,但是相当多数病例仅在手术探查时才发现该处腹膜肥厚粗糙有细小转移颗粒。手术时如果原发肿瘤已穿透腹膜,在切口限制下任凭摸诊而不用肉眼观察也常常忽视陶氏腔腹膜转移的存在。因此术中用硬质乙状结肠镜放至陶氏腔,直接用长杆活检钳取材活检常能发现手感为“正常”的陶氏腔腹膜已有转移。盆腔腹膜有转移与腹腔清洗液细胞检查找到癌细胞的临床意义不同之处为前者已属远处转移存在而后者则否。另一方面腹膜转移灶是组织切片而腹腔洗液是细胞学检查,后者需要细胞学诊断有经验的医师才较可靠做出诊断。

(四)胃癌的规范化切除手术

1.概念

现在用规范化切除一词而不用根治性切除的理由是因为“根治”仅是人们的愿望,手术能否根治的关键仍在病理分期和手术质量,晚期病例根治性手术不能根本上改变预后。故现在用 D_1、D_2、D_3(D 代表解剖,dissection)切除表示手术切除 N_1、N_2、N_3 范围,原先用 R_1、R_2、R_3,此处 R 意为"根治",是 Radical 简写,表示手术根治性及其程度。从字面理解,既然为"根治"就不应该有程度差别。总之是废弃了一个不合理的名词,但手术解剖局部淋巴结范围仍是一样的。其根本原因是有 N_3 转移已属远期转移,手术不能根本上改变预后。胃癌手术治疗预后差的一个原因是对能手术切除病例施行的切除手术不规范,应该达到 R_0 切除的病例并没有施行 R_0 切除手术。所谓 R_0 切除是指无远处转移病例作规范性胃部分或全胃切除,伴同其系膜、局部淋巴结一并切除,不但手术中无肉眼可见残留病变,而且要得到病理组织学检查的确认。R_1 切除是指手术结束时肉眼观察无癌灶残留,但病理组织学检查发现标本边缘有癌组织。R_2 切除是指手术结束时肉眼即有癌灶残留可见。病理组织学检查认可应包括标本断端固定后 5mm 范围纵行取材切片组织学检查无癌细胞;局部淋巴结全数、分组取下,全数逐个对淋巴结片检查,若作 D_1 切除(指 N_1 淋巴结)而 N_1 已有转移,则不能认为是 R_0 切除,若作 D_2 切除(指 N_1、N_2 切除),且 N_2 全数逐个检查完全无转移,此时才确认为 R_0 切除。同样即使作 D_3 切除后,N_3 已证实转移,则可认为已有远处转移,虽然作 D_3 切除仍不能认为是 R_0 切除,此种病例应属 R_1 切除,即组织学检查有残余可能。

当原发灶已侵及浆膜层或 N_3 已有转移或局部淋巴结转移度已 $>20\%$ 的晚期病例,手术后即使辅加化疗,也仅少数有 5 年生存机会。联想到乳癌根治术的命运,有腋淋巴结转移时就意味着大多数病例已有远处转移,而且即使无腋淋巴结转移乳癌病例也已有相当部分病例死于远处转移。因此临床上能发现的乳癌实际上多数已是一个全身性疾病了,手术所起的治疗作用日趋变小。胃癌手术治疗的将来如何尚在未卜。无论如何胃癌在切除胃或全胃同时应该切除其局部淋巴结,在早期胃癌有 N_1 转移时,作 D_2 切除则 5 年生存率可 $>90\%$。这是与未作局部淋巴结一并切除病例相比而言。据 JRSGC 统计比较自 1963—1966 年、1967—1973 年、1974—1978 年、1979—1987 年各个阶段的手术治疗共 48513 例结果,结论是 5 年生存率逐步提高,不单是发现病例分期逐步提早,而且也是由于手术扩大切除淋巴结范围所致。能切除病例 5 年生存率自 41.6% 升至 71.3%;Ⅱ、Ⅲ 期也有改善,但Ⅳ期病例反而自 26.1% 降至 18.9%。从该报告可见在 25 年中全胃切除术应用更为广泛,自 16.4% 升至 27.7%,虽然早期胃癌病例自 14.6% 升至 47.5%,早期胃癌中也有需要全胃切除的;在此期中 D_2D_3 普及占手术病例也自 57.8% 升至 87.2%,同时其总 5 年生存率也自 64.2% 升至 87.2%。上世纪初德国的统计报告其 5 年生存率比日本低 $20\%\sim30\%$。按日本 Maruyama 意见存在这种差别根本原因是日本的手术范围较广泛,因而得到正确的病理分期,而欧洲方面由于技术上原因,并未做到 D_2D_3 切除,局部淋巴结切除和检查不足,因而低估分期。曾有认为此系种族差异所致,为此有学者统计分析了当年在夏威夷的美籍日本人胃癌手术疗效,资料表明,这些美籍日本人的 5 年生存率远比在日本本土者为低而与欧洲相似,由此反驳欧美外科医师认为是种族差异造成疗效不同。欧洲回顾性统计 91 个医疗中心。1974—1988 年资料信访结果有 40% 无局部淋巴结解剖记录;83% 医院对近端 213 区胃癌作全胃切除术,且有 69% 作脾和部分胰切除手术,但主动脉旁淋巴结从未解剖。统计结果结论是欧洲从未像日本那样普遍施行系统性局部淋巴结切除术,故其预后远远低于日本结果,有淋巴结转移者 5 年生存率仅 12%。但是 1993 年慕尼黑技术大学外科医院报告中可见胃癌切除的局部淋巴结总数已超过 40 枚/例,伴同脾胰切除者达 55.7 枚/例,转移度为 0.14~0.44,但大多数病例<0.20。全德胃癌研究综合资料切除淋巴结总数亦超过 30 枚/例,但最高仅为 49 枚/例。转移度 0.20~0.35。说明欧洲也开始步日本之后赶上。20 世纪 90 年代中期以后,欧美对于适当扩大手术范围能够提高疗效已不再心存疑虑,随之获得了更好的手术疗效,欧美学者近年来总结道:西方应学习东方在胃癌外科方面的经验,包括高危患者筛查、仔细的局部淋巴结解剖和详尽的病理学分期。

应该指出系统性局部淋巴结切除之后,是否能对全数淋巴结逐个检查,并多张切片组织学检查,这又是一个不亚于手术的困难工作。

2.切除范围的选择

将胃大、小弯等分为三段,由此得到贲门区(C 区)、胃体区(M 区)和窦区(A 区)。此种 JRSGC 分区简单易行。原发灶仅限于 A 区者作远端胃部分切除术,C 区才作近端胃部分切除术,位于 M 区者作全胃切除术。这是指侵及肌层的进展期胃癌,早期胃癌在 M 区是否按此手术则有分歧。但原位癌在 M 区肯定不需全胃切除术;侵及黏膜下层如有 EUS(内窥镜超声检查)证据则可考虑远端胃部分切除术,但一般仍应作全胃切除术,因为胃切除多少尚属次要,主要是局部淋巴结切除。胃癌作部分切除术后残端可见癌细胞浸润者高达 20%,这是胃部分切除不够所致,也与有些胃癌呈弥散性生长有关,如 Borrmann Ⅳ型皮革胃。因而国内有报告中认为胃切断线应距瘤体 7cm 为妥。实际上如为"皮革胃",无例外地应作全胃切除术;胃窦癌一旦侵及体部也应作全胃切除术,胃部分切除与全胃切除的差别并不单单是胃部分切除或全胃的不同。更主要的是局部淋巴结切除范围不同,对胃的局部淋巴结切除无实践经验的医师往往对距离病灶多少较重视。由于胃癌切除胃体不足而残余癌应称为胃残癌,用以与残胃癌相区别。

医师对全胃和近端胃部分切除时,以前常规切除左半胰并连同脾脏,目的是能完整地去除 10 组和 11 组,持否定态度理由有:①切除左半胰后胰瘘和局部相关合并症增加,这主要见于欧美文献中;②脾切除影响机体免疫功能;③左半胰切除后糖尿病发生可能增加。20 世纪 90 年代后期开始,我们对没有胰腺本身侵犯的病例仅切除脾脏,保留胰腺,但切除脾脏连同脾动脉全长去除保留胰段脾静脉,10、11 组淋巴结清除数目上无显著差别。因胰腺供血良好,有胰腺内伴随胰管横行动脉供血,切除脾动脉并无缺血之虞。

小网膜囊切除方面,全胃切除时应该完整切除,包括横结肠系膜的小网囊面、胰腺表面腹膜和肝总动脉与肝之间的后腹膜。但远端胃部分切除时则左半胰和左半横结肠系膜前面腹膜就未加切除,此时并非完全切除小网膜囊。

当原发灶与肝左叶、胰体尾部、横结肠和(或)其系膜粘连,无论是炎性粘连抑癌性浸润应联同切除。此种联合脏器的切除不能误认为是"治愈性"或 D_2、D_3 切除。D_2、D_3 切除是指 N_2、N_3 的局部淋巴结切除,由于其需要故联同左半胰和脾切除,但此种脏器同切除与原发灶粘连而联同切除脏器性质不同。

在多数医院术后淋巴结分期病理学检查工作不易进行,因而唯有根据原发灶浸润深度和有否锁骨上淋巴结、陶氏腔腹膜活检来判断有无远处转移。D_3 切除比 D_2 切除范围明显为广,N_3 转移即使作 D_3 切除亦不能显著改善预后,故在多数医院胃癌的手术治疗应选择 D_2 切除,早期和进展期皆是如此。

胃窦癌作远端胃部分切除（D_2）时切除 N_1N_2 组有 1、3、4b、c、5、6、7、8、9 组，D_3（N_3）切除时应增加 12、13、14、15 组。C 区癌近端切除（D_3）应包括 1、2、3（近端 2/3）、4a、b、7、8、9、10、11 组，D_3 切除时应增加 16 组、111 组。M 区全胃切除术（D_2）包括 1、2、3、4、5、6、7、8、9、10、11 组，D_3 切除应增加 12、13、14、15、16、111 组。

3.切除手术的关键

D_2、D_3 切除术是上腹部大手术，手术者必需有良好局部解剖知识和熟练的手术技巧，此外应熟悉病理学的肉眼观察表现。此种手术关键在于手术野暴露良好，要达到此点手术体位是关键所在。患者取仰卧位，利用腰桥和床面使其以剑突为中心的上腹部向腹侧凸起，手术床再取头高足低位 15°。取正中纵行自剑突至脐下 5cm 切口，切口长以良好暴露为度，切忌任意横向延长。故体位和正中长切口是良好暴露的关键，可使食管裂孔、腹腔动脉区、左侧肾上腺和肝十二肠韧带距腹壁切口距离较仰平卧位变浅 5～7cm。置于头侧的龙门式拉钩将两侧肋弓或剑突处用铁链拉钩拉开虽能使食管贲门部获得较好显露，但术后疼痛明显加剧，故不少人不赞成使用。以剑突为中心反弓式体位不能单凭"腰桥"抬起，必须把手术床以剑突和腰桥为中心，头、尾两侧稍低，然后整个手术床取头高足低位 10～15°倾斜。此手术的另一关键是"精细解剖法"。即在解剖裸露肝十二指肠韧带的胆总管、肝固有动脉和门静脉时或腹腔动脉、肝总动脉、肠系膜上血管和结扎切断胃十二指肠动脉于其起点时，应采用神经外科常用的尖头平镊、神经剥离子和尖刀作锐性精细解剖.切开解剖动脉外层交感神经淋巴板层组织，顺血管纵向分开两片连同胃切除。此种精细耐心的锐性解剖是此手术的另一关键。显然必需熟悉腹腔动脉、肝固有动脉和其分支的各种"变异"，也是使手术时间延长的主要原因。

4.规范化手术的标志

规范化手术记录不在于写 D_2 或 D_3 手术结论，而是根据以下几点：

(1)结扎支配胃的动脉和静脉应在动脉的起点和静脉的终点。胃左动脉、脾动脉应结扎于其起点，就必需解剖暴露腹腔动脉及其分支；胃右动脉结扎于其起点就必需暴露肝总、肝固有动脉，结扎胃十二指肠于其起点切断，仅保留肝动脉血供，胃右、十二指肠上动脉等分支皆在肝动脉处结扎。为了胃右动脉确切在起点结扎离断，如果不结扎胃十二指肠动脉、十二指肠上动脉是不可能完整切除幽门上区局部淋巴结的，而且费时更多，因为解剖"变异"为常见。胃网膜右动脉亦应结扎于其起点胃十二指肠动脉上，虽然该动脉已经在起点结扎，但是只有这样才能清除幽门下区淋巴结。胃网膜左动脉在近端胃和全胃切除时不需结扎，因为已连同脾和左半胰一并切除，除非要保留脾脏。胃左静脉大多终至于胰体背侧脾静脉汇入门脉处，脾静脉在脾动脉处水平结扎。门脉离胰头颈部进入肝十二指肠韧带后，表面有几支细小静脉支应于结扎，很难确定是胃右静脉抑十二指肠上静脉，也不需去确定，只是结扎裸露门脉即可。

(2)规范化手术另一重要标志是裸露血管和其他器官及组织。它包括裸露"三管"，即胆总管、肝固有动脉和门脉，肝总动脉需保留故也应裸露；胰头颈部壁层腹膜应伴同血管淋巴结组织切除，且连同胃一起，以裸露颗粒状胰组织为标志，还有其附近的肠系膜上血管、结肠中血管（D_2 术）；食管裂孔和膈脚表面腹膜应连同胃切除，裸露有光泽的膈脚筋膜和有肌肉纵行纤维膈脚,在远端胃部分切除术时自食管末端起顺胃小弯直至断胃处的胃小弯纵行肌纤维应裸露,否则何能清除 1、3 组;小网膜囊全切除是在全胃手术中施行,裸露切除肝总动脉、腹主动脉、Winslow 孔和肝尾叶之间小网膜囊背侧后腹膜区,连同胃切除,横结肠系膜的网膜囊面也应连同大网膜胃体切除,并裸露结肠中动脉至其起点。切断脾肾和结肠脾曲腹膜翻起脾和左半胰,再结扎切断肠系膜下静脉,裸露左肾 Gerota 筋膜及其头侧左肾上腺。此处在肾上腺表面有一些血管伴随 16 组淋巴结应一并去除,裸露左肾上腺,顺此层次直至腹主动脉和腹腔动脉,并显露之;在腹腔动脉下方即为肠系膜上动脉应解剖显露,去除附于动脉上淋巴结神经组织。如果不解剖显露这些部位,如何能作 D_3 切除?因此结扎离断动脉的解剖部位和裸露一些必需保留的血管和脏器是判断规范化手术的标志。应该指出胃体癌和胃底癌距腹腔动脉、肠系膜上动脉发出处、左肾上腺腹侧皆可能十分接近,而这些部位淋巴结多数皆属 N_3,但在 3cm 范围内显然此种分组可能是不合理的。从切除标本上看,从上述 N_3 组织都附连于胃小弯上,因此只有手术者在未固定标本时才明白这是属主动脉而来自 N_3,而病理医师是无法想象揣测的。同时也反映 JRSGC 此种分组的缺点,主要是没有考虑到淋巴结引流途径距离来设计胃癌的淋巴结引流,仅考虑正常的胃淋巴引流。

5.重建方式

需要讨论重建方式仅是全胃切除术后病例。远端胃部分切除术和近端胃部分切除术后,前者用 BⅡ式吻合,后者用食管胃再吻合术。值得注意的是近端胃部分切除术后,常规做幽门成形术利于胃排空。胃癌手术应该切断迷走神经干,充分游离下段食管并拖向腹腔,以利于切断足够长度食管和"留有余地"以供吻合。因此幽门成形术是必须附加的,否则虽然仅有 1/4 病例发生胃排空障碍,但这足以使患者饱受其苦,而且使反流性食管炎的发生也增加。全胃切除术后我们一直采用 Roux-en-Y 术式原因是最简易迅速,患者已经历 4 小时冗长的解剖手术,故尽量采用最简单方式重建,而且这是大多数日本医院常用术式。近 10 年来不断有报告采用空肠间置 P 型吻合方式。国外文献有营养状况监测,同位素标记食糜排空监测记录,并与 Roux-en-Y 术式进行对比的报告。但结果意见并不统一,有认为 P 型吻合空肠间置可改善食物滞留时间和营养状况,但也有对比研究在营养状况上并无差别。未采用 P 型空肠间置方式原因有十二指肠球部已完全切除,因此有时可能需要作空肠端十二指肠降部侧吻合,费时太多,且是否有肯定效果尚存疑问。

食管空肠采用端侧吻合,首先将食管与两侧膈脚固定防止回缩产生张力,然后封闭空肠端,距断端 8cm 处空肠距离系膜 2cm 处(不在系膜对应缘)切开作口以备吻合,先作黏膜下止血后再将空肠襻上提至食管,将上提的空肠曲横形固定于膈脚上左右各两针。作食管空肠吻合,为单层较稀疏缝合,食管为全层,空肠为浆肌层(黏膜不应缝入),进针距切缘 8mm。吻合完成后,可见吻合口后壁有健康空肠壁作衬,而非裸露,再反转空肠端覆盖于吻合口腹侧并固定之。此种吻合口前后左右皆有健康血供良好空肠有浆膜的全层肠壁覆盖,这是防止吻合口瘘最简单可靠方法。

第六节 阑尾疾病

一、急性阑尾炎

据文献报告,约有 7% 的人在一生中可能患阑尾炎。急性阑尾炎在世界各地都是最常见的腹部急诊手术,在美国,每年大约有 20 万例因急性阑尾炎而施行阑尾切除手术。该手术首次报道见于 1554 年,由法国医生 Fernel 完成,距今已有 400 多年。但直到 1886 年,Fitz 对本病的临床表现和病理特点做了详尽的描述并正式定名为急性阑尾炎,提倡行阑尾切除术治疗本病,并认为最好的时机是在阑尾穿孔前。此后,这一理念迅速被外科医生们接受。1889 年,McBurney 根据阑尾根部的位置定出其腹壁投影区(McBurney 压痛点)作为诊断阑尾炎的依据。使阑尾炎的临床诊断、治疗技术逐渐规范化,诊治水平不断提高。目前,在和平地区,几乎所有患者的急性阑尾炎都能得到早期诊断和及时治疗,因延误诊断而导致阑尾穿孔或患者死亡的情况已十分罕见。据国内统计,急性阑尾炎约占普通外科住院患者的 10%～15%。但是,随着阑尾切除手术技术在外科医生中的不断普及与熟练,出现了另外一种情况,即阑尾炎的误诊、误治率上升。由于阑尾炎症状和体征的差异较大,而右下腹痛的患者中阑尾炎的概率又较高,因此,在阑尾切除术中出现了一定比例的误切除率(所切的阑尾未见炎症)。这种情况在儿童和妇女中较多见。容易混淆的疾病主要是肠系膜淋巴结炎和妇科附件炎。

(一)病因

阑尾黏膜下层淋巴滤泡的增生和粪石堵塞阑尾腔是造成急性阑尾炎的主要原因,前者约占 60%,主要见于青少年;后者约占 35%,多发生于成年人。其他因素,如阑尾管腔狭窄、各种阑尾或盲肠的肿瘤、特发性溃疡性结肠炎及憩室、克罗恩病、肠寄生虫、异物、纤维条索的压迫等也可引起阑尾腔阻塞。

阑尾腔阻塞后,黏膜仍继续分泌黏液,使阑尾腔内的压力不断增加、阑尾腔内细菌大量繁殖,致病菌多为肠道内的各种革兰阴性杆菌和厌氧菌。细菌分泌的内毒素和外毒素,能破坏黏膜上皮,引起炎症、溃疡,阑尾腔肿胀、积脓、扩张。随后细菌穿过黏膜,进入肌层,导致阑尾炎症。随着炎症过程的进展,阑尾壁的压力进一步增加,可压迫到阑尾的血管,引起阑尾壁缺血、坏死和穿孔,通常发生在炎症后 24 小时内。

(二)病理

1.病理改变

(1)急性单纯性阑尾炎:为阑尾炎的早期或轻度阶段。病变多见于阑尾黏膜及黏膜下层,阑尾轻度肿胀,浆膜面充血,失去正常光泽。镜下,黏膜层可见浅表小出血点或溃疡,中性粒细胞浸润和纤维素渗出,黏膜下各层均有炎性水肿。

(2)急性化脓性阑尾炎:是单纯性阑尾炎继续进展的阶段。此时,阑尾显著肿胀,浆膜高度充血,表面可见多量纤维素或脓性渗出物。镜下,可见炎性病变呈扇面形,由黏膜层向深层扩延,直达肌层及浆膜层。阑尾壁各层皆被大量中性粒细胞弥散性浸润,并有炎性水肿、纤维素渗出和小脓肿形成。阑尾浆膜面为渗出的纤维素和中性粒细胞组成的薄膜所覆盖,并伴有阑尾周围炎及局限性腹膜炎表现。

(3)急性坏疽性阑尾炎:是急性阑尾炎病程发展的严重阶段。此时阑尾因血运障碍或完全阻断而致阑尾坏疽、穿孔,外观呈暗红色或黑色。镜下见阑尾壁全层出现坏死或穿孔,常引起阑尾周围脓肿或弥散性腹膜炎。

2.急性阑尾炎的转归

①炎症消退:单纯性阑尾炎经过抗生素治疗后炎症消退或转成慢性阑尾炎。②炎症局限:化脓、坏疽或穿孔性阑尾炎被大网膜包裹粘连,炎症局限,形成阑尾周围包块或脓肿。③炎症扩散:阑尾炎症加重,大网膜没能完全包裹,使得炎症扩散,形成弥散性腹膜炎。

(三)临床表现

1.症状

(1)腹痛:是急性阑尾炎最常见的症状,绝大多数的急性阑尾炎患者因腹痛而就医。转移性右下腹痛是急性阑尾炎典型的腹痛表现,约占急性阑尾炎患者的 $70\% \sim 80\%$。在炎症早期,患者首先出现位置不确定的上腹部或脐周疼痛,疼痛为发作性隐痛,随病情进展,约 $6 \sim 12$ 小时后转移到右下腹,疼痛局限,走路或者咳嗽时疼痛加重。由于阑尾的内脏神经支配来自脊髓的胸 $8 \sim 9$ 节,也可为胸 $7 \sim 8$ 节或胸 $9 \sim 10$ 节,其体表的相应部位是上腹部或脐部周围。阑尾炎发病初期,主要病理变化是阑尾腔内梗阻、扩张,炎症限于阑尾壁内,腹痛属于内脏神经支配的内脏痛。随着阑尾炎症的加重,病变累及阑尾浆膜和壁层腹膜,此时,通过躯体神经反射,引起定位准确的右下腹疼痛。不同类型的阑尾炎,腹痛也有差异,急性单纯性阑尾炎表现为轻度隐痛;急性化脓性阑尾炎呈阵发性胀痛和剧烈腹痛;急性坏疽性阑尾炎呈持续性剧烈腹痛;阑尾穿孔后腹痛可暂时减轻,但患者的全身症状不减轻,伴随腹膜炎的加重,腹痛又会持续加剧。腹痛的程度也因人而异,老年人的痛觉反应迟钝,有时阑尾病变相当严重,但疼痛可不明显。慢性阑尾炎急性发作时,无明显的转移性右下腹痛。如果阑尾解剖位置异常,也会出现一些腹痛部位及性质的特殊情况,如盲肠后位阑尾炎时,有的患者感觉疼痛放射到右腰部;肝下区阑尾或者阑尾过长者,疼痛能转移至右上腹部;盆腔位阑尾炎时,腹痛会转移至耻骨上区,极少数阑尾炎呈左下腹疼痛。此外,由于阑尾和睾丸的神经支配均可来自胸 10 节,阑尾炎患者也可以出现睾丸疼痛。

(2)胃肠道症状:阑尾炎发病的早期,患者常伴有厌食、恶心,偶尔出现呕吐,呕吐一般发生在疼痛后几个小时,如果呕吐发生在疼痛之前,阑尾炎的诊断一般不宜考虑。少见的症状是腹泻,通常为 $1 \sim 2$ 次,为内脏疼痛反射引起,多数发生在阑尾炎的初期,如果出现持续性腹泻,可能是病毒或细菌感染引起。阑尾炎的后期,盆腔阑尾的炎性刺激直肠,可以出现持续腹泻,弥散性腹膜炎时可出现麻痹性肠梗阻,则表现为腹胀、排气减少。

(3)全身症状:发热是阑尾炎的后期表现,急性单纯性阑尾炎,体温一般在 $37.5 \sim 38℃$ 左右。阑尾化脓体温可达 $39℃$,阑尾穿孔后,体温甚至高达 $40℃$。如果发生门静脉炎时可出现寒战、高热、轻-中度黄疸。老年患者的反应性差,体温可不升高。但小儿急性阑尾炎时体温多在 $38℃$ 以上。

2.体征

(1)腹部体征

①压痛:典型的压痛点位于右下腹的 McBurney 点(在右髂前上棘和脐连线之间的中外 1/3 处)和 Lanz 点(左、右髂前上棘连线的右 1/3 交界点),这是急性阑尾炎常见的体征。当患者自诉上腹或脐周围疼痛时,压痛点在右下腹,有重要的诊断价值,压痛点和压痛程度与阑尾的位置和炎症的程度有关。但是,在阑尾炎的早期,阑尾浆膜面的炎症较轻,对壁层腹膜的刺激较轻或者肥胖患者过厚的脂肪垫都可能使压痛不明显,当阑尾炎症加重,压痛的范围会扩大,当阑尾穿孔时,可以引起局限性至弥散性腹膜炎,全腹压痛,仔细检查时,仍然以右下腹阑尾所在的位置压痛最明显。老年人压痛反应较轻。盲肠后位患者的压痛点常位置偏侧腹部。儿童和肥胖患者的压痛点定位多较困难。

②反跳痛(Blumberg 征)和肌紧张:按压患者的右下腹,可触到压痛及腹肌紧张,抬手后,疼痛再次加重,这是壁层腹膜受到炎症刺激后,产生疼痛,通过内脏腹壁反射引起的右下腹的肌紧张。炎症的初期,可能只有压痛,没有明显的肌紧张。肥胖患者、老年、小儿、多产妇,腹膜刺激征象可能不明显;阑尾穿孔,弥散性腹膜炎时,可同时出现肠鸣音减弱,甚至肠鸣音消失。

③右下腹包块:阑尾周围炎性包块或脓肿形成后,在右下腹可以触及包块,边界不清,包块与周围组织固定,按压时疼痛明显。

(2)几种特殊的检查

①结肠充气试验(Rovsing 征):急性阑尾炎时,按压患者左下腹,结肠内气体可经过横结肠传至盲肠和阑尾,出现右下腹疼痛。

②腰大肌试验(psoas 征):患者左侧卧位,右下肢被动过伸时,右下腹疼痛或疼痛加剧,为盲肠后位阑尾的炎症刺激腰大肌的结果。

③闭孔内肌试验(obturator 征):患者平卧位,右下肢被动屈髋屈膝 90°,内旋髋关节时出现右下腹疼痛,提示为盆腔位炎症的阑尾刺激闭孔内肌所致。

④皮肤感觉异常:阑尾穿孔前,用针头轻刮患者的右侧腹部皮肤时,有时可以发现胸 10～12 神经支配的右下腹区域感觉异常,有助于急性阑尾炎的诊断。

⑤直肠指诊:阑尾位于盆腔时,直肠右前壁可有触痛,在女性,有时可能是唯一的体征,盆腔炎症时,指诊也可阳性,须注意鉴别,阑尾脓肿形成后可触及包块。

⑥摇动试验:患者平卧,握住患者的双侧髂嵴,左右方向摇动骨盆,如果存在局限性腹膜炎,患者会感觉到右下腹阑尾区域的疼痛感。

3.辅助检查

(1)化验检查:大多数急性阑尾炎患者白细胞计数和中性粒细胞比例增高,平均白细胞计数在(11～17)×10^9/L 左右,白细胞计数超过 20×10^9/L,应该考虑阑尾穿孔或其他疾病的可能。也有 10% 左右的患者白细胞计数在 10×10^9/L 以下,中性粒细胞的比例在正常以下;感染 HIV 的阑尾炎患者,白细胞计数通常在正常范围。盲肠后或盆腔的阑尾邻近输尿管和膀胱时,尿内可出现少量白细胞和红细胞。如果出现明显血尿,须进一步检查,排除泌尿系统疾病。在生育期女性,应检查血清 HCG 除外异位妊娠。

（2）影像学检查

①X线检查：腹部X线平片可以发现大约10％的急性阑尾炎患者，在阑尾区域显示粪石影，有时可见右下腹局限性液气平面和软组织影，阑尾炎穿孔很少见到腹腔内游离气体，腹部X线检查在急性阑尾炎的诊断没有特异性。急性阑尾炎时，稀钡剂灌肠显示阑尾不充钡，盲肠下内侧无钡剂存留，当钡剂完全充盈阑尾时，可排除阑尾炎诊断。

②B超和CT检查：近年来，高分辨率的B超广泛应用到阑尾炎疑似病例的诊断和鉴别诊断。超声诊断急性阑尾炎的标准：充血、水肿的阑尾呈低回声的管状结构，略僵硬，壁厚超过2mm，直径大于或等于6mm，用超声探头轻压右下腹，将周围肠内的气体推开时，阑尾形态不变。B超诊断急性阑尾炎的敏感性为75％，特异性90％以上。穿孔性阑尾炎，由于腹肌紧张及合并肠胀气，影响观察，超声的诊断率便明显下降。螺旋CT检查时可见急性阑尾炎患者的阑尾管壁增厚、管腔闭塞或积液，阑尾明显扩张，诊断的阳性率在90％左右，但由于CT价格昂贵，不是常规的检查手段。B超和CT检查在阑尾脓肿的诊断和鉴别诊断中价值较大，对于典型的右下腹疼痛、压痛、体温升高、白细胞计数升高的患者，B超和CT检查的阴性结果可能误导外科医生，延误诊断。

（四）诊断和鉴别诊断

临床病史和体征对于诊断急性阑尾炎非常重要，化验及辅助检查结果起辅助作用。急性阑尾炎的诊断主要依据右下腹疼痛、压痛、白细胞升高、中等度发热，其中尤其是转移性右下腹疼痛有重要的诊断价值。对缺乏典型症状和体征、诊断有一定困难的患者，尤其是小儿、育龄或妊娠期妇女或老年人，是阑尾炎误诊率较高的患者群体。为避免误诊，需要增加检查项目或延长一段观察时间，注意与相关疾病的鉴别。对于有些异位阑尾炎合并穿孔，发生弥散性腹膜炎的患者，鉴别诊断则更难，有时需待术中探查才能明确诊断。需要与急性阑尾炎鉴别的急腹症有以下的疾病。

1.急性结石性胆囊炎

正如急性发炎的胆囊因肿大而下垂，患者感到右下腹疼痛时，容易和急性阑尾炎混淆一样，当高位阑尾炎或者阑尾过长，尖端位于右上腹时，其临床表现可与急性胆囊炎相似。尤其在中年、女性腹痛患者中，应注意二者的鉴别。胆囊炎患者可能有晚餐食用油腻食物后，夜间突发右上腹绞痛的病史，疼痛常向右肩背部放射，查体可发现右上腹压痛、反跳痛和肌紧张，有时可触及肿大的胆囊，Murphy征阳性。B超检查可发现胆囊增大，壁增厚，胆囊内有结石的强回声影等便可明确诊断。

2.妇科疾病

对盆腔位阑尾炎引起的右下腹痛的女性患者，还容易和一些右侧的盆腔疾病混淆，应注意鉴别。例如，①女性盆腔炎多发生在月经后5天以内，多为双侧下腹部疼痛，可伴有腰痛，白带多有异味，腹部压痛点较低，直肠指诊时，盆腔有对称性压痛，妇科检查可发现患者常有脓性白带，宫颈触痛，阴道后穹隆穿刺有时可抽出脓液，多伴发热及白细胞计数升高。②异位妊娠破裂者多有停经史，腹痛无转移性，妊娠试验检查阳性，腹腔穿刺及后穹隆穿刺可抽出鲜血，结合血常规和B超检查，一般可鉴别，必要时可以腹腔镜探查，明确诊断和治疗。③卵巢滤泡破裂、黄体破裂等多发生在排卵期，症状和体征与异位妊娠破裂相似，有压痛和白细胞升高，很少有发热,妊娠试验检查阴性。④右侧卵巢囊肿蒂扭转一般为突发的右下腹剧烈疼痛,右下腹可触及压痛的包块,位置较低,有时扭转复位,疼痛可以自行缓解,结合盆腔检查和B超检查一般可以鉴别。

3.右侧输尿管结石

腹痛多位于右下腹,为阵发性剧烈绞痛,向会阴部和外生殖器放散。查体右侧腹部输尿管走行区可触及深压痛,无肌紧张,肾区有叩击痛,右下腹麦氏点可无压痛,尿常规化验检查可见多量红细胞,腹部X线平片有时可见结石影,B超检查除可看到结石影外,有时可以看到肾积水。

4.胃及十二指肠溃疡穿孔

少数阑尾炎穿孔合并明显腹膜炎体征的患者需与溃疡病穿孔鉴别。这是因为溃疡病穿孔后,消化液沿升结肠旁沟流向右髂窝处,有时可引起类似阑尾炎的转移性右下腹疼痛。大部分患者有溃疡病史,为突然发作的上腹部剧痛,迅速波及全腹为特点,触诊可有板状腹,压痛以上腹为主,右下腹可触及压痛,肝浊音界消失,肠鸣音消失,胸腹部X线平片和B超均可发现膈下游离气体,有助于鉴别诊断。

5.急性胃肠炎

急性胃肠炎时主要以恶心、呕吐和腹泻等消化道症状为主,腹痛范围广,无固定的右下腹压痛和反跳痛,肠鸣音活跃,粪常规和粪便的细菌培养常有助于诊断。

6.肠系膜淋巴结炎

这是小儿急性右下腹痛的常见原因,其症状、体征也与急性阑尾炎很相似,应注意鉴别。肠系膜淋巴结炎多见于近期有上呼吸道感染病史的儿童,往往先有发热、后有腹痛,压痛范围不固定,可随体位变动,术前需要仔细区别。有时直到手术中才发现阑尾正常,远端回肠淋巴结增大而确诊。

7.梅克尔憩室炎和克罗恩回肠炎

患者均可感觉下腹中部及右下腹疼痛、检查时右下腹部可有压痛、反跳痛和肌紧张,白细胞计数可升高,易与阑尾炎混淆。术中若发现阑尾正常,无论男女患者,均应检查远端回肠2m左右,以排除梅克尔憩室炎和克罗恩回肠炎的存在。

8.其他

右侧结肠癌穿孔、结肠憩室炎及穿孔、伤寒性盆腔炎、腹型紫癜、小儿肠套叠、右下叶肺炎、胸膜炎、肝癌破裂出血等有时也需与阑尾炎鉴别。

(五)治疗原则

具有典型病史、症状、临床表现的急性阑尾炎患者,结合化验和辅助检查结果,确立诊断后,主张早期行阑尾切除术,对于诊断不清的患者,手术应慎重。各种类型急性阑尾炎的手术方法如下。

1.急性单纯性阑尾炎

可行(开腹)阑尾切除术,切口一期缝合,也可采用经腹腔镜阑尾切除术,对于首次发病,症状和体征较轻的患者,亦可应用抗生素保守治疗,如果效果欠佳,病情加重,应及时行阑尾切除术。

2.急性化脓性和坏疽性阑尾炎

应尽快行阑尾切除手术,术中发现少量脓汁,可用纱布蘸除,脓汁较多时,可以用吸引器吸出,右下腹局部用甲硝唑液清洁,缝合腹膜后再用甲硝唑冲洗腹壁,一期缝合切口,一般不放置腹腔引流。

3.阑尾周围包块或脓肿

急性阑尾炎的发病时间超过72小时以上,可以形成阑尾周围包块,发生率约3%,右下腹可以触及包块,由于腹膜炎局限,患者中毒症状可以不明显,应首先采用抗生素治疗,成功率在80%~90%,6~8周后,择期切除阑尾。如果在治疗过程中体温升高,腹痛加重,腹膜炎范围增大,B超或者CT检查,明确阑尾脓肿后,可在超声引导下穿刺抽脓,甲硝唑冲洗后置管引流或者开腹脓肿引流术,2~3个月后择期切除阑尾。

(六)阑尾切除术

1.切口选择

通常采用右下腹麦氏切口(McBurney切口),长约3~6cm,也可采用横切口,因其平行于皮纹,愈合满意,瘢痕较小。对于诊断不明确或已有弥散性腹膜炎必须手术的患者宜采用右下腹经腹直肌探查切口或下腹正中旁切口,便于术中探查。

2.寻找阑尾

经麦氏切口进入腹腔后,有时在切口下可直接看到阑尾,但通常在右下腹先找到盲肠,沿结肠带向盲肠方向,寻找结肠带的汇集点,可见到阑尾的根部,如未找到阑尾,盲肠不能提起,应考虑可能为盲肠后位阑尾,剪开盲肠外侧腹膜,可显露阑尾,如果找不到盲肠,可能为高位盲肠或结肠系膜过长,盲肠移向左侧。

3.切除阑尾

(1)顺行阑尾切除术:是阑尾切除手术中最常用的方法,首先用阑尾钳将阑尾提起,在阑尾根部的无血管区,穿过血管钳,切断并结扎阑尾系膜及系膜内的阑尾动静脉,如果阑尾系膜宽厚,可以分次切断、结扎。在距离盲肠0.5cm处结扎阑尾,距离结扎线远侧0.5cm处切断阑尾,断端用苯酚、酒精和盐水棉棒消毒或用碘酒、酒精和盐水处理阑尾残端。

(2)逆行阑尾切除术:如果阑尾尖部粘连固定,无法提起阑尾,可先结扎、切断阑尾根部,残端消毒,由根部向尖端分次切断结扎阑尾系膜,切除阑尾。

(3)浆膜下阑尾切除术:如果阑尾与后腹膜或周围组织严重粘连,游离阑尾可能损伤周围器官。可先找到阑尾根部,环形切开根部浆膜,切断、结扎阑尾,沿浆膜下向阑尾远端分离至全部阑尾游离出。如果阑尾位于盲肠壁内时,可沿阑尾纵轴全长切开浆膜层,在浆膜下剥除阑尾,切断、结扎阑尾根部。

4.阑尾残端的处理

阑尾切除后,如果阑尾根部和盲肠壁炎症水肿较轻,可在距阑尾根部结扎线近端1cm左右的盲肠壁上荷包缝合或者8字缝合,荷包顶端也用系膜覆盖,荷包缝合不宜过大,防止肠壁内翻过多,形成无效腔。腹腔镜手术时,也有主张阑尾根部单纯套扎或者用钛夹夹闭,不做荷包缝合。如果阑尾根部炎症重,不能耐受结扎,但盲肠壁炎症较轻,可先缝扎阑尾断端,用荷包缝合直接包埋阑尾根部。如果阑尾根部和盲肠壁均有重度炎症、水肿,只能缝合阑尾断端,用系膜或周围组织覆盖,盲肠外侧放置引流。

(七)阑尾切除术后并发症

1.切口感染和窦道形成

是阑尾术后最常见的并发症,尤其在化脓、坏疽性阑尾炎中多见。主要原因为术中切口污染或伤口止血不彻底。由于抗生素的应用,患者一般无明显的体温升高,表现为术后3~4天出现伤口胀痛,局部压痛,穿刺可抽出脓液,B超检查有助于诊断。处理原则:超声引导穿刺抽脓或拆除部分缝线,排出脓液,放置引流。预防措施:术中注意保护切口,彻底止血,切口仔细冲洗,消灭无效腔。如果反复出现切口红肿、破溃,经久不愈,形成窦道,应经窦道造影后手术切除窦道。

2.腹腔脓肿

多为阑尾炎诊断延误,未及时治疗的结果。最常见的是阑尾周围脓肿,多因阑尾穿孔,脓液较多,未将其除净引起。其次脓液还可在盆腔、膈下或肠间隙等处聚集形成脓肿。临床表现主要为全身感染中毒症状,伴有腹痛、腹胀等麻痹性肠梗阻的表现。查体有时可触及局限性压痛性包块,B超和CT诊断价值较大。腹腔脓肿的治疗以引流为主,膈下脓肿或腹腔内脓肿可以在超声引导下穿刺引流或者切开引流,盆腔低位脓肿可经直肠或阴道引流。盆腔高位脓肿可根据情况采用穿刺置管引流或手术引流。

3.粪瘘

主要原因为阑尾炎症较重,阑尾残端处理有难度;例如因有炎症水肿术后阑尾结扎线脱落或者缝合线撕裂盲肠壁。也可能是回盲部本身的病变,如回盲部结核、肿瘤,溃疡性结肠炎和克罗恩回肠炎等实行阑尾切除术后,病变继续发展,形成病理性粪瘘。粪瘘一般为局限性腹膜炎的临床表现,经充分引流,一般可自愈。若2~3个月后仍不愈合时,需进一步造影检查,明确诊断后,进行手术治疗。

4.阑尾残株炎、残端脓肿

阑尾残端保留长度超过1cm或者粪石残留,术后可继续表现阑尾炎的症状,一般需要再次手术切除阑尾残株。此外,盲肠荷包缝合过大,阑尾残端与荷包缝线间可积脓,形成脓肿,一般应手术引流。

5.术后出血

主要包括阑尾系膜结扎线脱落引起的腹腔内出血和关闭腹壁肌肉层时,止血不彻底引起的皮下出血和肌层内出血,腹腔内出血表现为腹痛、腹胀和失血性休克等症状,首先静脉输液,根据血红蛋白测定结果决定是否输血,当出血量大时,需要紧急手术止血。预防措施:术中处理系膜时,双重结扎,系膜结扎线及时剪除,避免牵拉结扎线,如遇系膜肥厚时,应分次结扎阑尾系膜。

6.术后粘连性肠梗阻

为阑尾切除术后的常见并发症,多发生在手术后的远期,也可以发生在术后的早期,晚期的肠梗阻多为粘连所致,临床表现为腹痛、腹胀、呕吐和排气、排便停止等,保守治疗多能缓解,如果为粘连带等压迫引起,有时需要手术治疗。早期肠梗阻多以腹胀为主,多为胃肠功能恢复较慢的结果,一般经非手术治疗可缓解。

（八）腹腔镜阑尾切除术

1980 年，Kurtsemm 在德国的基尔市完成首例腹腔镜阑尾切除手术，但是直至 1987 年法国医生 Mouret 完成首例腹腔镜胆囊切除手术之后，腹腔镜微创技术才得到快速推广。腹腔镜阑尾切除手术需要气腹机、监视器及必要的辅助设备。腹腔镜阑尾切除手术过程：首先建立 CO_2 气腹，通过脐下的 10mm 穿刺套管放置摄像机，另外一个 10mm 的套管安置在耻骨与脐的中点，穿过左侧腹直肌鞘，第三个 5mm 的套管放在耻骨上或者右上腹。阑尾系膜用钛夹夹闭止血或者缝合结扎止血，阑尾根部可以用圈套线结扎或者内镜下订合器钉合，切除的阑尾，通过脐部的套管取出。

应用腹腔镜进行阑尾切除手术，能够充分探查腹腔，对于阑尾炎和盆腔炎的鉴别诊断价值较大。腹腔镜阑尾切除手术和开腹阑尾切除手术比较：对于肥胖患者手术视野显露好，住院时间短，但腹腔镜阑尾切除术需要昂贵的设备，手术费用较高，手术时间略长。

（九）抗生素的使用

急性阑尾炎手术前常规使用广谱抗生素，对抗以革兰阴性杆菌和肠道厌氧菌为主的致病微生物。多采用 β 内酰胺类抗生素与甲硝唑类联合。通常根据阑尾炎症的程度决定抗生素使用的时间。阑尾没有化脓或者坏疽改变的，使用 24～48 小时的抗生素已经足够。阑尾化脓或坏疽穿孔的患者，抗生素的治疗可以延长使用到 7～10 天。

二、慢性阑尾炎

什么是慢性阑尾炎？目前认识上尚不完全统一，临床上它能否作为一种独立的疾病，意见尚有分歧。外科学教材至今也没给一个明确的定义，从字面上讲意味着患者症状反复发作或持续存在，而且组织证实了阑尾的病理改变。而实际工作中，病理学上的慢性阑尾炎和临床上的慢性阑尾炎两者之间，并不总是相符的。例如在切除无症状的阑尾送检时，相当部分阑尾在病理上有慢性炎症存在；而有典型临床表现切除后阑尾病理虽为慢性阑尾炎，但患者术后效果不满意；而阑尾病理未证实有慢性炎症，手术后症状却完全缓解。不过约 2/3 的患者的临床表现、病理诊断和手术的效果三者完全是一致的，因此可以考虑慢性阑尾炎在临床上为一个独立的疾病。日前以 WadLter 和 Israel 的定义更为妥当：阑尾的炎性破坏向自行愈合方向发展的迁延过程。

（一）诊断

1.腹部疼痛

主要位于右下腹部，其特点是间断性隐痛或胀痛，时重时轻，部位比较固定。多数患者在饱餐、运动或长期站立后，诱发腹痛发生。

2.胃肠道反应

患者常觉轻重不等的消化不良，病程较长者可出现消瘦、体重下降。一般无恶心和呕吐，也无腹胀，但老年患者可伴有便秘。

3.腹部压痛

压痛是唯一的体征，主要位于右下腹部，一般范围较小，位置恒定，重压时才能出现。无肌紧张和反跳痛,一般无腹部包块,但有时可触到胀气的盲肠。

4.X 线钡剂检查

钡剂检查不仅可明确压痛点位于阑尾处,尚可排除其他病变如溃疡病等。慢性阑尾炎的 X 线征象为阑尾显影有中断、扭曲、排空迟缓,并因粘连不易推动等。如阑尾腔已全闭塞,则不显影,可根据回盲部显影的位置来判断压痛点与阑尾之间的关系。

这里需提到一个概念,即什么是"阑尾性腹痛",这是外科医生经常习惯用的一个词语。"阑尾性腹痛"的诊断主要根据以下标准:①3 次或 3 次以上复发性右下腹痛;②右下腹局限性压痛但没有腹膜刺激征或腹膜炎的表现;③钡剂造影显示阑尾不规则充填、24 小时后阑尾无充填和 72 小时后阑尾未排空。

(二)治疗

慢性阑尾炎一旦确诊,仍以手术切除阑尾为主要的治疗方法。如估计粘连较多或诊断不能完全明确时,应采用右中下腹直肌切口,以改善暴露和便于探查其他脏器,不过由于现在腹腔镜技术的发展,对于慢性阑尾炎已经很少采用开腹手术了。慢性阑尾炎手术既作为治疗,也可作为最后明确诊断的措施。术中发现阑尾增生变厚、系膜缩短变硬,阑尾扭曲,周围粘连严重,则可证实术前慢性阑尾炎的诊断正确。如发现阑尾基本正常或稍有炎症表现与临床不符,则应首先详细探查邻近有关器官,如盲肠、回肠末端、右侧输卵管等。手术后随访至关重要,如术后症状依旧,应继续追查可能病因;阑尾切除术后,慢性阑尾炎所引起的腹痛等症状应即消失,如术前症状仍然存在,必须进一步检查以明确腹痛的病因。不过经过调查分析,很多考虑慢性阑尾炎的患者都不愿选择手术治疗。

三、特殊性阑尾炎

(一)小儿阑尾炎

小儿阑尾炎是小儿外科最常见的急腹症,所占比例远远超过成人阑尾炎在急腹症中的比例,不过小儿阑尾炎的临床诊断也经常很困难,由于其高穿孔率,外科医生总是倾向于手术干预可疑的病例,从而也导致小儿阑尾高达 20% 的阴性切除率,但是这往往不是患儿父母愿意所接受的,因为手术带来的并发症有时对患儿来说是灾难性的。

1.诊断

(1)症状与体征:小儿阑尾炎主要表现为腹痛、呕吐和发热三大症状,但其症状和体征具有多变性,而且小儿常不能理解和准确地回答问题,但是小儿通常没有成人心理上的掩盖行为,因此医生只要提出答案只有"是或不是"的问题,就可以得到想要的结果。需要强调的是,小儿对疼痛的严重程度或类型、疼痛发生和持续时间非常模糊,但对恶心、呕吐、腹泻等症状以及现在和过去的疼痛部位却非常清楚。2 岁以下的小儿更不能做出明确的回答,该年龄组的症状也通常是无特异性的,比如呕吐是一个最常见的症状,但是许多小儿疾病都会出现这症状,因而意义也不大。仔细观察或询问其父母后可能会发现小儿有畏食、烦躁、难以入睡及局限性压痛的表现,一旦出现和成人一样的发热、心动过速、腹胀以及肠鸣音消失,就要高度怀疑是否并发了严重的内脏疾病,即穿孔导致的弥散性腹膜炎等。

对小儿的体格检查应该缓慢进行,如果患儿能够交流,就应该与小儿边交谈边检查。尽量先检查小儿不至于反感的部位,例如耳部、颈部等,即使这些检查毫无诊断意义,然而这些检查可以获得小儿的信赖。腹部的检查最好是让小儿握住医生触诊的大拇指,让患儿根据自己腹部压痛的程度排斥触诊的手,如果压痛明显时患儿就会拉开医生手。另外,诱发反跳痛即使对成年人也是一种特别痛苦的临床体验,所以虽然这是阑尾炎一个非常重要的体征,对小儿也应避免这样的检查,以免使小儿失去对医生的信任而拒绝合作。

(2)辅助检查:小儿的白细胞和C反应蛋白的正常值与成人急性阑尾炎不同,所测得的结果正常并不能排除阑尾炎诊断。

超声波是小儿阑尾炎的首选检查,其阴性预期值可达97%,不过这也和操学者的经验密切相关,毕竟小儿不会像成人那样配合检查。

螺旋CT的敏感性和准确性更优于超声,不过患儿父母总是担心它的放射性而抵触这种检查,目前也没有这方面的安全报告。

2.治疗

(1)阑尾穿孔:许多研究表明,小儿阑尾穿孔率高于成人,但并不清楚这是因为小儿阑尾炎时细菌侵袭性高、机体抵抗力低、阑尾壁比较薄弱,还是因为小儿阑尾炎诊断困难的原因。研究发现,10岁以下的小儿阑尾穿孔率高达40%,远远高于与其他年龄组(19%)。而且穿孔率与疼痛时间密切相关,对于5岁以下的小儿,当疼痛超过48小时,阑尾穿孔率可达98%。

当小儿出现阑尾穿孔后,面临与成人同样的两个问题,一是阑尾脓肿,二是抗生素应用问题。小儿阑尾脓肿的处理自20世纪初以来就一直存在争议,争议的焦点在于小儿的腹腔炎症局限化能力是否真的很差。有学者认为事实上婴幼儿使炎症局限化的能力比较强,证据1/3的1岁以内的小儿发生阑尾炎后,就诊时就已经出现阑尾包块。所以阑尾脓肿处理的观点和成人一样存在分歧,提倡立即手术治疗的学者认为,保守治疗容易出现阑尾炎复发,而且手术的并发症很低,主要为切口感染,可以接受;反对者认为保守治疗的复发率不高,而延期手术的并发症要少得多。至于抗生素的应用,长久以来,穿孔性阑尾切除术后辅助治疗的"金标准"是10天的住院静脉抗生素治疗联合腹腔引流。不过现在学者认为,大部分穿孔性阑尾炎在切除术后24小时,患者就可带口服抗生素出院。有一项研究对80例年龄为1～15岁的穿孔性阑尾切除术后的小儿(38例开腹手术,42例腹腔镜手术)进行评估。结果提示穿孔性阑尾炎行阑尾切除术后的患儿,在可以进食后出院并行口服抗生素治疗是安全的,而且不需要考虑患儿是否发热或白细胞是否升高。不过这种举措目前在国内实施起来有一定的困难,尚不说患儿父母不易接受,甚至部分医生也难以认可,毕竟这种出院后口服抗生素的治疗措施仍会有部分患儿(4%)出现切口感染等并发症。

(2)腹腔镜手术:小儿单纯性阑尾炎采用腹腔镜下阑尾切除术,这是一种效果确切的手术方式,腹腔镜下阑尾切除术在小儿中应用和成人没有什么区别,同样没有太明显的优势。有研究认为,腹腔镜不能用于已出现并发症的小儿,因为它可能增加术后其他并发症,不过通过改进技术和器械,腹腔镜带来的并发症并不比开腹手术多。主要的术中并发症为网膜积气、内脏穿孔、阑尾穿孔;术后并发症为切口血肿、网膜戳孔脱出、脓肿形成、小肠梗阻。

小儿外科习惯用单孔腔镜进行小儿阑尾手术,具体方法是患儿取平卧位,脐部穿刺插入外径 10mm 带有 5mm 器械操作孔道的腹腔镜,顺此腹腔镜的操作孔道插入无损伤钳探查腹腔,并沿结肠带找到阑尾。夹住阑尾尖端,缓慢解除气腹并将阑尾完整地从脐部戳孔内拖出腹腔外,结扎处理系膜直至阑尾根部,然后分别用 7、4 号丝线在阑尾根部不同平面结扎,切除阑尾不荷包缝合,将残端还纳腹腔。再次建立气腹,检查阑尾残端和系膜无出血后,将回盲部还原于右髂窝,完成阑尾切除术。术中注意拉出阑尾时,应尽可能放尽腹腔内 CO_2,使膨隆的腹壁回位靠近回盲部,以利于阑尾的拉出。拖阑尾过程中应夹住阑尾尖部轻柔拉出,切勿粗暴,以免拉断阑尾或撕裂阑尾系膜造成出血,当发现阑尾系膜撕裂出血或阑尾被拖断时应立即中转三孔法。阑尾拖出腹壁后,助手应立即夹住阑尾根部,以免阑尾再次滑入腹腔。若阑尾系膜短,不易全部拉出时,可拉出一段,处理一段阑尾系膜,直至其根部完全显露。阑尾残端处理完毕,送还腹腔后重新建立气腹,认真探查阑尾系膜和盲肠有无出血及意外损伤。必要时冲洗阑尾拖出的切口和腹腔,尽可能减少感染。

脐部单孔法腹腔镜小儿阑尾切除术是将传统的外科操作与现代腹腔镜技术结合在一起,此术式具有二者的优势。其优点一是寻找阑尾方便、减少误诊;二是省去了腹腔内电凝、止血、结扎等精细操作,阑尾直接牵出腹腔后,可直视下使用传统方法切除阑尾。脐部单孔法腹腔镜手术时间明显缩短,大部分仅 10～20 分钟,而且阑尾切断在腹腔外,减少了腹腔污染的概率、降低了腹腔残余感染的发生率。

(二)老年人阑尾炎

老年人急性阑尾炎相对来说是一种严重的疾病,因为其死亡率和并发症都要远高于年轻人。老年人急性阑尾炎的鉴别诊断也比较困难,这也是导致其并发症及死亡率高的原因。有学者将老年人阑尾炎概括为"三少四多",即症状少、腹部体征少、全身反应少和误诊多、穿孔多、伴发病多及并发症多。

1.诊断

(1)症状和体征:60 岁以上急性阑尾炎患者的体征和症状都多以全身表现为主,80 岁以上的老年人即使出现了弥散性腹膜炎,其腹部的症状和体征也不明显,所以也容易导致误诊。在一项对 60 岁以上阑尾炎患者回顾性研究中发现,只有 20% 的患者有食欲缺乏、发热、右下腹痛和白细胞增高的典型临床表现,住院时只有一半的患者考虑阑尾炎的可能,17% 的患者被怀疑为肝胆胰疾病,25% 患者考虑为肠梗阻。老年人急性阑尾炎可能开始出现的腹痛就为弥散性疼痛,而且疼痛也不常局限于右下腹。一项多因素逻辑回归分析表明,对 50 岁以上患者最能预示急性阑尾炎的因素为腹痛(相对危险因子 11)、腹部压痛(相对危险因子 39)和腹肌紧张(相对危险因子 19)。

(2)穿孔问题:通常老年患者的阑尾萎缩、淋巴组织减少和阑尾腔狭窄甚至消失,病理上通常表现为黏膜萎缩、脂肪浸润和阑尾壁纤维化等,而且老年患者经常伴随的血管疾病例如动脉硬化等致使阑尾的血供也明显减少,这些因素都是公认的导致老年人阑尾炎病情的发展迅速和阑尾穿孔率的增高的因素。不过也有学者对这种观点提出质疑,一项研究分析了 126 例急性阑尾炎患者从症状发生到出现穿孔的时间,并提出 $t_{1/2}$ 概念,结果发现,老年人阑尾穿孔的发生率和年轻患者没有显著差异。研究者认为,是由于老年人的非穿孔性阑尾炎发生率的下降,导致其总的急性阑尾炎发病率也下降,从而引起老年人阑尾穿孔所占的比例增大,而实际上发生穿孔的风险与其他年龄组没有区别。

2.治疗

(1)老年人阑尾炎的诊治延误问题:老年人阑尾炎经常会出现手术、治疗延误的问题。首先对于老年人,多数患者不喜欢住院(急诊住院总使他们有恐惧感,有时要行手术治疗时会使其联想到死亡),不愿意寻求帮助(尤其是独身的老年人总不愿在夜间"麻烦"其子女)或考虑经济原因(老年人平时的医保花费就较多,有的甚至没有医保)以及其不典型的症状使其考虑为其他平时常有的疾病如便秘、消化不良等,这些都是患者延迟就医的原因。对于医生来说,老年人首先诊断不清,医生在鉴别诊断时有可能没有考虑阑尾炎,其次多数入院时的身体状况不稳定,伴随疾病较多,这样就会有过多的检查和会诊,甚至不少患者首先就诊于心内科等其他科室导致进一步的延误,而外科医生在诊断不明确之前也不愿意承担手术风险,这些原因都可导致在治疗上的延迟。这些因素各国都会出现,一份来自美国加利福尼亚州的报道显示了手术延误的情况,许多患者都没有在住院当日手术:其中 40~59 岁的患者为 21%,60~79 岁为 29%,而 80 岁以上高达 47%。这种治疗延误的结果就是老年人阑尾炎死亡率和并发症发生率均增高,医生或许无法改变上述的社会因素,不过对于那些不可避免手术的患者,尽早的治疗总是能降低一部分手术的风险。

(2)老年人阑尾炎与阑尾肿瘤:老年人阑尾炎有时需提防阑尾肿瘤的可能,尤其是对那些可疑的长期发作的不典型病例。在一项 384 例因疑诊阑尾炎而行阑尾切除术的阑尾标本研究中,8 例患者为肿瘤:其中 5 例为囊腺癌、2 例类癌、1 例腺癌,这些患者年龄均已超过 40 岁,平均年龄 70 岁。因而对于老年人,选择术中常规的冷冻病理检查是一个良好的习惯。

(三)妊娠期阑尾炎

妊娠期阑尾炎的手术风险要明显增加,尤其对合并穿孔、腹膜炎患者,更容易发生早产和胎儿、孕妇的死亡。另外,一方面孕妇和家属往往不愿接受手术治疗,其次孕妇的许多腹部疾病也增加了鉴别诊断的难度,这些因素往往由导致诊断及治疗的延误,从而导致死亡率和并发症的增加。

1.诊断

(1)症状与体征:妊娠期子宫增大时压迫阑尾基底部向上和向外移位,而且腹肌弹性减弱也增加了阑尾炎诊断的困难,因此妊娠期阑尾炎的症状和体征往往缺乏特异性。在一项 52 例回顾性研究中,患者表现仍以右下腹痛为主要症状,腹部压痛和反跳痛是最常见的体征,不过反跳痛在妊娠后期就不明显了,依靠症状和体征的诊断准确率只有 56%~68%。例如右下腹痛伴体温升高、白细胞计数增加也经常出现在泌尿系感染的孕妇中,而且正常的孕妇也会出现恶心、呕吐及畏食等。

有学者推荐以 Alder 征鉴别宫内和宫外病变。这种检查方法是让患者仰卧位,检查者手放在患者的腹部,确定最痛点后,嘱患者转向左侧而手位置和压力不变,如果改变体位后疼痛减轻或消失,病变位于宫内;假如疼痛固定,则为宫外。

(2)影像学检查:检查中应用最多的仍是超声波,不过由于子宫的增大往往使分级压缩法不适用,从而引起超声波的诊断准确性下降。另外,在国外还有学者用螺旋 CT 检查来鉴别诊断,虽然螺旋 CT 能比较准确地提供阑尾的状况,不过应用这种检查还是比较谨慎得好,尤其在妊娠 6 个月之内。

（3）诊断·风险评估及防范：有研究表明，妊娠期阑尾炎 19％ 发病在孕期前 3 个月，60％ 在第 2 个 3 个月，15％ 在第 3 个 3 个月，6％ 在产后期，即不同的妊娠时期阑尾炎的发病率不同，不过有的研究并不支持这种观点。之所以探讨发病率，因为传统观点认为妊娠期前 3 个月手术容易导致流产，而后 3 个月则易导致早产，有回顾性调查的证实，急性阑尾炎导致的流产率在妊娠前 3 个月为 12％，第 2 个 3 个月为 6％；而早产率第 3 个 3 个月为 25％，第 2 个 3 个月为 8％。

妊娠期阑尾手术都要面临一个问题，即胎儿的丢失率（流产或早产）。目前来看，穿孔性阑尾炎手术仍是妊娠期胎儿死亡首要因素。通常随着子宫的增大，阑尾也缓慢升高，网膜不能包绕感染的阑尾，因此阑尾穿孔就容易出现弥散性腹膜炎。而且妊娠子宫血运丰富，这样也加重了炎性淋巴组织弥散的程度和范围。在妊娠 3 个月后，子宫间歇性收缩阻碍炎性部位粘连和包绕作用，这些都是增加了炎症局限的能力。炎症的扩散刺激了子宫，从而导致胎儿的流失。一般来说，非穿孔性阑尾炎的胎儿丢失率只有 9％，而一旦出现腹膜炎，则可高达 36％。需要提出的是，即使是阴性的探查同样会增加流产和早产的概率。

至于手术，有学者习惯对疑似病例采用正中横切口，这有时是为了方便剖宫产，而外科医生似乎更习惯用右侧旁正中切口，以方便探查。

2.治疗

腹腔镜技术的应用：在腹腔镜初期，妊娠期腹腔镜下阑尾切除术曾被认为是绝对禁忌证，因为二氧化碳可以通过腹膜吸收，导致胎儿酸中毒，同时气腹时腹内压也可能对胎儿产生不良影响。但是，由于妊娠患者在行腹腔镜探查后并没有出现不良的远期并发症，以及妊娠患者的腹腔镜下胆囊切除术近年来的逐步开展，促使腹腔镜也逐渐应用到妊娠期阑尾切除术中。目前的妊娠期腹腔镜下阑尾切除术还主要集中在妊娠早期和中期，虽然缺少评价妊娠患者的腹腔镜下阑尾切除术的随机研究，但与开腹手术相比，腹腔镜似乎并不增加孕妇和胎儿的死亡风险。

四、阑尾的其他病变

阑尾的其他病变较罕见，临床上具有一定重要性者包括：①阑尾的黏液囊肿和憩室；②阑尾的类癌和癌肿；③阑尾的放线菌病。

（一）黏液囊肿

阑尾的黏液囊肿罕见，占阑尾切除术的 0.1％～0.4％。该病可以合并肠梗阻，破裂后可以表现为腹膜假黏液瘤。

1.病因

所谓阑尾黏液囊肿，为阑尾腔末端因慢性炎症逐渐阻塞，致其黏膜分泌之黏液逐渐在腔内淤积而成。故其发生实有赖于三个因素：①阑尾腔部分阻塞；②阻塞部远端的黏膜仍能分泌黏液；③腔内并无细菌存在，不致并发感染。

2.病理

阑尾腔梗阻初期，阑尾壁往往增厚，日久以后其肌壁逐渐消失，代之以单纯的纤维组织或者呈玻璃样变。其内容物多为一种假黏液,大概是黏膜的一种变性分泌,也可能是在分泌以后在细胞外逐渐转变而成。有时候黏液也可变得很稠厚,如胶冻状物。黏液囊肿大小不一,小的直径不过 1mm,大的有达 15cm×39cm 者。

囊肿一旦形成,有时可引起其他并发症。最重要的是囊肿穿破,致内容物溢出至腹腔,造成腹膜假黏液瘤,情况正像卵巢的假黏液囊肿。腹膜假黏液瘤之所以能形成,不仅单纯由假黏液自破裂的囊肿中溢出所致。溢出黏液中含具有分泌机能之细胞,此种细胞一旦粘附在腹膜表面仍能不断分泌,遂形成腹膜假黏液瘤。虽然在黏液内一般很难找到黏液细胞,但鉴于囊肿一旦破裂形成腹膜假黏液瘤,即使将阑尾和腹腔内之假黏液瘤一并彻底切除,假黏液瘤常有复发,患者可因一再手术而衰竭死亡,上说是可信的。此外,黏液囊肿尚可与小肠粘连引起肠梗阻或者引起肠套叠或肠扭转。有时黏液囊肿可因继发感染而产生急性炎症或者在囊内有继发出血而表现为亚急性阑尾炎的现象。

3.症状

阑尾黏液囊肿如较小而又无并发症,一般并无症状,多数是为其他情况手术时偶然发现。偶尔囊肿较大者可在右下腹表现为一肿块,需要手术探查以明真相。已经产生各种并发症的阑尾黏液囊肿,术前也大多诊断不明,至手术时方能明确其病理性质。

4.治疗

唯一的治疗是将阑尾及其囊肿一并切除。手术时必须尽最大努力防止囊肿破裂和黏液溢出,以免术后有并发腹膜假黏液瘤之危险,如囊肿已与其他小肠祥粘连或已引起套叠、扭转等并发症,往往需将受累的肠祥一并切除。

(二)憩室

阑尾憩室的发生率较黏液囊肿为高,一般认为约有 0.5%～2%。不少穿孔的急性阑尾炎实际上是阑尾憩室的穿孔,因憩室穿孔后较难辨认,故临床上诊断为阑尾憩室之病例不多。

阑尾憩室亦有真、假两种,后者是阑尾黏膜自其肌层之裂隙中向外突出的结果,因此假憩室壁仅有浆膜和黏膜两层组织,而真憩室则像阑尾壁一样具有完整之肌层组织。憩室可以单个性的,也可以是多发性的,其位置多在阑尾系膜面上或者在阑尾之远端部分。

阑尾憩室的临床重要性有二:

(1)有憩室形成的阑尾,如一旦发生急性阑尾炎,该憩室部分极易早期破裂,以致病情迅速恶化,这是因为假憩室的壁层组织较薄,不能耐受较高的阑尾腔内压,且一旦发生炎症时亦易于坏死之故。

(2)憩室破裂后如同黏液囊肿一样,也有引起腹膜假黏液性病变之可能。因此对于已经形成憩室的阑尾,即使并无炎症等并发症,也应早予切除。

(三)类癌

类癌是一种比较常见的阑尾肿瘤,阑尾又是整个胃肠道中类癌发生率最高的部位。

1.病理

类癌是病理上一个有趣的问题。其细胞呈小椭圆形,有一个大而圆的细胞核,其细胞浆中含有某种颗粒体,用含铋的硝酸银溶液可染成黑色,故类癌又称嗜银细胞瘤,类癌细胞不仅在形态上有癌细胞的特征,且偶尔亦有浸润和转移的现象发生,但在临床表现上一般都较良性,如能及时切除,大多预后良好。

类癌可发生在胃肠道的任何部分,但与一般癌症有所区别,通常腺癌好发在胃和结肠,而类癌则仅以小肠和阑尾为多见。其中大多数为阑尾类癌。

阑尾类癌一般多累及阑尾远端部分,致阑尾之尖端肿大成一硬块,其切面则呈灰白色或特殊黄色。癌细胞主要是在黏膜和黏膜下层,但偶尔也可侵入肌层或浆膜下层。少数病例也可有区域淋巴结或肝脏之转移,但此等病例即使已有转移,其病程进展也较缓慢。类癌并肝脏转移也有长期生存的病例。

2.临床表现

阑尾类癌患者多为 10～30 岁的青少年,亦有老年人患此病者。有的报道女性患者稍多,但一般男女罹患之机会大致相等。患者并无特殊表现,但当类癌位于阑尾远端时,可能引起黏液囊肿之形成,少数(10%)位于阑尾根部的类癌则有时可导致阑尾的慢性炎症,故其临床表现不外为急、慢性阑尾炎的症状,事实上也多在手术切除后方能明确其病变之性质。

3.治疗

如病变仅局限于阑尾本身,单纯的阑尾切除即为一种恰当的疗法,术后疗效极为良好。偶尔类癌已侵及盲肠壁或已有区域淋巴结转移者,则应行右半结肠的根治性切除术。

(四)癌

阑尾癌一般认为是罕见的,阑尾癌有两种不同的类型:

1.囊肿型阑尾癌

亦称恶性黏液囊肿。其外观与前述的良性黏液囊肿无异,但囊内的上皮细胞在病理切片中可见有乳头状的增生突起。这种恶性黏液囊肿的上皮细胞有时可以直接浸润到肠壁的浆膜上,并继续分泌黏液,形成腹膜的假黏液瘤。病理切片可见在大团的黏液中有少量上皮细胞或腺样结构悬浮或者在上皮囊肿内有多量黏液积滞。这种病变与卵巢的假黏液性囊性乳头状癌颇相似。当病变尚局限在阑尾本身时,单纯的阑尾切除已属恰当,不必行右半结肠切除。

2.结肠型阑尾癌

此型阑尾癌最为罕见。其病变如结肠的一般腺癌,在黏膜上有溃疡或菜花状赘生物形成,至晚期则可有淋巴结或血运之转移。当癌肿尚局限于阑尾时,亦可作单纯阑尾切除,但如癌肿已侵蚀盲肠壁或有淋巴结转移时,即应行右半结肠切除。

第三章　肝脏外科疾病

第一节　肝外伤

在开放性腹部外伤中,肝是最容易受伤的器官;在闭合性腹部外伤中,其受伤机会仅次于脾。作为体内最大实质性脏器,正常情况下肝质脆,包膜脆弱,易在外力影响下发生裂伤甚至碎裂。肝结构复杂,血液循环丰富,承担着复杂而重要的生理功能。复杂肝外伤的处理对外科医师来讲,至目前仍是棘手的问题。这些患者早期往往死于出血性休克,稍晚多死于胆汁性腹膜炎、继发性出血及感染等并发症。肝外伤还往往合并其他器官损伤,从而使伤情及处理更复杂化,并发症率及死亡率亦随之升高。

一、损伤机制

正常情况下,肝质地脆,包膜薄弱;从解剖位置上看,肝与脊柱关系密切,右肝更与肋弓有密切联系。在外力作用下,肝易受挤压伤,有时外伤致肋骨骨折,断端可能会直接刺伤肝;肝膈面与膈肌间有韧带相连,在剪切外力作用下,可发生撕脱,损伤肝包膜甚至肝实质。另外,在特殊情况下,临床上某些有创操作有时可致肝损伤,如 TIPS,肝穿刺活检,肝穿刺引流,胆道系统引流等。肝包膜甚至肝实质在操作过程中撕裂或穿破后,可发生出血或胆漏。

在钝性腹部外伤中,肝损伤机制一般有下面两种情况。①在车祸伤或高空坠落伤中,常见肝减速伤。身体因外力突然停止移动,而肝还在运动中,此时,往往在其与膈肌附着部发生包膜甚至肝实质的撕裂伤。裂隙常见于右前叶、右后叶之间。②外力直接作用于腹部,如钝击伤,肝间接受力发生挤压伤,受伤部位常见肝中间部分(Couinaud Ⅳ、Ⅴ、Ⅷ)。如果挤压严重,脊柱前方的尾状叶亦可能受伤。

贯通伤常见原因有枪伤、刀刺伤,根据伤口不同位置,可伤及肝任何部位。而在枪伤,往往同时并发其他脏器损伤,使病情复杂化。

二、肝损伤分级

根据美国创伤外科协会(AAST)脏器损伤分级委员会(OIS)1994 年肝损伤分级,按损伤的程度,肝损伤分为 6 级(表 3-1)。

表 3-1 AAST 肝损伤分级

级别	类别	具体损伤情况
Ⅰ	血肿	被膜下,<10%肝表面积
	裂伤	被膜撕裂,肝实质裂伤深度<1cm
Ⅱ	血肿	被膜下,占肝表面积10%～50%;位于肝实质内,直径<10cm
	裂伤	被膜撕裂,肝实质裂伤深度1～3cm,长度<10cm
Ⅲ	血肿	被膜下,>50%肝表面积;位于包膜下但表面破裂或肝实质血肿;肝实质内血肿直径>10cm 或为扩展性
	裂伤	肝实质裂伤深度>3cm
Ⅳ	裂伤	肝实质破裂累及25%～75%肝叶或1～3个肝段
Ⅴ	裂伤	肝实质破裂累及75%以上肝叶或单个肝叶中累及3个以上肝段
	血管	肝附近静脉损伤,如肝后下腔静脉或主要肝静脉损伤
Ⅵ	血管	肝撕脱

一般来讲,Ⅰ、Ⅱ级损伤属于轻度肝损伤,占80%～90%肝损伤患者,非手术治疗效果良好或仅需简单手术治疗;Ⅲ至Ⅴ级属于严重损伤需要手术治疗;Ⅵ级肝损伤一般没有生存机会。

三、病理

肝损伤后因大量出血会出现不同程度的休克。胆管损伤或肝组织内小胆管破裂将致胆汁外渗引起腹膜刺激症状。大量血液和胆汁积聚于腹腔内,可引起心率快、电解质紊乱、代谢性酸中毒、肾衰竭或急性呼吸窘迫综合征等。胆汁性腹膜炎可加重细胞外液的丢失,引起凝血机制障碍,出现继发性出血和感染。肝损伤后,肝包膜下血肿的容量可以是数毫升,但也可以多至2000～3000mL,甚至更多;肝实质破裂可造成广泛的肝组织坏死。如此前肝损伤机制所述,肝右叶受伤的机会是左肝的4～5倍,膈顶部损伤在所有肝外伤中约占40%。

四、诊断

(一)症状与体征

肝外伤的临床表现因致伤原因、损伤程度及病理类型而异。主要表现是腹腔内出血、休克或腹膜刺激症状。表浅裂伤出血和胆汁外渗不多,且在短期内多能自行停止,故临床表现轻微,一般仅有上腹部疼痛,很少出现休克,且症状可逐渐消退。

严重肝裂伤或贯通伤.因广泛肝组织碎裂和肝内较大胆管及血管断裂,腹腔内出血和胆汁渗出较多。临床上常有不同程度的休克,剧烈腹痛,体格检查时有明显的腹膜刺激征。

肝严重碎裂或合并有肝门大血管、下腔静脉破裂时,可发生大出血。患者往往因失血过多来不及抢救而死亡。

(二)辅助检查

肝在实际工作中,应根据致伤原因及部位或者开放性损伤的伤口来判断有无肝外伤可能。

但在合并多处、多发伤时或创伤严重,患者神志不清,不能配合临床检查时,诊断常有困难。如果患者血流动力学暂时稳定,可借助辅助检查明确诊断。常用辅助检查方法如下。

1.诊断性腹腔灌洗

肝损伤较明显,出血量相对较多时,腹腔穿刺多能获得阳性结果。当穿刺阴性仍然疑诊肝破裂时,可行腹腔灌洗协助诊断。以细导管经穿刺针插入腹腔内,进行抽吸,如抽吸不到液体,即将无菌生理盐水(20mL/kg)经导管注入腹腔内,并轻柔地帮助患者向左右两侧移动,2～3分钟后,将液体吸出,进行检查。若液体清亮则为阴性。若红细胞>10万/mm^3,白细胞>500/mm^{3}或检测出胆红素,表明有肝破裂可能。

2.创伤患者重点超声

腹部超声通常作为肝外伤初诊首选的影像学检查方法。随着现代技术的发展,超声检查设备的移动性得到加强,更有便携设备在临床得到广泛应用。在创伤外科,超声具备了无创、快速、便携的特点,结果判读实时化,可快速发现腹腔内异常积液、积血,对肝实质的损伤亦可清晰的发现,创伤外科医师尝试将其作为DPL的替代检查方法。实际应用中,对于腹部创伤,发现病变的敏感度在82%～88%,特异度可达到99%。但超声检查对检查者的依赖性较强,结果判读时应充分考虑这个不确定因素。

3.CT

一般情况稳定的腹部实质脏器创伤患者,CT扫描是目前普遍应用的影像学检查方法。对于肝创伤,CT有很高的敏感度与特异度,随着创伤与扫描间隔时间的延长,这个敏感度与特异度会更加升高。CT扫描不仅能发现肝创伤,而且对创伤部位,创伤程度可以清晰显示,并可以据此对肝损伤进行精确分级;在检查肝的同时,CT还能发现腹腔内其他脏器损伤,减少遗漏诊断的机会。

4.选择性肝动脉造影

借助数字减影血管造影(DSA),选择性肝动脉造影可清晰显示肝内血管破损部位。在其他诊断方法无效时,可考虑行血管造影明确诊断。选择性血管造影不仅有重要诊断价值,还有重要的治疗价值。损伤位置借造影明确后,可同时行选择性肝动脉栓塞,达到止血的目的。

5.腹腔镜技术

腹腔镜技术在腹部创伤患者中的应用日益广泛。对于诊断困难的患者,腹腔镜探查可明确诊断;对于非严重创伤,腹腔镜下可同时给予治疗。初步应用表明,腹腔镜的应用可以减少阴性或非治疗性开腹探查率,缩短患者住院时间,减少治疗费用。

五、治疗

治疗主要分为非手术治疗和手术治疗。

(一)非手术治疗

临床资料显示,部分肝外伤患者可采用非手术方法治愈,这是因为人们对肝外伤的自然转归有了更深入的了解。随着现代医学的发展,现代医疗检查设备(B超、CT、MRI等)的应用,高质量的CT、B超等检查设备能较准确地判断肝损伤的部位及腹腔积血量以及腹腔内其他脏器的损伤情况。临床医师经验不断丰富,综合处理的手段和监测能力不断加强。相当一部分肝外伤患者采用非手术治疗而痊愈,减少了患者的痛苦,节约了医疗费用,故在临床观察、B超及 CT 检查监测的基础上。近年来,国内外的许多文献有选择地应用非手术治疗闭合性肝外伤。

1.非手术治疗指征

(1)单纯性肝裂伤或肝内血肿或伤情较轻,属Ⅰ~Ⅲ级肝损伤,无活动性出血,血肿不进行性扩大者。

(2)无腹腔内其他脏器损伤而需手术探查者。

(3)患者血流动力学稳定,无明显的腹膜炎体征。

(4)患者神志清楚,在观察中反复多次检查都合学者。

(5)腹腔积血<250~500mL,少量输血(<200mL)就能纠正血流动力学的改变。

(6)观察过程中 CT 扫描证实已好转或已稳定。

(7)具备重症监护的条件及高素质 CT 或 B 超专业人员,若病情发生变化能及时转手术治疗。

2.注意事项 由于肝外伤病情的复杂性,在非手术治疗期间,要严密动态观察病情变化。

(1)严密观察生命体征和腹部情况。观察是否合并腹腔内其他脏器损伤,防止漏诊消化道穿孔,必要时要做多次 B 超及 CT 检查以明确腹腔内积血、渗漏胆汁及肝脏的愈合情况。

(2)监测血流动力学的变化。检验包括血红蛋白、红细胞计数及血细胞比容等。

(3)用 B 超对肝损伤进行动态监测。

(4)做好术前准备,随时中转手术。如发现患者有腹痛进行性加重,持续的血流动力学不稳定,血压下降,腹胀、腹膜炎体征逐渐加重时,要及时行 B 超或 CT 检查,如果腹腔出血量持续增加,化验红细胞计数、血红蛋白含量及血细胞比容进行性下降或发现合并其他脏器较严重的损伤,必须及时转手术治疗。

3.治疗措施

(1)严密观察伤情变化及生命体征:入院 48 小时内每小时测 1 次血压和脉搏,而后改每2~4 小时测 1 次。每 2~3 天测血红蛋白、血细胞比容、白细胞总数及分类。经常检查腹部体征,动作要轻柔。

(2)建立通畅的静脉通道,纠正水、电解质紊乱,酌情输血,有休克者积极抗休克治疗,应用止血药物,促凝、抗纤溶药物联用,必要时联用小血管收缩剂。

(3)禁食,静脉营养支持,必要时胃肠减压,以促进胃肠功能恢复,使腹腔内积血易于吸收。72 小时后若伤情稳定,可开始进食。

(4)选择适当的抗生素预防感染,以胆汁可能存在的细菌为依据。

(5)绝对卧床休息 2 周以上;吸氧,适当的镇静、止痛。

(6)72 小时内每日复查 CT 或床边 B 超,以后每 5~7 天复查 1 次,观察肝脏创伤愈合及腹腔积血吸收情况。

(7)出院后 3 个月内限制剧烈活动,半年内避免重体力劳动。

非手术治疗需要维持血流动力学的稳定。输血量与失血量有关,如输血不能使血流动力学稳定,应立刻手术。

如患者没有进行性加重的腹痛,血流动力学稳定,部分患者可行选择性动脉造影,查找出出血灶后栓塞出血部位的肝动脉分支,效果较好。

非手术治疗肝外伤的最大危险是延迟性出血。一般认为,肝外伤延迟性出血多发生在伤后2周内,且多与腹内压突然异常增加、剧烈活动或再次外伤有关,在非手术治疗期间应绝对卧床休息2周,避免腹内压增加,3个月内避免剧烈活动,半年内避免重体力劳动。如果发生延迟性出血,应立即中转手术治疗,不再适宜采取非手术治疗的方法。如出院后发生再出血,应立即收住院观察治疗。如住院期间出现渐进性出血,但血流动力学稳定,可继续非手术治疗,如血流动力学不稳定或突发大出血,应迅速手术治疗。选择非手术治疗时,要注意避免漏诊其他脏器的损伤,如肠破裂、胰腺裂伤、十二指肠损伤,以及合并胸部联合伤等,否则可造成严重的后果,危及患者的生命。因此,选择非手术治疗要严格掌握适应证,不要盲目从一,要随时调整治疗方案。

(二)手术治疗

手术是治疗严重肝外伤最重要且有效的方法。

1.适应证

当肝外伤患者有明显的腹腔内出血,血流动力学不够稳定,疑有腹腔内脏器合并伤,多量腹腔内积血、积液者,应在积极抗休克的同时行剖腹探查术。

2.手术治疗原则

彻底清创,有效止血,阻止胆漏,清除坏死肝组织,通畅引流以及处理合并伤。

3.手术探查

(1)切口:闭合性钝挫伤,明确受伤部位为右上腹或右胸部撞击,术前怀疑为肝破裂为主可做右腹部切口,可采用右肋缘下切口,切口宜大,暴露充分,便于手术操作;火器伤或车祸伤,术前不能排除多脏器伤,一般选用上腹正中切口,此类切口可根据术中需要向上、向下延伸或可延伸至第七肋间成胸腹联合切口。

(2)止血:不能控制出血是肝外伤患者早期死亡的主要原因,据估计,在伤后24小时死亡的患者,60%~80%是死于出血,因此,肝外伤处理的根本问题就是出血和如何控制出血。开腹后边抽吸腹腔内的积血边注意出血来源,凝血块较集中处往往为出血部位。明确出血部位后,可根据具体情况选用以下几种止血方法。

①肝门阻断法:若见创面出血多,速度快,可用指压法阻断肝门,一般术者左手拇指、示指自小网膜孔分别压住肝蒂即可止血,但此法不能持久,且妨碍术者进行手术操作;再换用准备好的乳胶管自小网膜孔穿入,分开肝胃韧带后传出,以血管钳钳夹乳胶管可暂时阻断肝动脉、门静脉血流而达到止血的目的,此时,即可进行肝创面的清创,阻断肝血流以20分钟为限,以免造成肝脏的缺血性损伤,故每隔20分钟松开止血乳胶管一次。若行肝门阻断后仍有大量出血,从肝破裂处涌出,提示肝破裂可能累及肝静脉主干或下腔静脉,是肝外伤最危险、处理最困难的合并伤,其出血量大、迅速,且有并发空气栓塞的可能,死亡率高达80%。直接修补静脉破裂口因术野出血多,且显露不佳而十分困难,通常需将切口延至胸部以改善显露,并将一带有气囊的硅胶管经肾静脉下方、下腔静脉前壁小切口植入下腔静脉内,气囊插至膈肌上方时,

即向气囊注水,同时在肾静脉上方用纱带缚住下腔静脉,以建立暂时性静脉血流内转流,这样可大大减少肝静脉破裂处的出血,且此时较易看清楚肝静脉或下腔静脉损伤范围,有利于肝静脉或下腔静脉裂口的修补。

②纱布填塞法:适用于严重肝外伤、肝双叶广泛的碎裂伤,出血难以控制、广泛扩展的肝包膜下血肿、已有休克,在无大量输血条件,无肝切除技术,患者情况较差不能耐受较大手术时,可用此法暂时止血,待情况稳定后再做进一步的处理。此外,若肝门阻断法止血效果不佳,疑为肝静脉或下腔静脉损伤时。应迅速用纱布卷肝后填塞止血。创面以吸收性明胶海绵、淀粉海绵或止血纱布垫压数块,纱布尾端经腹壁切口或另做腹壁戳孔引出,原切口缝合。手术后第3～5日起,每日抽出纱条一段,7～10日取完。此法有并发感染或在抽出纱条的最后部分时引起再次出血的可能,故非不得已,应避免采用。

③局部止血法:结扎肝裂伤创缘内小动脉、门静脉分支,较大的分支血管双重结扎或结扎加缝扎;对于肝创面渗血可用微纤丝胶原、胶原片、海绵纤维蛋白、止血纱布等止血。

④肝动静脉结扎术:适用于创伤局部结扎不能止血或术中止血效果不佳及手术止血后继发性出血者,尤其是星芒状、中央型破裂伤及深度断裂伤、肝广泛爆炸伤、广泛扩展的肝包膜下血肿者,可行肝动脉结扎术。一般只行结扎肝左动脉或肝右动脉的选择性肝动脉结扎术,因其止血效果与肝动脉结扎术相似,但对肝功能影响更小。在严重肝外伤中,由于肝静脉损伤致大出血,为争取时间,抢救患者的生命,在不宜也无法行肝静脉修补时,可采用肝静脉结扎术。动物实验证明,结扎猪的肝静脉(累及全肝的50%)可导致局部充血,4～6个月后组织检查与正常组织无明显区别,累及全肝75%的肝静脉结扎,可导致局部纤维化,但局部仍有功能,有保留的价值,因此,肝静脉的部分结扎不至于导致完全的肝功能丧失。随着科学实验的不断深入、临床经验的不断丰富,曾经视为禁忌证的肝静脉结扎术也逐步应用,并取得了良好的效果,成为抢救严重肝外伤大出血患者的重要手段。

(3)清创缝合术:对于裂口浅、创口整齐的肝损伤,常采用单纯缝合术。该术式简便、快捷,且能在短时间内控制出血、修复创面。大多数伤口可做间断缝合或褥式缝合。缝合的要点是经裂口底部缝合,不残留残腔,并常规放置引流。对于肝脏钝性或高速投射物伤、有肝组织粉碎、创缘不整齐、失活组织较多者,彻底的清创是手术的关键步骤。原则上应切除、清除已失活的肝组织碎片,修齐创缘,经创缘结扎、缝扎肝内断裂血管、胆管,清除血凝块,但应尽可能保留健康的肝组织,彻底止血。有生机的肝组织的判断标准是肝创面上有鲜血渗出,清创后的肝创面应达到无失活肝组织、无渗血、无胆漏。创面渗血可用止血纱布压敷或大网膜覆盖后,用1号丝线或肠线做间断"8"字缝合或交叉垂直褥式缝合,缝合时进针要深不留残腔。

(4)清创性肝切除术:清创性肝切除术是指清除外伤造成的失去活力或脱落、损毁的肝组织碎块及部分肝叶、肝段,并直接于创面上止血。清创性肝切除术适用于复杂严重的肝外伤,如刀刺伤、高速枪弹伤、腹部钝挫伤的肝部分毁损、离断,火器伤、挤压伤以及星芒状破裂伤、多发碎裂伤等都有较大范围失活的肝组织或肝碎片相连,尤其是第Ⅷ段的星状破裂常合并有肝内血肿或在同一肝平面上有两条平行的裂伤时,中间的肝组织无生机者。若肝脏的损毁或撕脱伤局限于肝脏一叶、一段、半肝时或肝叶、肝段的肝动脉、门静脉、胆管完全断裂时,可行肝叶切除术。施行清创性肝切除术仍具有较高的死亡率。尽管如此,清创性肝切除对治疗严重肝外伤仍不失为一种有效措施。清创性肝切除的要点为清创性肝切除术与规则性肝切除术的区别,就在于前者常跨段、跨叶切除,即肝破到哪里就切到哪里,手术简单、止血可靠,正常肝组织破坏少。在清创切除时,应注意观察创面远侧残留肝脏的颜色,如呈暗紫色,则应及时将缺血部分切除。

(5)肝网片包裹术:肝脏碎裂严重而无法行修补的,采用合成网片行碎裂肝脏包裹术,即肝网片包裹术,此法能较好地达到肝修复的目的。对严重肝外伤的治疗取得了良好的效果。具体为用可吸收性聚乙二醇酸等人工合成的网织片,紧紧包裹受损伤的肝脏一叶和(或)全肝达到压迫止血目的,为近年开展治疗严重肝外伤的新技术,尤其适用于大面积肝实质星芒状裂伤而各碎块未失活且与肝蒂相连者。其禁忌证为伴有主肝静脉或肝段腔静脉损伤而出血难以控制者。该方法操作较为简单,也克服了纱布填塞需再次手术的缺点。

(6)引流术:所有的肝外伤经外科处理后均放置腹腔内引流,以引流渗出的血液和胆汁,这是减少肝外伤后并发症的一项重要措施。一般在肝下间隙放置烟卷引流或双套管引流,术后持续吸引双套管,以免胆漏引起胆汁性腹膜炎。

(7)腹腔镜在肝外伤中的应用:腹腔镜是近年来兴起的一门微创技术,自法国的 Mouret 首次将腹腔镜应用于临床以来,不断在世界各地兴起了腹腔镜的外科热潮。由于肝脏的解剖特点,使得腹腔镜技术在肝脏外科中的应用受到限制,无法施展其操作空间,故在肝脏外科中应用发展较慢。近年来,由于腹腔镜技术已广泛应用于临床,随着对肝脏外科领域的不断探索,也逐步应用于肝脏损伤。腹部闭合性外伤行腹腔镜检查可判断损伤的部位、损伤的程度,以及指导具体的治疗,国外已成为常规检查手段。对轻型肝外伤可利用腹腔镜行修补术,可减少患者的创伤,利于术后恢复。运用腹腔镜行肝动脉结扎术,可配合应用医用生物胶涂撒于肝损伤创面,减少出血,并可做腹腔积液的清洗与引流等处理。我国腹腔镜技术在肝外伤中的应用尚处于初步探索阶段,有待进一步实践、总结经验,不断提高技术水平。

(8)肝移植:本法适于极严重肝损伤,特别是肝门撕脱、断裂而造成无法修复的致命性损伤时,采用肝移植挽救患者生命是一种唯一合理的手段。肝外伤行肝移植术多为急诊手术,往往在技术和肝源上存在问题。

第二节　肝癌

一、流行病学

原发性肝癌是世界上流行率最高的 10 种恶性肿瘤之一。主要发生于温暖、潮湿、居民饮用闭锁水系的地区。其病程短,死亡率高。在我国广泛流行,占恶性肿瘤的第三位,其发病率为欧美的 5～10 倍,约占全世界肝癌病例的 42.5%。发病年龄可由 2 月婴儿至 80 岁以上老人,而 40～49 岁为发病年龄高峰。男性较女性的发病率显著高,高发地区男女之比为(3～4):1。美国为 2.4:1,英国为 3.1:1,加拿大为 2:1,我国为 7.7:1。女性肝癌发病较少,是否与内分泌系统有关,有待研究。70 年代我国肝癌硬化死亡率为 10.09/10 万人,每年 9～11 万人死于肝癌,其中男性死亡率达 14.52/10 万人,为第三位恶性肿瘤;女性为5.61/10 万人,为第四位恶性肿瘤,上海地区最高17.68/10 万人,云南最低4.41/10 万。据部分城市和农村统计肝癌死亡率在部分城市中为第三位恶性肿瘤,仅次于肺癌(32.89/10 万)和胃癌(21.51/10 万),部分农村中为第二位恶性肿瘤,仅次于胃癌(25.94/10 万)。死亡年龄从 20 岁组突然上升,40 岁组达最高峰,70 岁以后有所下降。

我国原发性肝癌的地理分布显示,沿海高于内地;东南和东北高于西北、华北和西南;沿海江河口或岛屿高于沿海其他地区。而且即使在同一高发区,肝癌的分布亦不均匀。

二、病因学

和其他恶性肿瘤一样,原发性肝癌的病因仍不十分清楚。实验证明,很多致癌物质均可诱发动物肝癌,但人类肝癌的病因尚未完全得到证实。根据临床观察,流行病资料和一些实验研究结果表明,肝癌可能主要与肝炎病毒、黄曲霉素、饮水污染有关。

(一)病毒性肝炎

1.乙型肝类病毒(HBV)

HBV 与肝细胞癌(HCC)的关系已研究多年,发现乙肝病毒与原发性肝癌有一致的特异性的因果关系,归纳为:①二者全球地理分布接近,乙型肝炎高发区,其肝癌的发病率也高,我国肝癌三个高发区(启东、海门、扶缓)研究结果表明 HBsAg 阳性者发生肝癌的机会较 HBsAg 阴性者高 6～50 倍。②原发性肝癌患者的血清学与病理证实其 HBsAg 阳性高达 89.5%,抗-HBc 达 96.5%,明显高于对照人群(5% 以下);免疫组化亦提示 HCC 者有明显 HBV 感染背景;在肝癌流行区及非流行区,男性 HBsAg 慢性携带者发生原发性肝癌的危险性相对恒定,且前瞻性研究表明,HBsAg 阳性肝硬化者发生原发性肝癌的概率比 HBsAg 阴性肝硬化者高,且标志物项越多(除抗-HBs)患肝癌危险性越高,流行病学调查证明病毒感染发生在肝癌之前。③证实 HCC 患者中有 HBV-DNA 整合,我国 HCC 患者中有 HBV-DNA 整合者占 68.2%。分子生物学研究提示 HBV-DNA 整合可激活一些癌基因(如 N-ras、K-ras 等),并使一些抑癌基因突变,已发现 HB. Ag 的表达与 p53 突变有关。④动物模型(如土拨鼠、地松鼠、鸭等)提示动物肝炎与肝癌有关。

我国约 10% 人口为 HBsAg 携带者,每年约有 300 万人可能从急性肝炎转为慢性肝炎,每年约 30 万人死于肝病,其中 11 万死于肝癌。肝炎的垂直传播是肝癌高发的重要因素,表面抗原阳性的孕妇可使 40%～60% 婴儿感染乙型肝炎,这些婴儿一旦感染乙型肝炎,约有 1/4 可能发展到慢性肝炎,还有一部分发展到肝硬化和肝癌。国外有学者认为,高发区婴儿接种乙型肝炎疫苗,可减少 80% 的肝癌患者。

2.丙型肝炎病毒(HCV)

HCV 主要经血传播,亦可由性接触传播,HCV 与 HCC 关系的研究近年受到重视。在西班牙、希腊 HCC 的抗-HCV 阳性率分别达到 63% 和 55%,HBsAg 阳性率为 39% 左右,而印度抗-HCV 阳性率为 15.1%,香港 7.3%,上海为 5%～8%,表明该型肝炎病毒与肝癌的关系有地理分布关系。

流行病学的证据说明 HBV 是肝癌发生的重要危险因素,但不是唯一的因素。HCV 与肝癌的关系在部分地区如日本、西班牙、希腊可能是重要的,在中国的作用有待进一步研究。流行病学研究提示了病毒病因参与了肝癌的发病过程,随着分子生物学的发展,进一步从分子水平提示了病毒病因的作用机制。乙肝肝炎病毒(HBV)在人肝癌中以整合型 HBVdNA 和游离型 HBVdNA 两种形式存在。病毒在整合前,首先要通过游离病毒的复制,因此在早期以游离型 HBVdNA 存在于肝癌中,由于整合型 HBVdNA 中,相当部 X 基因存在断裂,部分或全部缺少,游离型 HBVdNA 可能是 X 基因表达的反式激活因子。

3.黄曲霉素(AF)

黄曲霉素和产生曲霉的产毒菌的代谢产物,动物实验证明有肯定的致癌作用。黄曲霉毒素 B1(AFB1)是肝癌的强烈化学致癌物,能诱发所有实验动物发生肝癌;在人体肝脏中发现有纯代谢黄曲霉素及黄曲霉毒素 B1 的酶。霉变食物是肝癌高发区的主要流行因素之一,肝癌高发区粮食的黄曲霉素及黄曲霉素污染程度高于其他地区。这可能与肝癌高发区多处于温潮湿地带真菌易于生长有关,非洲和东南亚曾进行过黄曲霉素与肝癌生态学研究,发现男性摄入的黄曲霉毒素高的地方,肝癌发病率亦高;摄入黄曲霉素的剂量与肝癌发病率经呈线性函数关系 Y(肝病发病率)＝0.42×AFBlng/kg＋6.06。分子流行病学的研究,也进一步证实黄曲霉素曲霉毒素 B1(AFB1)与肝癌发生密切相关。

(二)其他

微量元素、遗传因素等在原发性肝癌发病中有一定作用。有学者认为硒是原发性肝癌发生发展过程中的条件因子,有资料表明血硒水平与原发性癌发病率呈负相关。硒的适量补充可降低原发性肝癌发病率的 2/3～1/3。国内外均有原发性肝癌高发家系的报道,我国启东对原发性肝癌和健康对照组家庭中肝癌的发生情况进行调查,结果表明原发性肝癌高于对照组,统计学检验有显著差异。另外发现肝细胞癌与血色素沉着症(一种罕见的遗传代谢异常)的联系仅仅存在于那些患此病而长期生存以致产生肝硬化的患者。通常情况下遗传的是易患肿瘤的体质而非肿瘤本身。此外饮酒、吸烟、寄生虫,某些化学致癌物、激素、营养等与人类肝癌的关系尚有不同的看法。迄今认为,原发性肝癌是多因素协同作用的结果,在不同的阶段,不同的地区,其主要因素可能会有所不同。肝炎病毒 HBV、HCV、黄曲霉素、亚硝胺、饮水污染是原发性肝癌的主要病因。因此,管水、管粮、防治肝炎是预防肝癌的主要措施。

三、病理

(一)大体分型

肝癌大体分型为

1.巨块型

除单个巨大块型肝癌外,可由多个癌结节密集融合而成的巨大结节。其直径多在 10cm 以上。

2.结节型

肝内发生多个癌结节,散布在肝右叶或左叶,结节与四周分界不甚明确。

3.弥漫型

少见,癌结节一般甚小,弥漫分布于全肝,与增生的肝假小叶有时难以鉴别,但癌结节一般质地较硬,色灰白。

4.小肝癌

单个癌结节直径小于 3cm,癌结节数不超过 2 个,最大直径总和小于 3cm。

(二)组织学分型

1.肝细胞癌

最常见,其癌细胞分类似正常肝细胞,但细胞大小不一,为多角,胞质丰富,呈颗粒状,胞核深染,可见多数核分裂,细胞一般排列成索状,在癌细胞索之间有丰富的血窦,无其他间质。

2.胆管细胞癌

为腺癌,癌细胞较小,胞质较清晰,形成大小不一的腺腔,间质较多,血管较小。在癌细胞内无胆汁。

3.混合型肝癌

肝细胞癌与胆管细胞癌混合存在。

4.少见类型

(1)纤维板层型:癌细胞索被平行的板层排列的胶原纤维隔开,因而称为纤维板层肝癌(FCL)。以多边嗜酸肿瘤细胞聚成团块,其周围排列着层状排列的致密纤维束为特征。FCL肉眼观察特征,绝大多数发生在左叶,常为单个,通常无肝硬化和切面呈结节状或分叶状,中央有时可见星状纤维瘢痕,这些有助于区别普通型 HCC,电镜下 FCL 的胞质内以充满大量线粒体为特征,这与光镜下癌细胞呈深嗜酸性颗粒相对应。有学者观察到 FCL 有神经分泌性颗粒,提示此癌有神经内分泌源性。

(2)透明细胞癌:透明细胞癌肉眼所见无明显特征,在光镜下,除胞质呈透明外,其他均与普通 HCC 相似,胞质内主要成分是糖原或脂质。电镜下透明癌细胞内细胞器较普通 HCC 为少。透明细胞癌无特殊临床表现,预后较普通 HCC 略好。

(三)分期

肝癌的分期对于预后评估、合理治疗方案的选择至关重要。结合中国的具体国情及实践积累建立中国肝癌的分期方案(CNLC),可分为:

CNLC Ⅰa 期:体力活动状态(performance status,PS)评分 0～2 分,肝功能 Child-Pugh A/B 级,单个肿瘤、直径≤125px,无血管侵犯和肝外转移;

CNLC Ⅰb 期:PS 0～2 分,肝功能 Child-Pugh A/B 级,单个肿瘤、直径＞125px 或 2～3 个肿瘤、最大直径≤75px,无血管侵犯和肝外转移;

CNLC Ⅱa 期:PS 0～2 分,肝功能 Child-Pugh A/B 级,2～3 个肿瘤、最大直径＞75px,无血管侵犯和肝外转移;

CNLC Ⅱb 期:PS 0～2 分,肝功能 Child-Pugh A/B 级,肿瘤数目≥4 个、肿瘤直径不论,无血管侵犯和肝外转移;

CNLC Ⅲa 期:PS 0～2 分,肝功能 Child-Pugh A/B 级,肿瘤情况不论、有血管侵犯而无肝外转移;

CNLC Ⅲb 期:PS 0～2 分,肝功能 Child-Pugh A/B 级,肿瘤情况不论、血管侵犯不论、有肝外转移;

CNLC Ⅳ期:PS 3～4 或肝功能 Child-Pugh C 级,肿瘤情况不论、血管侵犯不论、肝外转移不论。

肝癌治疗领域的特点是多种治疗方法、多个学科共存,包括肝切除术、肝移植术、局部消融治疗、TACE、放射治疗、全身治疗等多种手段。

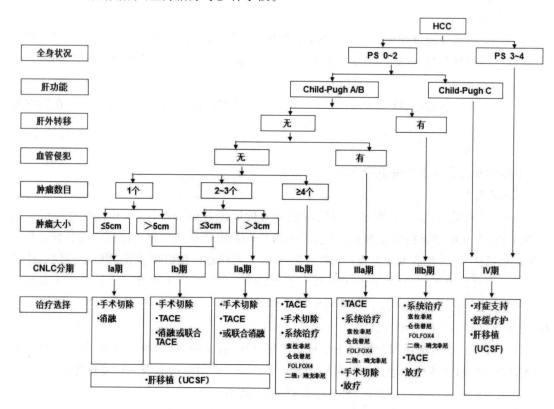

四、诊断

(一)症状与体征

原发性肝癌的临床病象极不典型,其症状一般多不明显,特别是在病程早期。通常 5cm 以下小肝癌约 70% 无症状,无症状的亚临床肝癌亦 70% 左右为小肝癌。症状一旦出现,说明肿瘤已经较大,其病势的进展则一般多很迅速,通常在数周内即呈现恶病质,往往在几个月至 1 年内即衰竭死亡。临床病象主要是两个方面的病变:①肝硬化的表现,如腹水、侧支循环的发生,呕血及肢体的水肿等;②肿瘤本身所产生的症状,如体重减轻、周身乏力、肝区疼痛及肝增大等。

1.分型

根据患者的年龄不同、病变之类型各异,是否并有肝硬化等其他病变亦不一定,故总的临床表现亦可以有甚大差别。一般患者可以分为 4 个类型。

(1)肝硬化型:患者原有肝硬化症状,但近期出现肝区疼痛、肝增大、肝功能衰退等现象;或者患者新近发生类似肝硬化的症状如食欲缺乏、贫血清瘦、腹水、黄疸等,而肝增大则不明显。

(2)肝脓肿型:患者有明显的肝增大,且有显著的肝区疼痛,发展迅速和伴有发热及继发性贫血现象,极似肝的单发性脓肿。

(3)肝肿瘤型:此型较典型,患者本属健康而突然出现肝大及其他症状,无疑为一种恶性肿瘤。

(4)癌转移型:临床上仅有癌肿远处转移之表现,而原发病灶不显著,不能区别是肝癌或其他癌肿;即使肝增大者亦往往不能鉴别是原发性还是继发性的肝癌。

上述几种类型以肝肿瘤型最为多见,约 50% 的患者是以上腹部肿块为主诉,其次则为肝脓肿型,约 1/3 以上的病例有上腹部疼痛和肝增大。肝癌的发生虽与肝硬化有密切关系,但临床上肝癌患者有明显肝硬化症状者却不如想象中之多见。

2.症状

癌患者虽有上述各种不同的临床表现,但其症状则主要表现在全身和消化系统两个方面。60%～80% 的患者有身体消瘦、食欲缺乏、肝区疼痛及局部肿块等症状。其次如乏力、腹胀、发热、腹泻等亦较常见,30%～50% 的患者有此现象;而黄疸和腹水则较国外报道者少,仅约20% 的患者有此症状。此外还可以有恶心、呕吐、水肿、皮肤或黏膜出血、呕血及便血等症状。

3.体征

患者入院时约 50% 有明显的慢性病容。阳性体征中以肝增大最具特征:几乎每个病例都有肝大,一般在肋下 5～10cm,少数可达脐平面以下。有时于右上腹或中上腹可见饱满或隆起,扪之有大小不等的结节(或肿块)存在于肝表面,质多坚硬,并伴有各种程度的压痛和腹肌痉挛,有时局部体征极似肝脓肿。唯当腹内有大量腹水或血腹和广泛性的腹膜转移时,可使肝的检查发生困难,而上述的体征就不明显。约 1/3 的患者伴有脾大,多数仅恰可扪及,少数亦可显著肿大至脐部以下。20% 的患者有黄疸,大多为轻、中度。其余肝硬化的体征如腹水、腹壁静脉曲张、蜘蛛痣及皮肤黏膜出血等亦时能发现;其中腹水尤属常见,约 40% 的患者可能有之。

(二)并发症

原发性肝癌的并发症可由肝癌本身或并存的肝硬化所引起。这些并发症往往也是导致或促进患者死亡的原因。

1.癌结节破裂出血

肝癌可因肿瘤发展、坏死软化而自行破裂,也可因外力、腹内压增高(如剧烈咳嗽,用力排便等)或在体检后发生破裂。巨块型肝癌发生破裂的机会较结节型多见。当肝癌破裂后,患者有剧烈腹痛、腹胀及出冷汗,严重时可发生休克。肝癌因破裂小所致的内出血量少,往往可被大网膜黏着而自行止血,3～5 天后症状即能自行缓解。体检时可发现腹部有压痛、反跳痛和肌紧张,重者脉搏细速、血压低、腹部膨胀、有移动性浊音等。肝癌破裂引起的大出血可在短期内导致患者死亡。如手术止血,部分患者可延长生命。也有早期小癌结节破裂经手术切除而长期生存者。

2.肝性脑病

通常为肝癌终末期的并发症,这是由于肝癌或同时合并的肝硬化导致肝实质广泛的严重破坏所致。肝癌出现肝性脑病,其预后远较其他肝病并发的肝性脑病为严重。损害肝的药物、出血、感染、电解质紊乱、大量利尿药的应用或放腹水等常为诱发肝性脑病的因素。

3.消化道出血

大多数因肝硬化或癌栓导致肝门静脉高压,引起食管胃底静脉曲张破裂而出血。患者常因出血性休克或诱发肝性脑病而死亡。此外晚期肝癌患者亦可因胃肠道黏膜糜烂、溃疡加上凝血功能障碍而引起广泛渗血等现象。

4.其他并发症

原发性肝癌因长期消耗,机体抵抗力减弱或长期卧床等而易并发各种感染,尤其在化疗或放疗所致白细胞减少的情况下,更易出现肺炎、败血症、肠道及真菌感染等并发症。靠近膈面的肝癌可直接浸润或通过淋巴、血液转移引起血性胸腔积液。也可因癌破裂或直接向腹腔浸润、播散而出现血性腹水。

(三)化验检查

近年来用于肝癌检测的血清标记物主要有:①甲胎蛋白(AFP)及其异质体;②GP73蛋白;③各种血清酶,如γ谷氨酰转肽酶同工酶Ⅱ(GGT-Ⅱ)、碱性磷酸酶同工酶Ⅰ(ALP-Ⅰ)、岩藻糖苷酶(AFU)、5'-核苷酸磷酸二酯酶同工酶Ⅴ(5'-NPD-V)。其中AFP的诊断价值最大。对于AFP阴性肝癌的诊断,以上几种血清标记物联合应用,具有一定的诊断价值。

1.甲胎蛋白(AFP)及其异质体

甲胎蛋白由Bergstrand和Czar于1956年在人胎儿血清中首次发现,为一种胚胎专一性甲种球蛋白,由胚肝实质细胞和卵黄囊细胞合成。1963年,Abelev首先发现小鼠接种肝癌可合成AFP,随后Tatarinov在原发性肝癌患者血清中检测到AFP,并由此广泛地应用于临床和普查。此外,妊娠、活动性肝病、生殖腺胚胎性肿瘤、继发性肝癌和消化道癌中的少数也可呈血清AFP阳性。1977年,全国第1届肝癌协作会议提出单项AFP检测诊断原发性肝癌的标准:AFP对流法阳性或定量≥400μg/L,持续2个月以上,并能排除妊娠、活动性肝病、生殖腺胚胎性肿瘤者。

AFP的临床应用价值在于:①AFP为临床诊断原发性肝癌高度专一性的指标。临床发现有60%~70%的原发性肝癌AFP升高,如按标准诊断,假阳性率仅为2%。②鉴别诊断原发性肝癌与其他肝病。③通过普查,早期发现肝癌。④评价手术或其他疗法的疗效,判断预后。AFP阳性肝癌根治性切除的,AFP在术后1~2个月转阴。术后AFP不能降至正常或降而复升者,提示有癌细胞残存。观察肝癌患者经其他疗法后的AFP变化,亦可判断疗效和估计预后。

2.GP73蛋白

是存在于高尔基体的一种跨膜蛋白,Kladney等于2000年首先发现其存在于正常人肝组织中,GP73主要由胆管内皮细胞表达,而肝细胞表达很少甚至不表达。Block等于2005年首先提出,在肝癌患者血清中,GP73水平显著升高。近年来,国内研究也证实GP73蛋白在肝细胞癌患者血清中显著升高,血清GP73蛋白对肝细胞癌的诊断亦是一个较好的检测指标,具有较好的敏感度和特异度,且均高于 AFP。

3.γ谷氨酰转肽酶同工酶Ⅱ(GGT-Ⅱ)

应用聚丙烯酰胺梯度凝胶电泳可将 GGT 分离出 12～13 条区带,其中 GGT-Ⅱ和Ⅱ带是肝癌特异性同工酶带。GGT-Ⅱ对肝癌诊断的阳性率 25%～75%,且与 AFP 无关。国内有学者报道其对肝癌的敏感性为 79.7%,优于 AFP,特异性为 96.4%,与 AFP 接近,是诊断肝癌较好的标记物之一。

4.岩藻糖苷酶(AFU)

是一种广泛存在于人和动物组织液中的溶酶体水解酶。可用分光光度比色法或荧光比色法检测其活性,正常值为 450mmol/(mL·h)。肝细胞癌患者血清中 AFU 活性显著高于肝硬化和继发性肝癌。但 AFU 高亦可见于病毒性肝炎、糖尿病、突眼性甲状腺肿及胃肠道癌肿。其诊断敏感性为 75%,特异性为 90%。

5.碱性磷酸酶同工酶Ⅰ(ALP-Ⅰ)

ALP 增高多见于中、晚期肝癌,小肝癌中仅占 12%。ALP-Ⅰ对肝癌的诊断特异性高达98.6%,但敏感性较低,仅 16.7%。ALP-Ⅰ有助于少数 AFP 阴性肝癌的诊断。

6.5′-核苷酸磷酸二酯酶同工酶Ⅴ(5′-NPD-Ⅴ)

是一种非核酸酶,其活性与肝癌的生长速度相平行。在 AFP 阳性肝癌中阳性率为 84.6%～85.7%,AFP 阴性肝癌其阳性率为 76%。但转移肝癌可达 72%～98%。良性肝病的假阳性率仅为 8.3%～13.3%,可供鉴别。

(四)影像学检查

1.超声检查

为非侵入性检查,对人体组织无任何不良影响,其操作简单、直观准确、费用低廉、方便无创、广泛普及,可用于肝癌的普查和治疗后随访。实时超声造影对于小肝癌的鉴别诊断具有重要的临床价值,常用于肝癌的早期发现和诊断,对于肝癌与肝囊肿和肝血管瘤的鉴别诊断较有参考价值,而术中超声直接在开腹后的肝表面探查,避免了超声衰减和腹壁、肋骨的干扰,可发现术前 CT、超声检查皆未发现的肝内小病灶。超声造影(CEUS)诊断肝细胞癌是目前一种重要的新型影像诊断技术,CEUS 又称增强超声成像,是能实时检测肝细胞癌的组织血流动态改变特征的有效方法。CEUS 是在普通超声的基础上,经静脉注射超声造影剂,可以观察肿瘤的血液灌注和微血管网分布状况,从而有助于更准确地判断病灶的血供特点。但是,超声检查容易受到检查者经验、手法和细致程度的影响。

2.CT

是一种安全、无创伤、高分辨力的检查方法。对肝癌的定位诊断很有价值。CT 能显示肿瘤的大小、位置、数目及与周围脏器和大血管的关系,可检出 1cm 左右的早期肝癌。并有助于了解是否伴发肝外转移,如肝门淋巴结,胰头后淋巴结等。结合增强扫描可以判断病变的性质,对肝癌与肝血管瘤的鉴别有较大的价值。平扫下肝癌多为低密度占位,边缘清晰或模糊,部分有包膜的肝癌可显示晕圈征。较大的肝癌可见更低密度的坏死区,少数肝癌可见钙化。肝癌在动脉期尤以注药 20s 内强化最为明显,癌灶密度高于周围肝组织。30～40s 后造影剂进入细胞间隙转入实质期,病灶又恢复为低密度,显示更为清晰。近年快速发展起来的肝 CT

灌注成像(HCTPI)技术,特别是 64 层螺旋 CT 全肝灌注成像,具有扫描范围广、空间分辨力高、血流测量准以及可重复性强等优点,临床实践证明其在肝癌的诊断中具有重要意义。

3.MRI

是在发现磁共振现象的基础上发展起来的一种新型医学影像学技术。MRI 具有较高的软组织分辨力,多序列、多参数成像,对直径≤3.0cm 的肝细胞癌检出率甚至高于螺旋 CT,常规 MRI 平扫检出率为 70%~80%,加用动态增强扫描可以使检出率达 90% 以上,在检测和鉴别 SHCC 上,MRI 拥有比 CT 更多的优势,包括更高的软组织对比度和血管内对比剂的敏感性以及更多类型的序列。与 CT 相比其优点为无电离辐射,能获得横断面、冠状面、矢状面 3 种图像,对肿瘤与肝内血管的关系显示更佳;对软组织的分辨力高;对肝癌与肝血管瘤、囊肿及局灶性结节性增生等良性病变的鉴别价值优于 CT。国外报道 MRI 对>2cm 的肝癌的检出率为 97.5%,<2cm 者为 33.3%,检出最小的肝癌为 1.5cm。近年有采用钆离子螯合剂做对比增强剂成像,提高了 MRI 对微小病灶的检出率,并有助于肿瘤性质的判断。原发性肝癌在 T_1 加权像上多为低信号占位,少数可为等信号或高信号,坏死液化信号更低;伴有出血或脂肪变性则局部呈高信号区;钙化表现为低信号。在 T_2 加权像上,绝大多数肝癌表现为强度不均的高信号区,少数可呈等信号区;液化坏死区信号强度很高;钙化则为点状低信号。肝门静脉或肝静脉癌栓在 T_1 加权像和质子密度像上呈稍高的信号;在 T_2 加权像上为较低的信号强度。假包膜在 T_1 加权像表现为肿瘤周围的低信号带,在 T_2 加权像上内层纤维组织为低信号带,外层丰富的受压的小血管或胆管则为高信号带。MRI T_1 加权像可显示清晰的肝血管解剖,对指导手术有很大的参考价值。

4.数字减影血管造影(DSA)

DSA 对小肝癌的定位诊断是目前各种方法中最优者。其诊断阳性率为 90% 以上,可显示 0.5~1.0cm 的微小肿瘤。但由于肝动脉造影为一侵入性检查,故不列为首选。其应用指征为:①临床高度怀疑肝癌或 AFP 阳性而其他影像检查正常者。②其他影像学检查疑有肝占位病变但结果不一致或难以确定病变性质者。③术前怀疑有 1~2cm 的子灶需做 CTA 以确定位置和数目指导手术者。④肝癌行肝动脉栓塞化疗者。原发性肝癌的肝动脉造影主要特征为早期动脉相肿瘤血管团,肿瘤实质期染色,动脉变形、移位,增粗,动、静脉瘘,肿瘤包绕动脉征以及"池状"或"湖状"造影剂充盈区等。

5.正电子发射体层显像技术(PET)及单光子发射计算机体层显像(SPECT)

SPCET、PET、PET/CT 多种示踪剂显像等技术能利用病变细胞内各种物质代谢的原理显像病变组织,能在肝细胞形态结构未出现明显改变前探测出其功能上的变化,对 SHCC 的早期监测,良、恶性肿瘤的鉴别,分化程度的判断及转移灶的发现有着较高的临床价值。以核素标记的 AFP 或抗人肝癌单抗行放射免疫显像等新技术,使肝癌的检出率有所提高,可检出最小约 2cm 癌灶。

(五)肝穿刺活体组织检查

肝穿刺活检对确定诊断有一定帮助。但由于其阳性率不高,可能导致出血,癌肿破裂和针道转移等,一般不作为常规方法。对无法确诊的肝内小占位,在 B 超下行细针穿刺活检,可望获得病理学证据。

（六）原发性肝癌的诊断标准

1.病理诊断

单凭发病史、症状和体征及各种化验资料分析，最多仅能获得本病的拟诊，而确切的诊断则有赖于病理检查和癌细胞的发现，临床上大多通过肝穿刺、腹水或胸腔积液中找癌细胞、锁骨上或其他淋巴结或转移性结节之活组织检查、腹腔镜检查以及剖腹探查等不同的方法来达到确定诊断的目的。

2.临床诊断

①AFP≥400μg/L，能排除妊娠、生殖系胚胎源性肿瘤、活动性肝病及转移性肝癌，并能触及肿大、坚硬及有大结节状肿块的肝或影像学检查有肝癌特征的占位性病变者。②AFP＜400μg/L，能排除妊娠、生殖系胚胎源性肿瘤、活动性肝病及转移性肝癌，并有两种影像学检查有肝癌特征的占位性病变或有两种肝癌标记物（DCP、GGTⅡ、AFU及CA19-9等）阳性及一种影像学检查有肝癌特征的占位性病变者。③有肝癌的临床表现并有肯定的肝外转移病灶（包括肉眼可见的血性腹水或在其中发现癌细胞）并能排除转移性肝癌者。

五、治疗

（一）治疗原则

亚临床肝癌治疗可给予中医中药、保肝治疗等。如发现肝癌显示，可手术或局部药物注射。

1.Ⅰa（肿瘤直径＜3cm）

以手术切除为主，有严重肝硬化，可在B超引导下无水乙醇瘤内注射或射频消融术。术后应予中药或免疫药物、化疗药物。

2.Ⅰb、Ⅱa

以手术切除为首选。如肝功能异常，可先用中药或西药保肝治疗后，等肝功能恢复，再考虑手术。手术切除后，如切缘有残癌，应考虑术后的放射治疗或动脉内化疗；血管内有癌栓者，术后可用中药、免疫治疗，亦可考虑肝动脉内化疗、全身化疗。如术后切缘阴性、门静脉内未见癌栓者，术后采用中药或生物治疗法等以提高远期疗效。

3.Ⅱb

争取做根治性切除，如术前估计无法切除，亦可进行肝动脉栓塞化疗术（TAE）、局部放射治疗、生物治疗或中药治疗，等肿瘤缩小后再争取手术切除。对手术难度较大或不能手术、肝功能正常、肝硬化不严重者，均可采用放射治疗。放疗过程中，同时服用中药或瘤内注射无水乙醇，亦可进行TAE。直径在13cm以上者，可考虑先行介入治疗，予动脉内注射化疗药物或栓塞，待肝癌缩小后再行放射治疗，并同时可用中药。由于介入治疗维持有效时间较短，远期疗效不高。在介入治疗后，如肝癌缩小，应结合手术切除或放射治疗，以提高远期疗效。如肝癌呈多发，亦可考虑放射治疗或介入治疗结合放射治疗。肝癌病灶呈弥漫型，可考虑全身化学药物治疗。如雌激素受体阳性，亦可考虑用他莫昔芬治疗或应用生物治疗及中药治疗。如肝癌病灶弥漫、肝硬化严重者，可以中医中药治疗为主，亦可采用生物治疗。

4.Ⅲa、Ⅲb

肝癌伴腹水者,可先予中药或西药利尿剂治疗。如腹水消退,根据肝内肿瘤情况,仍可按上法治疗。如为血性腹水,则不易消退;门静脉或肝静脉有癌栓者,予中、西药利尿不易见效。如肝癌结节破裂出血,予止血处理。肝癌伴黄疸者,如系肝门区有肿块压迫所致阻塞性黄疸,可采用局部放射治疗或局部瘤内注射或介入治疗或内支架或外引流;如系非阻塞性黄疸,可予中药治疗、保肝治疗。肝癌有肺转移者,如肝癌原发灶已控制、单个肺转移灶,可考虑切除或局部放射治疗。如系多个转移灶或弥漫两肺者,可考虑放射治疗(全肺野照射)或化疗药物、生物治疗。如肝癌原发灶未治疗或治疗未见控制,转移灶为单个或较为局限,亦可考虑放疗。如全肺弥漫转移者,则可采用生物治疗或化疗药物、中药治疗。晚期肝癌骨转移,如转移灶为单个或几个,可采用放射治疗。如骨转移广泛,可予化疗药物、生物治疗或放射性核素治疗,亦可予氯曲膦酸钠(骨膦)、帕米膦酸钠(阿可达)等治疗。对门静脉、肝静脉、下腔静脉有癌栓者,可试用肝动脉灌注化疗,一般不采用肝动脉栓塞,可用生物治疗或中药治疗。

(二)外科手术治疗

肝切除是目前治疗肝癌的首选方法,任何其他方法都无法达到与手术相当的效果,文献报道术后总体5年生存率多在30%～40%,微小肝癌切除术后5年生存率可达90%左右,小肝癌为75%左右。

1.切除术式及选择

肝切除术式的选择应根据患者全身情况、肝硬化程度及肿瘤大小、数目、部位和血管浸润状况而定,以提高切除率和生存率、降低手术死亡率。目前,对肝癌的手术适应证是:

(1)患者一般情况:①较好,无明显心、肺、肾等重要脏器器质性病变;②肝功正常或仅有轻度损害,按肝功能分级属A级或B级经短期保肝治疗可恢复至A级;③肝外无广泛转移性肿瘤。

(2)下述情况可行根治性肝切除:①单发微小肝癌;②单发小肝癌;③单发向肝外生长的大肝癌和巨大肝癌,表面较光滑,周围界限较清楚,受肿瘤破坏的肝组织小于30%;④多发肿瘤,但肿瘤结节小于3个,且局限于肝的一段或一叶内。

(3)下述情况可行姑息性肝切除:①3～5个多发肿瘤,局限于相邻2～3个肝段或半肝内,影像学显示无瘤肝组织明显代偿性增大,达全肝的50%以上;如肿瘤分散,可分别做局限性切除;②左半肝或右半肝的大肝癌或巨大肝癌,边界较清楚,第一、二肝门未受侵犯,影像学显示无瘤肝组织明显代偿性增大,达全肝的50%以上;③位于肝中央区(肝中叶或Ⅳ、Ⅴ、Ⅵ、Ⅶ段)的大肝癌,无瘤肝组织明显代偿性增大,达全肝的50%以上;④Ⅰ或Ⅷ段的大肝癌或巨大肝癌;⑤肝门部有淋巴结转移者,如原发肿瘤可以切除,应行肿瘤切除,同时行肝门部淋巴结清扫;淋巴结难以清扫者,术后行放射治疗;⑥周围脏器(结肠、胃、膈肌、右侧肾上腺等)受侵犯,如原发肿瘤可以切除,应连同受侵脏器一并切除;远处脏器单发转移肿瘤(如单发肺转移),可同时行原发肝癌切除和转移瘤切除术。

(4)肝癌合并胆管癌栓、门静脉癌栓和(或)腔静脉癌栓时,如癌栓形成时间不长,患者一般情况允许,原发肿瘤较局限,应积极手术。切除肿瘤,取出瘤栓。

(5)伴有脾功能亢进和食管胃底静脉曲张者,切除肿瘤同时行脾切除及断流术。

（6）对不能切除的肝癌的外科治疗：可根据具体情况，术中采用肝动脉结扎，肝动脉化疗栓塞、射频、冷冻、激光、微波等治疗。

（7）根治性切除术后复发肝癌的再手术治疗：对根治性切除术后患者进行随访，监测 AFP 水平及 B 超等影像学，早期发现复发，如一般情况好，肝功正常，病灶局限允许切除，可行二次手术甚至多次手术。

（8）肝癌破裂出血的患者，可行肝动脉结扎或动脉栓塞术，也可行射频或冷冻治疗，情况差者仅行填塞止血。如全身情况较好，病变局限，可行急诊肝叶切除术，对于出血量较少，生命体征平稳者，可行保守治疗。

需要指出，在临床工作中应当根据患者实际情况，采用个体化治疗，选择最佳治疗方案。

2.肝移植术

目前认为，肝移植如用以治疗小肝癌特别是伴有肝硬化者，疗效较好，优于根治性切除术。理想的病例选择是提高肝癌患者肝移植术后生存率的关键。目前主要参照以下标准：

（1）米兰标准：①单一结节直径≤5cm；②多结节直径≤3 个，每个直径≤3cm；③无大血管浸润及远处转移。

（2）UCSF 标准：①单一癌灶直径≤6.5cm；②多癌灶直径≤3 个，每个直径≤4.5cm，累计癌灶≤8cm；③无大血管浸润及肝外转移。

（3）杭州标准：①肿瘤无大血管浸润及肝外转移；②所有肿瘤结节直径之和≤8cm；或所有肿瘤结节直径之和大于 8cm，但是满足术前 AFP 水平小于400ng/mL，且组织分化级为高中分化。一般认为，肿瘤直径<5cm、单发结节、局部淋巴结无肿大、无血管受侵、肿瘤有假包膜、非侵袭性生长、病理分化程度好、组织切缘阴性、轻度或没有合并肝硬化、没有合并乙肝病毒感染等，这些患者肝移植后疗效较好。

3.二期切除

（1）患者选择：①右叶或肝门区单个大肝癌，包膜完整，因伴有肝硬化特别是小结节性肝硬化而不能切除者；②右叶大肝癌伴卫星结节，但仍局限于右肝者；③主瘤在右叶而左叶有 1～2 个小的可切除结节者。

（2）二期切除指征：肿瘤直径缩小至原先的 50% 以上，对 AFP 阳性肝癌而言，肿瘤缩小应伴 AFP 显著下降。白/球蛋白比例恢复正常。综合治疗后不良反应消失，患者体重上升。各种影像学检查提示技术上有切除可能。

（三）肝动脉介入化疗栓塞

治疗前提：肝癌诊断应该以病理学诊断为标准，因此，需要取得细胞学或组织学诊断。

1.肝动脉化疗（HAI）适应证

（1）已失去手术机会。

（2）肝功能分级 Child C 或难以超选择性插管者。

（3）肝癌手术后复发或术后预防肝动脉灌注化疗。

2.HAI 禁忌证

对于全身情况衰竭、肝功能严重障碍、大量腹水、严重黄疸及严重骨髓抑制者应禁用。

3.肝动脉栓塞(HAE)适应证

(1)肝肿瘤切除术前应用可使肿瘤缩小,有利于切除,同时能明确病灶数目,控制转移。

(2)不能手术切除的中晚期肝癌,无肝、肾功能严重障碍、无门静脉主干完全阻塞、肿瘤占据率<70%。

(3)小肝癌。

(4)外科手术失败或切除术后复发者。

(5)控制疼痛、出血及动静脉瘘。

(6)肝癌切除术后的预防性肝动脉栓塞术。

4.HAE禁忌证

(1)大量腹水或重度肝硬化,肝功能属 Child C 级。

(2)门静脉主干完全梗阻,侧支血管形成少者。

(3)感染,如肝脓肿。

(4)癌肿占全肝 70%以上者(若肝功能基本正常,可采用少量碘油分次栓塞)。

(5)严重骨髓抑制。

(6)全身已发生广泛转移者。

(7)全身情况衰竭者。

5.肝动脉化疗栓塞术操作程序

采用 Seldinger 方法,经股动脉穿刺插管,导管置于肝总动脉造影,对比剂总量为 30～40mL,流量为 4～6mL/s。图像采集应包括动脉期、实质期及静脉期。若发现肝脏某区域血管稀少或缺乏,则需要探查其他血管(此时常需行选择性肠系膜上动脉造影),以发现异位起源的肝动脉或侧支供养血管。在仔细分析造影片表现,明确肿瘤的部位、大小、数目及供血动脉后,超选择插管至肝固有动脉或肝右、左动脉支给予灌注化疗。用生理盐水将化疗药物稀释至150～200mL,缓慢注入靶血管。化疗药物灌注时间不应少于 15～20 分钟。然后注入碘油乳剂和(或)明胶海绵栓塞。提倡用超液化乙碘油与化学药物充分混合成乳剂,经导管缓慢注入。碘油用量应根据肿瘤的大小、血供情况、肿瘤供血动脉的多寡灵活掌握,透视下依据肿瘤区碘油沉积是否浓密、瘤周是否已出现少许门静脉小分支影为界限,通常为 10～20mL,一般不超过 30mL。碘油如有反流或滞留在血管内,应停止注射。如有肝动脉-门静脉瘘和(或)肝动脉-肝静脉瘘,可先用明胶海绵或不锈钢圈阻塞瘘口,再注入碘油或将适量明胶海绵颗粒和(或)少量无水乙醇与碘化油混合,然后缓慢注入。

6.肝癌 TAE 治疗原则

(1)先用末梢类栓塞剂行周围性栓塞,再行中央性栓塞。

(2)碘油用量应充足,尤其是在首次栓塞时。

(3)不要将肝固有动脉完全闭塞,以便于再次 TAE,但肝动脉—门静脉瘘明显者例外。

(4)如有两支或两支以上动脉供应肝肿瘤,应将每支动脉逐一栓塞,以使肿瘤去血管化。

(5)肝动脉-门静脉瘘较小者,仍有碘油栓塞,但应慎重。

(6)尽量避免栓塞剂进入非靶器官。栓塞后再次肝动脉造影,了解肝动脉栓塞情况,满意后拔管。穿刺点压迫止血 10～15 分钟,局部加压包扎。介入术后穿刺侧肢体需制动,卧床 8～

12小时,观察生命体征、穿刺点有无出血和双下肢足背动脉搏动情况。

7.肝癌动脉用药原则

(1)铂类药:顺铂(DDP)、卡铂(CBP)、奥沙利铂(L-OHP)。

(2)抗生素类:丝裂霉素(MMC)、阿霉素(ADM)、表阿霉素(EPI-ADM)。

(3)中药类:康莱特、华蟾素、榄香烯、鸦胆子。

(4)基因类药:p53基因治疗药物(今又生)。

(5)免疫制剂:干扰素(IFN)、白介素-2(IL-2)、肿瘤坏死因子(TNF)。

8.肝癌介入治疗注意事项

(1)栓塞时应始终在透视下监视,若碘油在血管内流动很慢,应暂停注入,缓慢推注肝素生理盐水冲洗,待血管内碘油消失后再注入碘油。若注入肝素生理盐水仍不能使碘油前行时,应将血管内碘油回抽入注射器内。切忌强行注射,以免误栓非靶部位。

(2)在注入碘油的过程中,患者可有不同程度肝区闷痛、上腹疼痛等症状,经导管注入2%利多卡因溶液可以缓解,一般总量为100~500mg。少数患者可出现心率变慢(<50次/分)、胸闷,甚至血压下降,此时应停止操作,并及时给予患者吸氧,经静脉注入地塞米松10mg、阿托品0.5~1.0mg,持续静脉滴注多巴胺60~100mg。待心率、血压恢复正常后,再酌情处理。

(3)对于高龄肝癌患者(>65岁)或肝硬化较重患者,但不伴门静脉主干或大支癌栓、肝功能指标正常或轻度异常、无或少量腹水者,可超选择插管于肿瘤供养动脉,给予单纯化疗性栓塞[如MMC10mg、表柔比星(EADM)40~60mg,与超液化乙碘油5~15mL混成乳剂],然后再使用2~3条短明胶海绵栓塞。若伴有门静脉主干或大支癌栓,碘油乳剂和明胶海绵的使用均应慎重。

(4)寻找侧支血管进行肝癌的栓塞治疗。多次肝动脉栓塞后,肝癌的原有动脉血供减少或消失,必然会建立侧支循环。如临床上发现局部肝脏动脉血管缺乏、稀少或肿瘤内碘油沉积呈偏向性时应考虑有侧支循环形成可能,需探查其他血管。

9.肝癌的相关介入治疗方法

(1)肝段性栓塞疗法:采用微导管超选择至供养肿瘤的肝段动脉支,行肝段化疗性栓塞,可使肿瘤的栓塞更为彻底,肝功能不受损害或损害很轻,疗效明显提高,不良反应大大减低。肝段性栓塞的理论基础是正常肝动脉与门静脉之间存在着吻合支,如胆管周围动脉丛、门脉的营养血管、肝表部位的动、门脉直接交通,在正常情况下不太开放,当肝动脉压异常增高或门静脉高压时,这些吻合支可开放。另外,在肝癌患者中,肝动脉、门静脉瘘的发生率为63.2%。肝段性栓塞时注入过量碘油乳剂,可同时栓塞肝肿瘤的动脉血供、微血管及瘤周的门静脉小分支,达到肝动脉、门静脉联合栓塞的目的,使肿瘤灶坏死更彻底。手术切除的标本显示主瘤及瘤周的微小病灶均完全坏死,因此,应推广应用肝段性栓塞疗法。

(2)暂时性阻断肝静脉,行肝动脉化疗栓塞术:由于肝静脉的暂时阻断,窦状隙内压力增高,致使肝动脉与门静脉间的吻合支开放,化疗药物进入门静脉分支,使肿瘤浸浴在高浓度化疗药物中达到双重化疗的目的。随后行碘油乳剂栓塞,则达到了肝动脉-门静脉联合栓塞目的,可明显提高疗效。行肝静脉阻断时,应注意球囊导管需放置在肿瘤所在叶、段的引流静脉,如肝右静脉、肝中静脉、肝左静脉。另外,阻断肝静脉的时间以30~40分钟为限。

(3)经肝动脉注入无水乙醇,碘油乳剂混合物及 TAE 后加用无水乙醇注射治疗肝癌:超选择插管至肝段动脉,经导管灌注无水乙醇与碘油乳剂的混合物,比例为 1：2 或 1：3。对于肝动脉化疗栓塞(TACE)后肝肿瘤内碘油沉积欠佳者,可在 1 周后 B 超导引下直接向瘤体内注射无水乙醇,以弥补 TACE 的不足。

(4)肝肿瘤缩小后二期切除。大肝癌经介入治疗后缩小,多数学者主张Ⅱ期外科手术切除,但应严格掌握手术适应证。有以下情况者不宜行Ⅱ期外科手术切除:肝动脉造影及 CT 片除显示主瘤灶之外,还有数个子结节且难以切除者;瘤体直径＞5cm,仅能做姑息性手术切除者;门静脉主干或大分支或肝静脉大支内有癌栓者;已有肝外转移者;严重肝硬化者。

(5)肝肿瘤术后的预防性介入治疗:肝癌切除术后 40 天左右首次肝动脉插管,若肝动脉造影未发现复发灶,先行化疗,再注入 5～6mL 碘油,2～3 周后行 CT 复查,以期达到早期发现和治疗小的复发灶。若无复发灶,则分别间隔 3 个月和 6 个月行第 2、3 次肝动脉预防性灌注化疗。

(6)胆管细胞性肝癌的连续动脉灌注化疗和(或)放射治疗:原发性肝癌中大多系肝细胞性肝癌,仅少数为胆管细胞性肝癌。该类型肝癌属少血供,常用的肝动脉灌注化疗、栓塞效果不佳,选择肝动脉保留导管连续性灌注化疗,可提高疗效。常采用经皮穿刺左锁骨下动脉插管途径,保留导管在肝固有动脉内,导管尾端外接药盒,埋植在皮下,每天灌注化疗药物。配合放射治疗,可以提高疗效。

(7)肝癌合并梗阻性黄疸时的治疗:肝癌压迫、侵蚀、阻塞胆管所致梗阻性黄疸,可先行经皮穿刺肝脏胆管减压引流术(PTBD)或置放胆管内支架于梗阻部位,使胆汁引流通畅,2 周后再行选择性动脉灌注化疗或栓塞。

(8)肝癌伴门静脉癌栓的治疗:若门静脉主干被瘤栓完全阻塞,肝动脉栓塞属相对禁忌证,需视肝门附近有无较丰富侧支循环、瘤体占肝脏体积百分比、肝功能状况及有无严重食管静脉曲张等酌定。若有较丰富侧支血管、肝功能 Child B 级以上者,可进行栓塞,但需用超液化乙碘油,用量一般不超过 10mL,否则易引起肝功能衰竭。对于门静脉主干癌栓完全阻塞,无侧支血管形成,肝动脉栓塞属绝对禁忌证。对于合并门静脉右支癌栓,处理原则同门静脉主干。对于仅合并左支癌栓、肝功能 Child B 级以上者或合并门静脉 2 级分支癌栓,可进行常规栓塞。对于门静脉主干癌栓,在介入治疗 3 周后待肝功能及白细胞恢复正常时,可加用放射治疗。经皮穿肝门静脉插管或经皮穿脾门静脉插管灌注化疗。经皮穿肝或经皮穿脾途径行门静脉内支架置放术。

(9)肝癌伴下腔静脉栓的治疗处理:此类肝癌,视下腔静脉阻塞情况而定。若血管腔狭窄＜50％,则按常规化疗、栓塞。若狭窄＞50％,则应于狭窄部位置放金属内支架,保持下腔静脉的畅通,同时行肝动脉化疗栓塞术。

(10)肝癌伴肺转移的治疗:对于肝癌伴肺转移者,仍应把治疗重点放在肝脏,同时处理肺部转移灶。若肺部病灶数目≤3 个,多采用一次性支气管动脉或/和肺动脉灌注化疗,亦可用微导管超选择至支气管动脉 2～3 级分支,谨慎地用碘油乳剂栓塞或采用局部外放射治疗。

(11)肝癌伴门静脉高压的介入治疗:肝癌由于肝硬化病变或肿瘤所致肝动脉.门静脉瘘、门静脉癌栓堵塞,均可发生门静脉高压,甚至出现消化道大出血。处理方法:在介入治疗前 2

天及治疗后 3 天,每天皮下注射奥曲肽(善宁)200μg(100μg/次,每天 2 次),以降低门静脉压力。如肝癌病灶不在穿刺道上,亦可酌情行经颈内静脉肝内门体分流术(TIPS)或经皮穿肝内门静脉(PTPE)以减轻门静脉压力,防止静脉曲张破裂出血。行脾动脉栓塞术也可减轻门静脉高压。肝癌并门静脉高压时,常伴有脾功能亢进,在 TAE 治疗的同时可行部分性脾动脉栓塞术,以缓解脾亢症状。

(12)用微导管超选择插管,保护患者肝功能。原发性肝癌多数是在肝炎后肝硬化基础上发生的肿瘤,其肝功能常有异常或处于临界值。介入治疗对肝肿瘤虽有较好疗效,但同时也不可避免地损伤了患者肝功能。采用微导管超选择插管技术可以成功地从靶血管支给予化疗和栓塞,既能有效地控制肿瘤,又保护了患者肝功能。对于肿瘤数目<3 个者,应使用微导管超选择性分别插入每个肿瘤周缘的供养动脉支;肿瘤数目>3 个者,需将微导管插入肝右或肝左动脉,并避开胆囊动脉。同时,还要寻找肿瘤的侧支供血动脉,予以处理。

(13)制订优化的"个体化"方案:根据每位患者肝肿瘤的类型和大小、有无门静脉癌栓、肝硬化程度、肝功能状况、年龄及全身情况,制订适合于个人的不同介入治疗方案。如对于高龄肝癌患者(≥65 岁)或肝硬化较重者,应超选择插管于肿瘤供养动脉,给予单纯性化疗栓塞;而对于 TAE 后随访时发现肝癌病灶内大部碘油沉积密实,仅小部分边缘碘油缺损,可在 B 超导引下直接注射无水乙醇或射频消融治疗。介入治疗的间隔时间依随访而定。通常介入治疗每次间隔 50 天至 3 个月,原则上是从患者上次介入术后恢复算起,至少 3 周以上。若影像学检查肝肿瘤病灶内碘油沉积浓密、肿瘤组织坏死且无新病灶或无新进展,则暂不行介入治疗。

(14)介入治疗间隔期综合治疗宜采用保肝、提高免疫力及中医扶正固本治疗。①中医中药:介入术后即可开始应用。原则为健脾理气、扶正固本、提高免疫力。禁用以毒攻毒、软坚散结、活血化瘀、清热解毒类药物;②提高免疫力措施:应用干扰素、胸腺肽、转移因子、白细胞介素-2、肿瘤坏死因子、香菇多糖、保尔佳等,可单独或选用 2～3 种药物联合使用。

(15)制订疗效观察、分析的指标和方案:临床观察和实验室检查,前者指症状和体征的变化,后者包括 AFP 水平、肝功能和血常规等。影像学检查主要了解肝肿瘤缩小和坏死程度及有无新病灶。B 超和彩色多普勒超声简单易行,可观察肿瘤缩小情况,了解肿瘤病灶的血流情况。CT 不但能显示肿瘤病变大小,而且能观察肿瘤内碘油沉积情况;磁共振成像(MRI)不仅能显示肿瘤的大小,还可以显示肿瘤组织坏死和存活情况。影像学随访检查常在 TACE 后 30～35 天进行。首次介入术后,通常行 CT 检查。若 CT 显示肿瘤缩小,肿瘤内碘油沉积密实,无新病灶,则间隔 1 个月后行彩色多普勒超声检查。若 B 超检查显示肿瘤继续缩小或情况同前,可再间隔 1 个月后行 MRI 检查,了解肿瘤组织坏死和存活情况。选用何种影像学检查,依检查目的和患者的经济情况而定。

(16)原发性肝癌 TACE 后的疗效评价:无论是 WHO 标准还是 RECIST 均不适用,通过 CT 观察碘油沉积判断疗效并未得到普遍认可。根据临床观察、实验室和影像学检查结果,综合考虑患者的进一步治疗方案。疗效判定指标分为临床治愈、明显好转、好转、暂时稳定、进展或恶化五种情况。①临床治愈:肿瘤病灶消失或缩小 75% 以上,瘤灶内碘油沉积密实,MRI 检查显示肿瘤组织完全坏死,DSA 无肿瘤血管和肿瘤染色,甲胎蛋白正常。患者生存期达 5 年以上;②明显好转:肿块缩小≥50% 以上,瘤灶内碘油沉积密实,充填面积≥肿块面积的 80%。

MRI 检查显示肿瘤组织大部坏死,仅在肿瘤周缘有少许肿瘤血管和肿瘤染色。甲胎蛋白下降到术前的 70% 以下。患者生存期达 1 年以上;③好转:肿块缩小 ≥25% 但 <50%,瘤灶内碘油非均匀性沉积,充填面积 ≤ 肿块面积的 50%。MRI 检查显示肿瘤组织部分存活、部分坏死,坏死区域占 30%～50%。甲胎蛋白下降到术前的 50% 以下。患者生存期达 6 个月以上;④暂时稳定:肿块缩小 <25%,瘤灶内碘油沉积稀疏,充填面积 ≤ 肿块面积的 30%。MRI 检查显示肿瘤组织大部分存活,仅小部分坏死,坏死区域 ≥10% 但 <30%。甲胎蛋白未下降或仅下降到术前的 30% 以下;⑤进展或恶化:肿块增大,瘤灶内无碘油沉积或呈散在斑点状,充填面积 ≤ 肿块面积的 10%。MRI 检查显示肿瘤组织大部分存活,肿瘤血管明显增多,肿瘤染色明显,可见新的肿瘤病灶。甲胎蛋白升高。

(四)肝癌放射治疗

1.适应证

下列情形的肝癌经放射治疗后,有可能达到癌灶控制并完全缓解(CR),甲胎蛋白降至正常,全身情况好转,有较长的生存期:全身情况良好,Kamofsky 评分 70 以上;肝内癌灶单个直径在 8cm 以下;或癌灶局限于一叶,总体积占肝脏体积 50% 以下;无明显癌栓存在;肝功能分级 Child A。下列情形的肝癌经放射治疗后具有一定的姑息价值,包括肝内癌灶得到一定的控制,达到部分缓解(PR)、稳定(S)的情况;改善症状,如肝区疼痛、胀满等;门静脉内癌栓得到一定的控制;对远处转移的治疗为控制转移灶或改善症状;其他治疗后肝内残存或复发癌灶的姑息价值,可作为放射治疗的相对指征;肝内癌灶直径大于 8cm 或多个癌灶占肝脏总体积 50% 以上;门静脉总干或其左、右分支有癌栓,针对癌栓做放射治疗;肝门区附近癌肿,伴有阻塞性黄疸存在,可试行肝门区放疗以缓解症状;不论原发灶有否控制,而存在肺、骨、淋巴结转移或已有脊髓受压症状时,可采用放疗缓解症状;手术后或介入治疗后癌灶残存未控制或有肝内播散,一般情况好。

2.禁忌证

(1)全身情况差,出现恶液质。

(2)重度肝硬化,肝脏功能严重受损,白蛋白 <30g/L,PT、APTT 明显延长。

(3)炎症性肝癌,病情凶险,进展迅速,短期内可能死亡者。

(4)黄疸严重,并发肝昏迷、上消化道出血、肝肾综合征等。

(5)肿瘤巨大,伴有大量腹水和腹腔及远处转移者。

(6)伴有全身严重感染及其他严重疾病者。

3.适形放疗技术

又称三维立体放射治疗。该技术使高剂量区(即治疗区)剂量分布的形状在立体方向上与肿瘤的实际形状一致。立体放射治疗作为一项照射技术受到极大的欢迎。它对肿瘤组织起到"手术刀"式的效果,最大限度地保护了肿瘤组织周围的正常组织和重要器官。该疗法已成为放射治疗肝癌的主流。

放射剂量和放射分割,局限野照射,2～3Gy/(每野·每次),肿瘤总量 2.5Gy 以上。照射野面积愈小,给予放射总量则可愈高,高者可达 60Gy。一般每周照射 5 天,每天照射一次。

（五）生物及免疫治疗

1.IL-2

生理盐水 250mL＋IL-220 万～60 万 U 每日静脉滴注；4 周为一疗程，休息 2～4 周后重复。

2.胸腺肽

生理盐水 250mL＋胸腺肽 40～200mg 每日静脉滴注；4 周为一疗程，休息 2～4 周后重复。

3.α-干扰素

100 万～300 万 U/肌内注射，隔日一次或每周两次；4 周为一疗程，休息 2～4 周后重复。

4.其他

常用的有卡介苗、小棒状杆菌、左旋咪唑、瘤苗、转移因子、免疫核糖核酸、淋巴因子激活的杀伤细胞等，疗效尚不确切。

（六）其他局部治疗

（1）集束电极射频治疗。

（2）冷冻治疗：采用－196℃液氮冷冻固化。

（3）局部无水乙醇注射疗法：在 B 超引导下经皮穿刺注射无水乙醇，适用于肿瘤体积较小而又不能或不愿手术者。一般需重复数次。

（4）瘤体内 p53 腺病毒注射液治疗。

第三节　门静脉高压

门静脉高压症是指各种肝内外因素引起的肝门静脉系统压力持续增高，继而出现脾增大和功能亢进、食管胃底静脉曲张和上消化道出血、腹水等临床综合征。绝大多数情况下由肝硬化引起。正常人群的肝门静脉压力为 1.27～2.35kPa（13～24cmH$_2$O），平均值为 1.76kPa（18cmH$_2$O），比肝静脉压高 0.49～0.88kPa（5～9cmH$_2$O）。门静脉高压症时，肝门静脉压力持续＞2.45kPa（25cmH$_2$O），大都增至 2.9～4.9kPa（30～50cmH$_2$O）。

一、概述

（一）解剖

肝门静脉是收集消化道的腹内段、脾、胰腺和胆囊的静脉血液到肝的血管。其起始于 L$_2$ 水平，在胰腺颈部的后方由肠系膜上静脉和脾静脉汇合而成的，正常情况下约 20％的血液来自脾。肝门静脉的左、右分支分别进入左、右半肝后逐级分支，其小分支和肝动脉小分支的血流汇合于肝小叶内的肝窦（肝的毛细血管网），然后回流到肝小叶的中央静脉，再汇入小叶下静脉、肝静脉，最后汇入下腔静脉。所以，肝门静脉系位于两个毛细血管网之间，一端是胃、肠、脾、胰的毛细血管网，另一端是肝小叶内的肝窦。

（二）生理

正常情况下，肝门静脉和肝动脉的小分支血流不但仅在肝小叶内的肝窦内混合，在进入肝窦之前已经在肝小叶间汇管区借着无数的动静脉间的小交通支相互流通。这种动静脉之间的交通支一般仅在肝内血流量增加时才被开放利用。当肝门静脉压力升高到超过 $40cmH_2O$ 时，门体静脉之间的交通支得到充分的开放，因此，一般情况下无论肝门静脉血回流障碍的有多么的严重，由于肝门体静脉交通支的充分开放和自发分流的增加，抑制了肝门静脉压力过度的升高，所以临床上罕有见到肝门静脉压力超过 $50cmH_2O$ 者。来自肝门静脉和肝动脉的两种压力不同的血流经过肝小叶内的肝窦和利用肝小叶间汇管区的动静脉交通支后得以平衡，最后汇入肝小叶的中央静脉。

正常人饥饿状态下全肝血流量每分钟约为 1500mL，其中肝门静脉血占 60%～80%，平均为 75%；肝门静脉血流量每分钟约为 1100mL；肝动脉血占全肝血流量的 20%～40%，平均为 25%；肝动脉血流量每分钟约为 350mL。肝门静脉血最终全部进入肝窦，而只有 3/4 的肝动脉血进入肝窦，其余 1/4 动脉血入肝后供给了胆管和结缔组织。虽然肝门静脉血流量大，但由于其含氧量相对较低，故肝门静脉和肝动脉对肝的供氧各占 1/2。

（三）交通支

正常情况下，肝门静脉系统与体静脉之间有交通支相连，共有以下 4 个交通支。

1.胃底、食管下段交通支

肝门静脉血流经胃冠状静脉、胃短静脉，通过食管胃底静脉与奇静脉、半奇静脉的分支吻合，流入上腔静脉。

2.直肠下端、肛管交通支

肝门静脉血流经肠系膜下静脉、直肠上静脉与直肠下静脉、肛管静脉吻合，流入下腔静脉。

3.前腹壁交通支

肝门静脉(左支)的血流经脐旁静脉与腹上深静脉、腹下深静脉吻合，分别流入上、下腔静脉。前者经腹上静脉、乳内静脉进入上腔静脉，后者经腹下静脉、髂外静脉进入下腔静脉。脐周扩张的皮下静脉似"海蛇头"状，分流量大时可触及震颤及听到"莹莹"的静脉杂音，称之"克-鲍"综合征。

4.腹膜后交通支

在腹膜后，有许多肠系膜上、下静脉分支与下腔静脉分支相互吻合，统称 Retzius 静脉丛。

在以上 4 路交通支中，有重要临床意义的是胃底、食管下段交通支。这些交通支在正常情况下管径细小，血流量稀少。

胃左静脉的局部解剖在贲门周围血管离断术中有重要意义。胃左静脉又称胃冠状静脉，其起于胃小弯角切迹处的胃支。胃左静脉胃支在小弯侧与胃左动脉伴行，于肝胃韧带两层之间走向贲门，在贲门处接受食管旁静脉及食管周围静脉的汇入，随向后下至网膜囊后壁腹膜所形成的胃胰襞后面，向右下汇入肝门静脉或其属支。胃左静脉的分支主要有以下几个。①胃左静脉胃支(胃冠状静脉胃支)：是接受胃部静脉血回流的主要属支，其走行紧贴胃小弯。胃支分为前、后 2 支，收纳小弯侧前、后壁的分支静脉及 1～2 支腹后壁间隙的分支静脉。胃支的上端收纳胃底分支静脉和食管支静脉(食管旁静脉)后汇入胃左静脉；其下端与胃右静脉分支相连,形成一个弓状血管。胃小弯前、后壁有 10 余支分支静脉。流入胃左静脉胃支。②胃左静脉食管支(胃冠状静脉食管支):是胃左静脉在食管贲门区的延伸部分,又称为食管旁静脉,正常情况下多为 1 支,管径较细,但肝门静脉高压症时则明显增粗迂曲,发出多支分支静脉,分布于食管壁的右侧周围,形成食管旁曲张静脉丛。其一般距食管壁 0.5cm,走行与食管平行,自食管下端向上,穿过膈肌后进入胸腔。③穿支静脉:有 5~6 支,从胃左静脉的食管支(食管旁静脉)发出后呈垂直状进入食管下端,约长 0.5cm,正常情况下一般较细,但肝门静脉高压症时明显增粗。④食管周围及胃底贲门部静脉丛:胃左静脉的食管支、胃支与奇静脉、半奇静脉的食管支在食管下端、胃底贲门部的黏膜下层内有极丰富的吻合。黏膜下的静脉丛穿过肌层,在食管及胃壁表面汇集成食管周围及胃底贲门部静脉丛。

二、病因及发病机制

肝门静脉高压症的发病机制复杂,近百年的基础及临床研究逐渐形成了 3 种学说。

(一)后向性血流学说(肝门静脉系统血液回流障碍学说)

肝门静脉血流阻力增加,常是门静脉高压症的始动因素。肝门静脉阻力增加的原因主要是由于继发于肝组织纤维化及再生结节挤压导致的肝正常结构的扭曲。除了这种结构上的改变导致阻力增加外,肝内还存在着主动性的血管收缩,在肝阻力增加中起 20%~30% 的作用。肝内血管收缩的原因主要是由于内源性一氧化氮合成减少。肝门静脉压力的持续增加导致门腔侧支循环的形成及开放,然而即使有了侧支循环开放,肝门静脉高压依旧存在。随着深入的研究发现,肝硬化的程度与脾大小及肝门静脉压力之间没有明显的相关性,给实验动物肝门静脉内注射二氧化硅颗粒未能造成持久的门静脉高压症模型,甚至结扎人的肝门静脉主干 7~10 天后,肝门静脉压力开始逐步恢复正常且不发生脾增大和食管静脉曲张,因此单纯用肝门静脉血液回流障碍并无法解释门静脉高压症的所有成因。

按照梗阻发生的部位,可将门静脉高压症分为肝前、肝内和肝后 3 型。其中肝内型占绝大多数,肝内型门静脉高压症又可分为窦前、窦后和窦型。在我国,肝炎后肝硬化是引起肝窦和窦后阻塞性门静脉高压症的常见病因。由于肝小叶内增生的纤维结缔组织和再生的肝细胞结节挤压肝小叶内的肝窦,使其变窄或闭塞,导致肝门静脉血流受阻,肝门静脉压力也就随之增高。而位于肝小叶间汇管区的肝动脉小分支和肝门静脉小分支之间的许多动静脉交通支,在肝窦受压和阻塞时由平时的不开放变为大量开放,以致压力高的肝动脉血流直接注入较低的肝门静脉小分支,使肝门静脉压力进一步增加。常见的肝内窦前阻塞病因是血吸虫病肝硬化。血吸虫在门脉系内发育成熟、产卵,形成虫卵栓子,顺着门脉血流抵达肝小叶间汇管区的门脉小分支,引起这些小分支的虫卵栓塞、内膜炎和其周围的纤维化,以致门脉的血流受阻,门脉的压力增高。窦前阻塞到了晚期,也就继发的导致肝细胞营养不良和肝小叶萎缩。在血吸虫流行区域,血吸虫病性肝硬化引起的门静脉高压症较多见。肝前型门静脉高压症占门静脉高压中的比例不到 5%,常见病因是肝外门静脉血栓形成(脐炎、腹腔内感染如急性阑尾炎和胰腺炎、创伤等)、先天性畸形(闭锁、狭窄或海绵样变等)和外在压迫(转移癌、胰腺炎等)。这种肝外门静脉阻塞的患者,肝功能多正常或轻度损害,预后较肝内型好。肝后型门静脉高压症的常见病因包括 Budd Chiari 综合征、缩窄性心包炎、严重右心衰竭等。

(二)前向性血流学说

本学说也称高动力学说。Witte 和 Beniot 提出了高动力学说,认为肝门静脉的高血流量同肝门静脉的回流障碍一样也是形成门静脉高压症的原因之一。不存在梗阻的情况下肝接受血流量的代偿能力很大,单纯高动力学说很难解释门静脉高压的发病,但是当肝门静脉部分梗阻后再用胰高血糖素制造肝门静脉高血流量时则能引起显著的肝门静脉压力升高,因此肝门静脉回流障碍和内脏循环的高动力状态两种因素共同导致了门静脉高压症。有研究认为门静脉高压症的成因中 60% 是门脉阻力增加所致,40% 是内脏高动力循环引起。前者是门静脉高压症的发病基础,后者是门静脉高压症持续存在的重要原因。

(三)液递物质学说

肝发生病变及门体静脉侧支循环开放后,多种血管活性物质和激素在肝内灭活减少,血液中浓度增加,它们通过影响内脏血管的阻力和血流量来影响肝门静脉的压力。

三、病理

(一)脾增大、脾功能亢进

肝门静脉血流受阻后,首先出现淤血性脾增大。门静脉高压症时脾标本的病理学检测可见脾窦扩张,脾内纤维组织增生,单核-吞噬细胞增生和吞噬红细胞现象。临床上除有脾增大外,还有外周血细胞减少,最常见的是白细胞和血小板减少,称为脾功能亢进症。

(二)门体交通支的扩张

由于肝内门静脉的回流受阻,肝门静脉又无静脉瓣,4 个交通支大量开放,交通静脉扩张、扭曲成团形成静脉曲张。在扩张的交通支中最有临床意义的是在食管下段、胃底形成的曲张静脉。这些静脉离肝门静脉主干和腔静脉最近,压力差最大,因而受门静脉高压的影响也最早、最显著。其他交通支也可以发生扩张,如直肠上、下静脉丛扩张可以引起继发性痔;脐旁静脉与腹上、下深静脉交通支扩张,可以引起前腹壁静脉曲张;腹膜后的小静脉也明显扩张、充血。肝硬化患者中大约有 50% 可以看到食管胃底静脉曲张,并且它们的出现与肝疾病的严重程度成正比。Child A 级患者中大约 40% 出现曲张静脉,而在 Child C 级患者中有 85% 的人合并食管胃底曲张静脉。没有食管胃底曲张静脉的肝硬化患者每年新出现曲张静脉的比率为 8%,最初做胃镜时没有曲张静脉的患者以后发生曲张静脉的最有效预测因子是肝静脉压力梯度(HVPG)>10mmHg。小曲张静脉也以每年 8% 的比率发展成为大曲张静脉。失代偿期的肝硬化(Child B 及 C 级),酒精性肝硬化及出现红色条纹征提示小的曲张静脉会发展成为大的曲张静脉。

(三)食管胃底曲张静脉破裂出血

每年曲张静脉破裂出血的发生率为 5%~15%,预测曲张静脉会破裂出血的最重要因子是其直径,出现大曲张静脉的门静脉高压症患者发生出血的比率最高。其他预测因子包括肝硬化失代偿期以及红色条纹征表现。过去人们认为外部损伤作用于薄而脆的食管曲张静脉壁,如吞咽硬质的食物或胃-食管反流后的胃酸腐蚀,是导致食管胃底曲张静脉破裂出血的原因。这一理论因缺少证据而被否定。目前人们用爆破理论来解释食管胃底曲张静脉破裂出血的原因：当曲张静脉内的扩张力超过管壁的张力，可使曲张静脉破裂，而导致出血。因此作用于曲张静脉壁的牵张作用力比曲张静脉内的压力更重要。曲张静脉张力与其跨壁压和它的半径成正比，与管壁厚度成反比。管腔不断扩张时，血管壁可借助其弹性来限制这种扩张，当超出这种弹性限度时，曲张静脉壁不能抵抗管腔的继续扩张而发生破裂。大而壁薄的曲张静脉比小而壁厚的曲张静脉更易破裂出血，因而大曲张静脉的门静脉高压症患者发生出血的比率最高。约40%（也有报道高达70%）的食管曲张静脉破裂出血患者会自发性出血停止，然而即使近年来治疗手段及技术进步了，曲张静脉破裂出血仍会导致出血后6周内20%的死亡率。HVPG＞20mmHg的患者出血后1周内再次出血的风险或控制出血失败率及1年死亡率都较HPVG＜20mmHg者高。约60%的未经干预的患者会在首次出血后1～2年再次出血。

（四）腹水

肝门静脉压力升高，使肝门静脉系统毛细血管床的滤过压增加，同时肝硬化引起的低蛋白血症，血浆胶体渗透压下降及淋巴液生成增加，促使液体从肝表面、肠浆膜面漏入腹腔而形成腹水。门静脉高压症时虽然静脉内血流量增加，但中心血流量却是降低的，继发刺激醛固酮分泌过多，导致钠、水潴留而加剧腹水形成。有的患者可伴有胸腔积液，称之为肝性胸腔积液，以右侧常见。

（五）门静脉高压性胃病

约20%的门静脉高压症患者可并发门静脉高压性胃病，并且占急性上消化道出血的2%～12%。门静脉高压性胃病的病因还没有完全研究清楚。一般认为门静脉高压时，胃壁淤血、水肿，胃黏膜下层的动-静脉交通支广泛开放，胃黏膜微循环发生障碍，导致胃黏膜防御屏障的破坏，是形成门静脉高压性胃病的原因。内镜下胃黏膜出现特殊病变伴有黏膜和黏膜下层血管、毛细血管的明显扩张、扭曲，而组织学上并无明显的炎症。门静脉高压性胃病多见于胃底、胃底近端和贲门，但有时可出现在胃窦部。当门静脉高压胃病较重时，内镜下胃黏膜还可见到粉红色、樱桃红色斑点或呈猩红热样疹，统称为红斑征。

（六）肝性脑病

门静脉高压症时由于自身门体血流分流或是医源性手术分流，导致大量肝门静脉血流不流经肝细胞或因肝实质细胞功能严重受损，致使有毒物质（如氨、硫醇和7-氨基丁酸）不能代谢与解毒而直接进入体循环，从而对脑产生毒性作用并出现精神神经综合征，称为肝性脑病或门体性脑病。门静脉高压症患者自然发生肝性脑病的不到10%，常因胃肠道出血、感染、高蛋白质摄入、镇静药、利尿药等而诱发。

（七）肝肺综合征

肝病时可发生肺循环异常，出现肺内血管扩张、肺气体交换障碍，引起与呼吸道疾病无关的通气-灌注失衡、气体弥散障碍和动脉血氧张力降低，称为肝肺综合征。临床表现为杵状指、发绀、呼吸困难等。

四、临床表现

（一）病史

常有慢性肝炎病史，尤以乙型肝炎最常见。门静脉高压症多见于30～50岁男子，病情发展缓慢。

(二)症状

(1)脾大、脾功能亢进,一般于门静脉高压症时最早出现,大者可达脐部。早期脾脏质软且活动;晚期质地变硬,活动度减少。门静脉血流受阻或血流量增加均可引起脾脏充血性肿大,长期脾窦充血,可引起脾内纤维组织增生和脾髓细胞增生,血细胞的机械破坏增加。另外,脾脏内单核巨噬细胞增生也是引起脾大的原因。脾肿大越明显,脾功能亢进越明显,患者表现为全血细胞减少。

(2)上消化道出血,约占25%,表现为出血量大且急。因肝功能损害使得凝血酶原合成发生障碍,又因脾功能亢进使血小板减少,以致出血不易自止。患者耐受出血能力较正常人差,约有25%患者在第一次出血时因失血引起严重休克或肝组织严重缺氧导致急性肝衰竭而死亡。部分患者出血常复发,第一次出血1~2年,约有半数患者可再次出血。

(3)腹腔积液:腹腔积液是肝功能受损的重要标志,它也受门静脉压力增高的影响,患者出现腹腔积液后,常伴有腹胀和食欲减退,少量腹腔积液患者在排尿后可在膀胱区叩诊呈浊音,中度腹腔积液患者可叩及移动性浊音,大量腹腔积液患者可见蛙状腹。

(三)体征

体检时触及脾脏,提示可能有门静脉高压,如有黄疸、腹腔积液、前腹壁静脉曲张等体征,表示门静脉高压严重。如果能够触及质地较硬、边缘较钝而不规整的肝脏,肝硬化的诊断就能成立,但是有时硬化的肝脏难以触到,患者还可以出现慢性肝病的其他征象如蜘蛛痣、肝掌、睾丸萎缩、男性乳房发育等。

五、辅助检查

(一)实验室检查

1.血常规

脾功能亢进时,血细胞计数减少,以白细胞和血小板下降最为明显。出血、营养不良、溶血等均可引起贫血。

2.粪常规

上消化道出血时出现柏油样便或隐血实验阳性。

3.肝功检查

可反映在血浆清蛋白降低,球蛋白升高,清蛋白、球蛋白比例倒置。

许多凝血因子在肝脏合成,加上慢性肝病患者常有原发性纤维蛋白溶解,故常伴有凝血酶原时间延长,还应做肝炎病毒免疫学以及甲胎蛋白检查。

(二)影像学检查

1.B型超声和多普勒超声

提示肝脏萎缩、多发点状强回声、脾大、门静脉主干或脾静脉、肠系膜上静脉增宽,有时可探及腹腔积液、门静脉内血栓及逆肝血流形成。

2.CT扫描

对门静脉高压症及其病因学诊断具重要意义,肝内型的CT图像表现有肝脏体积缩小,可见肝裂增宽和肝门区扩大,肝表面高低不平,肝脏密度不均可见局灶性低密度灶,并可见脾脏明显增大,门静脉主干扩张,还会出现侧支血管扩张和扭曲,还可见到较大量腹腔积液,对肝外型门静脉高压也具有重要意义,可提示门静脉及属支血栓形成及闭塞情况。

3.食管钡餐检查

在70%~80%的患者显示明显的静脉曲张。食管充盈时,食管黏膜呈虫蚀样改变,食管排空后,曲张静脉为蚯蚓样或串珠样充盈缺损影。

4.门静脉造影检查

亦对诊断有帮助,但属非常规检查。在有需要及条件许可时进行此类检查。方法:术前在右侧第九或第十肋间隙和腋中线交叉处经皮穿刺肝脏,行门静脉造影,可以确定门静脉主干有无阻塞,也即是可确定肝内型或肝外型。由于病变肿大肝脏在穿刺后可发生出血,门静脉造影一般直接在术前进行。术中直接测定自由门静脉压是最可靠的诊断方法。如果压力超过30cmH$_2$O,则诊断肯定。方法是应用一根标有刻度的,长约60cm的细玻璃管,连接在暂用血管钳夹住的塑料管和穿刺针上,管内充满等渗盐水,测定时,针尖可刺入胃网膜右静脉或其较大分支内,但准确的是直接刺入门静脉内。必须注意的是,玻璃管的零度应相当于腰椎体前缘的平面。测压应在不给全身血管舒缩药物下进行,休克患者应在休克纠正后再测,重复测压时,患者动脉压的相差应不大。

(三)其他检查

1.胃镜检查

可见曲张的食道胃底静脉,门静脉高压症时门静脉血回流受阻,胃左、胃短静脉发生逆流,形成食管胃底静脉曲张,使门静脉血经胸、腹腔段食管静脉侧支流入奇静脉和半奇静脉。Spence在有食管静脉曲张的标本上,见到食管下段黏膜上皮内和上皮下充满血液的管道,其突向食管腔内的顶端只有一层鳞状上皮,极为菲薄,这种改变可能相当于内镜检查时所见到的樱红色斑点,表示即将有破裂出血的可能,有时可见胃黏膜糜烂或溃疡。任何发生在胃内的曲张静脉(可伴有或不伴有食管静脉曲张)理论上均可成为胃底静脉曲张。与食管静脉曲张诊断不同,胃底静脉曲张的诊断有时存在困难。内镜下对胃底静脉曲张的检查必须注入足够的气体使胃腔充分扩张,展开粗大的黏膜皱襞,并准确、细致地观察胃底部。尽管如此,仍有少数患者可能难以确定诊断。内镜超声的应用对胃底静脉曲张的诊断更加准确,有助于发现胃底静脉曲张,尤其是能准确区分粗大的黏膜皱襞和曲张血管,但操作较困难限制了其使用。目前,内镜检查仍然是胃底静脉曲张的主要诊断方法。

2.骨髓穿刺检查

排除其他血液性疾病。在门静脉高压症时常表现为增生性骨髓象。

六、诊断

(一)病史

详询有无肝炎、血吸虫病、黄疸等病史,有无鼻出血、牙龈出血及上消化道出血史,有无长期饮酒、慢性腹泻、腹胀、下肢水肿等病史。

（二）体征

注意有无黄疸、肝掌、蜘蛛痣及腹壁静脉曲张,脐周能否闻及静脉鸣。肝脾是否肿大,肿大程度及硬度,表面是否光滑,肿大之脾脏能否推动;有无腹腔积液等。

（三）实验室检查

血、尿、便常规,大便隐血试验,血小板计数,出、凝血时间,凝血酶原时间,血清总胆红素、结合胆红素、清蛋白、球蛋白、转氨酶及尿素氮,甲胎蛋白和酶谱,乙肝相关的抗原抗体,有条件的应作蛋白电泳、乳果糖廓清试验。怀疑血吸虫病者应作粪孵化试验或血清环卵试验。

（四）B超检查

了解肝、脾大小和有无肝硬化、腹腔积液及其严重程度。

（五）彩超检查

了解脾静脉、门静脉、肾静脉直径及有无血栓形成,门静脉血流量及血流方向等。

（六）纤维胃镜检查

可确定有无食管、胃底静脉曲张及其严重程度,以及有无出血危象。

（七）X线检查

钡餐检查观察有无食管、胃底静脉曲张,静脉肾盂造影可了解双侧肾功能,必要时可作肝静脉、门静脉及下腔静脉造影。

七、鉴别诊断

（一）胃十二指肠溃疡出血

约占一半,其中3/4是十二指肠溃疡。详细追问病史,全面体检和化验检查包括肝功能实验、血氨测定和磺溴酞钠实验等,都有助于鉴别。要注意的是肝、脾肿大不明显、没有腹腔积液的患者,尤其在大出血后,门静脉系血量减少,脾脏可暂时缩小,甚至不能扪及。还需要指出,10%～15%肝硬化患者并发胃或十二指肠溃疡;必要时,可行X线钡餐检查、纤维胃镜检查等来迅速明确出血原因。对某些难以鉴别的患者,可试行三腔管压迫止血;如果不是食管胃底曲张静脉破裂出血,应是无效的,

（二）出血性胃炎

又称应激性溃疡,约占5%。根据病史、临床表现及实验室检查等可资鉴别。

（三）胃癌

占2%～4%。黑粪比咯血更常见。

（四）胆道出血

各种原因导致血管与胆道相通,引起血液涌入胆道,再进入十二指肠。最常见的病因是肝外伤。

八、治疗

（一）预防性治疗

所谓预防性治疗是指食管胃底静脉有曲张但未发生过破裂出血,为了防止日后发生破裂出血而做的治疗。这是因为食管胃底曲张静脉一旦发生破裂出血往往来势凶猛,病死率高,我

国 20 世纪 50 年代首次出血的病死率高达 60%，近年来由于止血药物和非手术止血方法的进步，首次出血的病死率已降至 20% 以下，但仍面临较大的死亡威胁，出血本身及出血对硬化肝脏的打击是主要死亡原因。预防性治疗的意义就在于避免这部分患者面临死亡的威胁。另一方面，并非所有食管胃底静脉曲张的患者都会发生破裂出血，据统计，发生破裂出血者不足 2/3，1/3 以上患者并不发生出血，后一部分患者实际上不需要做预防出血的治疗。因此，临床上并非对每例门静脉高压症合并食管胃底曲张静脉者做预防性治疗，而是选择出血可能性较大者。当门静脉压力超过 3.73kPa(38cmH_2O) 或门体压力梯度＞1.60kPa(16cm^2H_2O)，食管胃底曲张静脉容易发生破裂出血。在没有做门静脉测压的病例，临床上一般根据胃镜所见曲张静脉的程度和颜色判断出血的可能性大小。根据 2008 年中华医学会消化学分会发布的文献(共识)提出的一级预防即预防食管胃底曲张静脉破裂首次出血治疗指征为胃镜下确定中、重度食管和胃底静脉曲张：静脉曲张呈蛇形迂曲隆起且有红色征或曲张静脉曲张呈串珠状、结节或瘤状(不论是否有红色征)，应做预防性治疗。预防性治疗药物，如非选择性 β 受体阻滞药普萘洛尔、纳多洛尔推为首选，可降低出血率 45%，合用硝酸酯类药物，有望取得更好的疗效。近年堤出的病因治疗也值得重视，对病毒性肝炎导致的肝硬化抗病毒治疗可减轻肝纤维化，降低门脉压力，从而起到预防静脉曲张发生或出血的作用。此外，主要预防性措施包括内镜治疗、经颈静脉肝内门体分流术(TIPS)和手术治疗。

1.内镜治疗

内镜治疗包括经内镜食管曲张静脉栓塞疗法(EVS)和经内镜食管曲张静脉结扎术(EVL)，类似于痔的硬化疗法和套扎。

(1)EVS：有曲张静脉旁和静脉内注射硬化剂两种方法，前者是通过造成静脉周围化学炎症使血管硬化而阻断血流，后者则主要是通过静脉血管内形成血栓而止血。二者各有其优缺点，目前一般主张静脉内与静脉外注射相结合。通常使用的硬化剂有：乙醇胺油酸酯、乙氧硬化醇、十四烃基硫酸钠、α-氰基丙烯醇酯(TH 胶)、鱼肝油酸钠和无水乙醇等，以 1% 的乙氧硬化醇、组胺(如 histoacry 或 bucrylate)等疗效较好而不良反应较少。疗程：1～3 次治疗后直至静脉曲张消失。每次治疗间隔 2 周，1 个月后复查胃镜。并发症包括胸痛、发热、食管溃疡及狭窄、胃黏膜损害及出血。由于 EVS 的并发症如组胺导致的异位栓塞等较严重，近年来有被EVL 取代的趋势。

(2)EVL：在胃镜头端安装结扎器，当胃镜寻找到曲张静脉后，启动吸引器通过负压将其吸入结扎器的内套管腔内，拉动导丝使套在内套管上的橡皮圈脱落并束缚于曲张静脉的基部，完成 EVL，该法由美国 Stiegmann 和 Goff 医生先报道，由于安全性高、并发症少，目前临床运用越来越普遍，对于预防性或有过出血的约 70% 的患者经过重复治疗可使曲张的静脉闭塞。由于未闭塞的曲张静脉可发生再出血，EVL 与 EVS 联合运用可提高疗效。EVL 的并发症主要为胸骨后隐痛不适和短暂的吞咽困难；与 EVS 相比，食管狭窄、穿孔、发热等并发症明显减少。另外，EVL 可加重门静脉高压性胃黏膜病变。

2.TIPS

经颈静脉肝内门体分流术(TIPS)的基本方法是运用放射介入技术经颈静脉插入特制的同轴套针至肝静脉，在肝内向门静脉穿刺建立肝静脉-门静脉间通道，扩张此通道后置入金属支架,形成肝内门-体静脉分流道。TIPS 具有创伤小、并发症少、适应证广、近期疗效好等优点,TIPS 后即时门静脉压可下降 50%～60%,食管、胃底静脉曲张完全消失者占 60%～75%,曲张程度明显减轻者占 15%～25%,术前有腹水的病例 80%于术后 3～4 周内腹水消退。但 TIPS 的中远期疗效不够满意,主要原因是肝内分流道由于血栓形成或内膜增生导致的狭窄闭塞,其半年和 1 年发生率分别达 45%和 70%。另外,TIPS 术后有一定的肝性脑病发生率,TIPS 可加重门静脉和全身血流高动力状态。目前临床上多应用于 Child C 级,突发上消化道大出血,保守治疗无效,又不具有外科手术条件的病例可达到抢救生命并为接受肝移植创造条件。

3.预防性手术治疗

鉴于并非所有门静脉高压症合并食管胃底静脉曲张者均会发生破裂出血以及即使发生破裂出血也大多可经非手术治疗获得止血,目前国外多数学者不主张对没有出血史的患者做预防性手术治疗,欧美国家已很少有关于预防性手术的报道。而国内多数学者认为,预防性手术是可取的,曾有对照研究显示行预防性手术治疗的患者其远期生存率显著高于非手术治疗者;据国内的一项调查,预防性手术一直占择期手术的 1/3,而且随着内镜检查的广泛应用,近年来这一比例有所增加。目前认为预防性手术的指证应为:①重度食管胃底静脉曲张,特别是有红色征者;②中度食管胃底静脉曲张伴严重脾功能亢进者;③中度以上食管胃底静脉曲张合并肝癌行肝切除者。预防性手术治疗的术式以断流术为主,国内资料断流术与分流术之比为 7:1;在断流术中又以贲门周围血管离断术为首选。

(二)手术治疗

食管胃底曲张静脉破裂出血的急诊治疗以非手术治疗为主。随着药物治疗的进步和急诊内镜治疗的开展,目前非手术治疗的止血率已得到明显提高,需要急诊手术止血者已较少。急诊治疗除补充血容量抗休克特别是初始的复苏和保护呼吸道防止吸入等常规治疗外,待循环稳定后尽早实施以下止血措施。

1.药物止血

(1)常规止血药物:包括酚磺乙胺、氨甲苯酸、维生素 K_1、巴曲酶、凝血酶原复合物、纤维蛋白原及局部止血药物凝血酶、去甲肾上腺素液等,临床上根据具体病例加以选用。

(2)加压素及其衍生物:血管加压素可通过收缩内脏动脉而减少门静脉血流量,尤其是胃冠状静脉血流减少而使出血停止,它可控制约 60%的出血,但对防止再出血和改善生存率没有帮助,目前仍然是国内临床上第一线止血药物,用法和剂量为:5%的葡萄糖液 500mL 中加入加压素 10～30μg,以 0.2～0.4μg/min 做持续静脉滴注,持续 12～24 小时后停药或减半量再维持 8～12 小时。加压素的即时止血率为 50%～70%,但停药后再出血率可达 30%～50%,故只能作为暂时止血措施。加压素也可使全身血管收缩而引起一系列并发症,尤其是心、脑并发症,因此,部分患者不能耐受加压素治疗。三甘氨酰赖氨酸加压素为加压素的人工合成衍生物,在体内经氨基肽酶作用而转化为具有活性的加压素,具有较长的生存半衰期(10 小时,而加压素仅为 15 分钟),临床上每 6 小时静脉推注 2mg,即时止血率可达 70%,同时对肾功能有保护作用。

(3)生长抑素及其类似物:生长抑素商品名为施他宁,为一种 14 肽激素,主要由胃肠道及胰腺 D 细胞产生,半衰期为 2～4 分钟。生长抑素降低门静脉压力的机制主要是通过兴奋 α 受体使腹腔内脏小动脉收缩而使门静脉血流量减少,也有研究认为生长抑素是通过抑制血管活性肠肽、降钙素基因相关肽以及 P-物质和氧化亚氮的合成而使门静脉血流量减少,从而降低门静脉压力。自 1978 年用于临床以来,已被广泛用于治疗食管胃底曲张静脉破裂出血,急诊止血率达 70％～80％。由于疗效肯定、不良反应少,不少学者主张该药取代加压素成为一线药物。目前临床上常用的是人工合成的 8 肽生长抑素类似物奥曲肽,它是一种环化的 8 肽结构,其中 4 个氨基酸在排列上与天然生长挪素相同,故具有其生物活性。奥曲肽的最大优点是半寿期长(90 分钟),且皮下、肌内、静脉均可注射,临床应用方便。奥曲肽首剂 0.1mg 静脉注射,以后以 25μg/h 静滴维持,直至出血停止;也可每 8 小时皮下注射 0.1mg。

2.双气囊三腔管压迫止血

食管胃底曲张静脉破裂出血在经上述药物治疗后仍不能止血,可行气囊填塞。所用气囊有双腔单囊管、双气囊三腔管和四腔二囊管等,国内以双气囊三腔管较为常用。

(1)使用方法

①向气囊充气检查气囊膨胀是否均匀,并置于水下检查气囊是否漏气。

②三腔管涂石蜡后经患者鼻孔插入胃内(50～60cm,至抽得胃内容物为止),向胃气囊充气约 200mL,将导管往外拔直至有阻力不能再被拔出为止,用滑轮装置以 500g 重物作牵引。

③在胃气囊充填压迫后仍有出血者,立即向食管气囊充气(100～150mL,4.0～5.3kPa)。

(2)使用时注意事项

①双气囊三腔管压迫可引起患者严重不适,插管前应做好解释工作,以取得患者配合,并于鼻咽部喷洒少许 0.5％～1％丁卡因溶液。

②将患者头部偏于一侧,注意吸出咽喉部分泌物,以免发生吸入性肺炎。

③监测气囊压力,并及时补充气体。

④严密观察,慎防气囊上滑堵塞咽喉而造成窒息。

⑤三腔管压迫 24 小时后开始放气,先放食管气囊后放胃气囊,观察 12～2 小时,如确定已止血则拔除导管。

⑥若三腔管放置超过 24 小时,则每隔 6 小时放气 10～3 分钟,总放置时间不宜超过 3～5 天。

双气囊三腔管压迫止血的效果与出血的部位、放置技术及气囊质量有关,文献报道即时止血率在 44％～90％,但拔管后再出率也高达 20％～50％,因此,该方法不能作为单一的治疗方法,仅可作为一种暂时的止血措施;且双气囊三腔管压迫对患者造成较大不适,故近年来在有条件的医院,部分病例已为急诊内镜止血所取代。

3.急诊内镜止血

经上述治疗仍不能止血者可行急诊内镜止血,经验显示,在活动性出血时只需粗略观察靶静脉轮廓便可完成套扎操作,在上述方法获得暂时止血后也可经内镜做进一步止血处理。综合国内外文献报道结果,EVS 和 EVL 的急诊止血成功率均在 90％以上,在急性出血得到控制后一般还需多次重复 EVS 或 EVL 治疗。经内镜止血的另一个优点是还可对胃、十二指肠黏膜做全面检查,以对出血原因做出更为准确的诊断,因为部分门静脉高压症患者的上消化道出血是来自门静脉高压性胃黏膜病变或消化性溃疡。

4.TIPS 止血

在上述方法不能止血或止血后再出血的部分病例可行 TIPS 止血,据报道 TIPS 急诊止血率可达88%～100%。

5.手术止血

在非手术治疗无法控制出血的情况下可考虑行急诊手术止血。但患者在大出血时往往情况较差,尤其是出血对肝功能的损害较大,如再加上手术打击,患者术后容易发生肝功能衰竭而死亡,目前国内急诊手术死亡率在 20%左右,与 20 世纪 60、70 年代相仿。由于急诊手术死亡率居高不下,大多数学者对急诊手术持否定态度,认为应尽量避免在急性大出血时手术。据国内一项调查资料显示,急诊手术与择期手术的比例已从 20 世纪 60、70 年代的 1∶5 降至 90年代的 1∶9。对急诊手术的术式选择目前已基本达成共识,宜采用手术简单、创伤小的贲门周围血管离断术。

第四章　胆道外科疾病

第一节　胆管炎

一、急性胆管炎

胆道炎症,以胆管炎症为主者称胆管炎,多是在胆汁淤积的基础上继发细菌(主要为大肠埃希菌、副大肠埃希菌和葡萄球菌等)感染所致。细菌可经淋巴道或血道到达胆道,也可从肠道经十二指肠乳头逆行进入胆道,在我国以后者更为常见,可分为急性和慢性两种类型。

急性胆管炎(AC)是临床上的常见病、多发病,是一种胆道感染和急性炎症的一种病理状态,本病病理自 1877 年夏科首次报道并提出三联征,他认为胆道细菌几乎全部来自肠道,可经血行、淋巴和自壶腹部肠液向上反流进入胆道,由于胆道压力梯度差的改变,细菌可由肝内小胆管经肝窦入血,当胆道梗阻后,感染在高压下可引起暴发性败血症和脓毒性休克。1959 年雷劳德提出五联征,并认为中枢神经抑制和脓毒性休克是由于胆道完全梗阻后脓性物质蓄积所致。急性胆管炎是全身严重感染性疾病,需要迅速处理且死亡率是比较高的。急性胆管炎的病死率由 1980 年前的 50% 降低至 1980 年后的 10%～30%,20 世纪 90 年代初美国和日本等国家已降至 5% 左右。过去称作"急性化脓性梗阻性胆管炎(AOSC)"的诊断,现诊断为"急性重症胆管炎(ACST)",包含了急性胆管炎和 AOSC 病理过程,后二者是同一疾病的不同病理过程。ACST 是胆道感染中最严重的一种疾病,如胆道梗阻未能解除,感染未被控制,病情进一步发展,则导致大量细菌、毒素和胆红素进入人体循环,内毒素可直接或间接触发机体的过度炎症反应,不仅造成机体高代谢状态,而且引起免疫功能紊乱,最终导致呼吸衰竭、肾衰竭、心力衰竭、DIC、多器官功能障碍甚至死亡。尽管近年来抗生素及介入、内镜治疗、重症监护和营养支持等治疗康复手段有了长足的进步,但 ACST 仍有 20%～30% 病死率。因此,急性胆管炎依旧是外科医生棘手的、需要高度关注的疾病之一。

(一)流行病学

ACST 在东南亚一带是地方性疾病,在中国(包括港台地区)、马来西亚、日本等国发病率高。相反,欧美各国却异常罕见。在西方国家的亚洲移民中,发病率亦有所增加。该病在我国较为常见,尤其在西南地区发病率高,占收治胆道疾病的 1/5～1/4,男女患者的发病率相近,发病的高峰年龄为 40～49 岁,大多数发生于经济条件相对较差的人群中。由于卫生条件、健康状况和营养状况的不断改善,ACST 总发病率已有明显降低的趋势,而老年患者的发病比例则有所上升。中国报道的 ACST 病死率为 4.5%～43.5%,国外为 20%～87.5%,仍是胆道良性疾病的首要死亡原因。

(二)病因

ACST 的病变特点是在胆道梗阻的基础上伴发胆管急性化脓性感染、积脓和胆道高压,大量细菌内毒素进入血液,导致多菌种、强毒力、厌氧菌与需氧菌混合感染的败血症、内毒素血症、氮质血症、高胆红素血症、中毒性肝炎、感染性休克以及多器官功能衰竭等一系列严重并发症。其中,感染性休克、胆源性肝脓肿、脓毒败血症及多器官功能衰竭为导致患者死亡的三大主要原因。

在我国,AC 最常见的原因是肝内外胆管结石,其次为胆道蛔虫和胆管良性狭窄,胆管、壶腹部或胰腺肿瘤,原发性硬化性胆管炎(PSC),胆-肠吻合或胆道内支架置入术后;经 T 管造影,经皮肝穿刺胆道造影术(PTC)或内镜逆行胰胆管造影术(ERCP)等亦可引起。最近报道胆道恶性肿瘤和 PSC 引起 AC 的发病率呈上升趋势。恶性肿瘤引起占 AC 的 10%～30%。AC 最常见的菌种有大肠埃希菌、肠球菌、克雷伯杆菌等,厌氧菌占 50% 以上,主要为梭状芽孢杆菌、脆弱类杆菌和产气荚膜杆菌。

(三)病理

1.胆管内细菌感染

正常人胆管远端的 Oddi 括约肌和近端毛细胆管两侧紧密排列的肝细胞,分别构成了肠道与胆道、胆流与血流之间的解剖屏障;生理性胆汁流动,可阻碍细菌存留于胆管黏膜上;生理浓度时,胆汁酸盐能抑制肠道菌群的生长;肝库普弗细胞和免疫球蛋白可形成免疫防御屏障。因此,正常人胆汁中无细菌生存。当上述屏障受到破坏时(如结石、蛔虫、狭窄、肿瘤和胆道造影等),可引起细菌在胆道内大量繁殖,形成持续性菌胆症。

2.胆道梗阻和胆压升高

导致胆道梗阻有多种原因。我国常见的病因依次为①结石、寄生虫感染(蛔虫、中华分支睾吸虫)、纤维性狭窄;②其他较少见的梗阻病因有:胆-肠吻合术后吻合口狭窄、医源性胆管损伤狭窄、先天性肝内外胆管囊性扩张症、先天性胰胆管汇合畸形、十二指肠乳头旁憩室、原发性硬化性胆管炎以及各种胆道器械检查操作等;③西方国家则以胆管继发结石和乏特壶腹周围肿瘤较多见。

3.内毒素血症和细胞因子的作用

内毒素是革兰阴性菌细胞壁的一种脂多糖,其毒性存在于类脂 A 中在 ACST 的发病机制中发挥重要作用,可直接损害细胞、使白细胞和血小板发生凝集、损害血小板膜、损害血管内膜,使纤维蛋白沉积于血管内膜上、增加血管阻力,再加上肝细胞坏死释放的组织凝血素、使凝血机制发生严重阻碍;刺激巨噬细胞系统产生一种多肽物质即肿瘤坏死因子(TNF),在 TNF 作用下发生一系列由多种介质参与的有害作用;内毒素激活补体反应、补体过度激活并大量消耗,丧失其生物效应从而加重感染和扩散,其降解产物亦可刺激嗜碱性粒细胞和肥大细胞释放组胺,加重血管壁的损伤;产生免疫复合物、导致其发生强烈免疫反应,引起细胞蜕变、坏死,加重多器官功能损害;氧自由基对机体的损害。

4.ACST 的基本病理过程

胆道梗阻、感染、内毒素休克和器官功能衰竭、组织缺血,再灌注等均可引起氧自由基与过氧化物的产生。氧自由基的脂质过氧化作用于生物膜,改变其流动液态性,影响镶嵌在生物膜上的各种酶的活性;也可改变生物膜的离子通道,致使大量细胞外钙离子内流,造成线粒体及溶酶体的破坏。

5.高胆红素血症

正常肝脏分泌胆汁的压力为 3.1kPa(32cmH$_2$O),当胆管压力超过约 3.43kPa(35cmH$_2$O)时,肝毛细胆管上皮细胞坏死、破裂,胆汁经肝窦或淋巴管逆流入血(即胆小管静脉反流),胆汁内结合和非结合胆红素大量进入血循环,引起以结合胆红素升高为主的高胆红素血症。如果胆管高压和严重化脓性感染未及时控制,肝组织遭到的损害更为严重,肝细胞摄取与结合非结合胆红素的能力急剧下降,非结合胆红素才明显增高。

6.机体应答反应

(1)机体应答反应异常:临床常注意到,手术中所见患者的胆道化脓性感染情况与其临床表现的严重程度常不完全一致。仅仅针对细菌感染的措施,常难以纠正脓毒症而改善患者预后。

(2)免疫防御功能减弱:本病所造成的全身和局部免疫防御系统的损害是感染恶化的重要影响因素。

(四)诊断

根据典型的腹痛、寒战高热、黄疸(即夏科三联症),即可明确诊断;如伴有休克、中枢神经系统受抑制的表现(即雷诺五联征),可诊断为重症胆管炎。据文献报道,急性胆管炎最常出现的临床症状是发热和腹痛,其发生率达 80％以上,夏科三联症的发生率不超过 72％,雷诺五联征仅占 3.5％～7.7％。因此 2006 年东京会议对急性胆管炎的诊断标准作了重新修订。除夏科三联症可诊断急性胆管炎外,如有胆道疾病史(包括胆道手术或胆道支架置入)、临床表现有寒战高热、黄疸、右上腹或上腹疼痛其中任意两项或两项以上,可诊断急性胆管炎可疑;如再伴有肝功能异常及胆道梗阻等影像学表现,急性胆管炎的诊断即可成立。

(五)分类

1.分期

从对临床诊断治疗上可分为四期①前期:在始动原因(胆石症、胆囊炎、胆道蛔虫症等)的作用下发生单纯性胆道感染;②早期:为胆管化脓阶段,临床上出现夏科三联症;③中期:大量脓性胆汁入血引起菌血症、内毒素血症、脓毒血症、胆源性败血症等,出现中毒性休克、中枢症状、肝脓肿;④晚期:出现多器官衰竭。

2.东京会议分型

东京会议最新分级重点是以早期内科治疗的效果以及是否伴有器官功能障碍为标准,将急性胆管炎分为三型。Ⅰ型:经支持和抗生素治疗可好转;Ⅱ型:经内科治疗后临床症状和实验室检查没有明显改善,但不伴器官功能障碍;Ⅲ型:经内科治疗无效同时伴有全身任一系统或器官的功能障碍。

（六）治疗

对急性胆管炎严重程度的评估是制定治疗方案的重要依据。根据东京会议分型及临床上常用的各种评分系统对急性胆管炎的严重程度和预后进行评估如急性生理学及慢性健康状况评分系统Ⅲ（AP 急性胆管炎 HEⅢ）作为重症胆管炎预后预测和治疗方案可行性的量化指标，其分值与实际病死率呈正相关。Ⅰ型可先行非手术治疗，病情恶化者及Ⅱ、Ⅲ型应尽早解除梗阻，待病情稳定后再行相关的病因治疗。

1.非手术治疗

急性胆管炎的非手术治疗主要包括抗炎、纠正水电平衡、补液抗休克及对症治疗。非手术治疗虽不能解除梗阻或进行有效的引流，但对不能耐受手术、拒绝手术或病情较轻的患者仍有一定的疗效。急性胆管炎最常见的菌种有：大肠埃希菌、肠球菌、克雷伯杆菌等，厌氧菌占50％以上，主要为梭状芽孢杆菌、脆弱类杆菌和产气荚膜杆菌。由于多重感染和耐药菌株的出现，临床多采取联合用药，常用三代头孢菌素、氨基糖苷类抗生素、喹诺酮类，另加甲硝唑。必要时根据血、胆汁细菌培养和药敏试验调整用药。外科手术或 ERCP 操作前预防性使用抗生素可明显降低感染并发症的发生。支架置入术、内镜下逆行括约肌切开术（EST）及鼻胆管引流术（ENBD）术后的患者，给予抗生素治疗可降低术后急性胆管炎的发生率。

2.内镜治疗

内镜治疗可以解除约 90％急性胆管炎患者的胆道梗阻，尤其是胆道远端梗阻，主要包括 ENBD 和支架置入术。两者的成功率、疗效及病死率无明显差异。重症胆管炎病情凶险、病死率高，早期预测是否需行急诊胆道减压及正确选择引流时机很重要。年龄＞75 岁、有慢性吸烟史、经非手术治疗无效者，需尽早行胆道减压。B 超提示胆总管扩张、血糖升高、心率＞100/min，白蛋白＜30g/L，血清总胆红素＞50μmol/L，凝血酶原时间＞14 秒，也是需急诊减压的预测因素。

临床上常用的内镜手术有 ENBD、EST、内镜下十二指肠乳头气囊扩张术（EPBD），单纯的 ENBD 简单安全、并发症少、成功率高。病情危重、EST 困难或结石不易取出者，直接行 ENBD，待病情稳定后再行进一步治疗。病情允许时可将 EST、机械碎石、取石及 ENBD 同步进行。ENBD 对良、恶性梗阻性急性胆管炎均有效。一般 EST 后常规行 ENBD，以引流残留结石及避免胆管壁脓痂、脓栓阻塞胆道。ENBD 可以动态观察引流胆汁的情况，并可经鼻胆管做定期冲洗、注入抗生素以及留取胆汁做细菌培养和药敏试验，以指导临床用药。是否行EST 应根据患者的情况以及胆总管结石的数目和大小。EPBD 操作与 EST 相仿，其优点是不破坏乳头括约肌结构，术后括约肌功能基本恢复，减少了出血和穿孔的危险，避免了远期胆肠反流性胆管炎、胆囊炎等并发症的发生。

对于恶性肿瘤、老年人及手术高危者以支架置入术为主。与 ENBD 相比，它减轻了不适感、不易滑脱、引流更通畅、不丢失胆汁，因此可以较长时间放置。对于恶性梗阻引起的急性胆管炎、一般情况差、结石巨大或坚硬者，经内镜胆管内引流术（ERBD）较为适合。由于 EST 出血发生率较高，对于凝血功能障碍以及重症胆管炎者最好行单纯支架置入术，如有结石梗阻在引流术后择期行取石术。支架置入术后亦可能发生急性胆管炎，预防性应用抗生素可明显降低其发生率。

3.介入治疗

经皮经肝胆管引流术(PTBD)为有创性治疗,对良、恶性胆道梗阻及胆-肠吻合术后狭窄等各种原因引发的急性胆管炎或内镜治疗失败后可以考虑行 PTBD 治疗。其中包括外引流、内外引流和内引流。PTBD 的主要并发症有败血症、气胸、胆道内出血、胰腺炎、胆汁腹腔内瘘等。多项临床表明 PTCD 是一项治疗重症胆管炎简单有效的方法,可明显改善症状,并为手术创造条件,也可作为肿瘤患者长期姑息治疗手段,延长患者寿命。

4.手术治疗

手术治疗的目的应是解除梗阻和引流胆道,手术方式是决定患者预后的又一重要因素,所以手术应力求简单、安全有效、避免复杂的术式。急性重症胆管炎的传统方式包括胆总管切开取石、T 管引流,胆总管切开取石、T 管引流加胆囊切除,胆总管切开取石、T 管引流加胆囊造口术等。但术式的选择应视患者的全身情况、局部解剖、病理改变而定,如对于一般情况较好、术中麻醉效果满意的年轻患者可于严密的监护下行彻底性手术,术中注意仔细探明梗阻的位置;对单纯的胆管一般采用胆总管切开取石,T 管引流术;对合并胆囊结石、胆囊炎者则可辅以胆囊切除或胆囊造口术;而对于肝内型重症急性胆管炎患者应设法解除肝内胆管梗阻,尽量取净结石,必要时还可将细径引流管置入梗阻部位以上胆管,以达充分减压的目的;对可能导致结石残留的肝内外胆管结石,还应放置大管径的 T 形管;对壶腹周围癌引起的重症急性胆管炎,如探查发现可行根治性切除者可先行胆总管切开,T 管引流,再择期行切除手术;对于肿瘤已无法切除,则除行胆总管切开、T 管引流外,可加做胆肠吻合术;对于情况较差的患者则宜行简单的胆囊空肠吻合,不主张行复杂、耗时的胆管空肠吻合术。手术时必须注意解除引流口以上的胆管梗阻或狭窄,故手术时引流口上方胆管应有胆汁流出。若病变属于肝胆管及胆总管下端的双重梗阻,则胆道引流管的一端必须放置肝管梗阻处的上方,手术才能达到目的。手术后需维持全身治疗,待病情平稳后,再做逆行胆道造影,并据其结果做进一步治疗的准备。

二、急性梗阻性化脓性胆管炎

(一)概述

急性梗阻性化脓性胆管炎(AOSC)亦称急性重症型胆管炎(ACST)。多继发于胆管结石、肿瘤、蛔虫或 Oddi 括约肌炎性水肿、痉挛引起的胆道阻塞。病情凶险,进展迅速,病死率高,是导致良性胆道疾病患者死亡的最主要原因,引起死亡的最常见原因是由于胆道感染所致的多系统器官功能不全,器官衰竭发生频率的顺序常为肝、肾、肺、胃肠道、心血管、凝血系统和中枢神经系统。

(二)病因

急性梗阻性化脓性胆管炎的基本病理改变是胆道梗阻和在胆道梗阻基础上发生的胆道感染。任何引起胆道梗阻的因素均可成为急性梗阻性化脓性胆管炎的发病原因,诱发急性梗阻性化脓性胆管炎的原因可因不同地区而异,主要病变和诱因是胆道蛔虫病、胆管结石和胆管狭窄。引起急性梗阻性化脓性胆管炎的细菌种类与一般胆道感染相同,主要为革兰阴性细菌,如大肠杆菌、变形杆菌和铜绿假单胞菌等,其中以大肠杆菌最多见,厌氧性细菌感染也较多见,厌氧菌中以类杆菌属多见。

（三）病理

胆道的梗阻及感染是急性梗阻性化脓性胆管炎的基本病理改变。胆管梗阻可发生在肝外胆管、左肝管或右肝管。梗阻早期，胆汁淤滞，胆总管扩张多不明显，因为化学刺激等因素胆管黏膜充血、水肿，随病变的进一步发展，胆道压力升高，可见胆总管显著扩张，但胆管扩张情况亦与病情无明显相关，肠道内细菌可逆行感染，胆道黏膜充血、水肿更加明显，黏膜面上常有溃疡；当胆管内压升高至 $20cmH_2O$ 时，即可发生胆血反流，大量内毒素及细菌经肝内毛细胆管破溃进入血循环，造成菌血症和败血症，引发严重的全身感染，急性梗阻性化脓性胆管炎的死亡原因多由此引发。肝脏受感染表面常充血、肿大，镜下见肝细胞肿胀、胞浆疏松不均，肝索紊乱，胆管壁及周围有炎性细胞浸润，可有大片的肝细胞坏死以及多发性肝脓肿。含游离胆红素颗粒的胆汁可经坏死的肝细胞而进入肝窦、肝静脉等，临床上引起程度不同的急性肝静脉阻塞综合征。这些病理改变一旦发生，即使手术解除了胆管高压，但在肝实质和胆管仍会留下损害。胆沙性血栓还可经下腔静脉进入肺循环，造成肺局部梗死。晚期患者可发生感染性休克、多脏器功能损害等一系列病理生理性变化。

（四）分型

临床上按 ACST 的病理类型，可分为以下三种。

1.重症急性化脓性胆管炎型

指胆管的低位阻塞，引起肝内、外胆管广泛的化脓性炎症，表现有腹痛、寒战、高热和明显的黄疸，由于是全胆道的急性炎症，病情可以十分严重，进展十分凶险，甚至出现多种并发症。这种类型亦可见于继发性胆管结石的壶腹部嵌顿，而且由于结石突然由胆囊降至胆管，胆管突然高压，整个临床表现及过程往往比原发性胆管结石的梗阻更严重，也易并发急性胰腺炎。

2.重症急性化脓性肝胆管炎型

指左、右肝管开口阻塞的以半肝范围为主的胆管炎这同样也是嵌闭性炎症，又可不出现黄疸，亦不表现典型的绞痛发作，而以中毒性感染最为突出。

3.复合性重症急性化脓性胆管炎

指同时有肝内、外大胆管的阻塞。

（五）分级

华西医科大学根据对 1635 例急性梗阻性化脓性胆管炎的分析，将病情分成四级。

一级：单纯 AOSC。

二级：感染性休克。

三级：肝脓肿。

四级：多器官衰竭。

病情分级可以有利于对情况的判断和在不同组别之间治疗效果的比较。

（六）临床表现

1.病史

患者常有胆管结石、肿瘤、蛔虫或胆道手术病史。

2.症状

起病急,进程快,急性梗阻性化脓性胆管炎患者多呈典型的 Charcot 三联征常表现上腹痛,而腹痛的性质可因原有疾病不同而异,如胆总管结石、胆道蛔虫多为剧烈的绞痛,肝管狭窄、胆道肿瘤梗阻则可能为右上腹胀痛。患者常有寒战,继之出现体温变化,一般可达 39℃ 以上,有时每天可能有不止一次的寒战、高热。黄疸也是常见症状,但随病程的长短和胆道梗阻的部位不同而异,由一侧肝胆管阻塞引起的急性梗阻性化脓性肝胆管炎,可能不表现黄疸或黄疸较轻。病程长者,多有明显的黄疸。约半数患者于 Charcot 三联征后很快出现烦躁不安、意识障碍、昏睡及昏迷等神志改变,同时出现血压下降,有时血压可一度略呈升高,随后很快地下降,即 Reynolds 五联征,后期患者可并发肝脓肿、多器官功能衰竭,并出现相应症状、体征,严重者可出现中毒性休克,在发病后数小时内死亡。

3.体征

多有程度不同的黄疸,约 20％ 的患者亦可无明显的黄疸。腹部检查右上腹有压痛和肌紧张,肝脏可肿大,若梗阻位于一侧的肝管,则肝脏常呈不均匀的肿大,肝区可有叩击痛,有时胆囊亦肿大。

(七)辅助检查

1.实验室检查

(1)同一般胆道感染,白细胞计数常高于 $20×10^9/L$,其上升程度常与胆道感染的严重性成比例,白细胞发生核左移,可出现中毒颗粒。尿中常有蛋白及颗粒管型。肝功能常呈损害表现,血清胆红素、转氨酶、碱性磷酸酶值升高。

(2)血气分析有明显酸碱平衡紊乱表现,常发生严重的水、电解质紊乱。代谢性酸中毒及低血钾均较常见。血培养常有细菌生长。

2.影像学检查

B 超最为实用,简单、无创,及时可见结果,检查时可见梗阻近段胆管扩张,并可了解梗阻部位性质等,必要时行 MRCP、ERCP 或 CT 检查。

(八)诊断

根据急性梗阻性化脓性胆管炎患者的临床表现可做出初步诊断,同时可做下列检查。

(1)白细胞计数常显著增高,其上升程度常与胆道感染的严重性成比例。

(2)部分患者血培养有细菌生长。

(3)肝功能常呈损害。

(4)尿中常有蛋白及颗粒管型。

(5)代谢性酸中毒及低钾血症均较常见。

(九)鉴别诊断

本病需与急性胆囊炎、消化性溃疡穿孔、急性坏疽性阑尾炎、重症急性胰腺炎以及右侧胸膜炎、右下大叶肺炎等鉴别诊断。在这些疾病中,都难以具有重症急性胆管炎的基本特征,综合分析,不难得出正确的结论。

(十)治疗

急性梗阻性化脓性胆管炎是一紧急的病症,严重威胁患者生命,及时解除胆道梗阻是救治急性梗阻性化脓性胆管炎患者的关键。

1.非手术治疗

非手术治疗既是治疗手段,也是为手术治疗做准备。部分患者经上述紧急处理后,若病情趋于稳定,生命体征保持平稳,可于渡过急性期之后,再择期施行手术。但当有胆管梗阻、胆管内积脓时,非手术治疗多不能达到预期的效果,延长非手术治疗的时间,反而加重感染及休克对全身的不良影响,若经过紧急处理,病情未能稳定,则应积极地进行急症手术。非手术治疗应控制在 6 小时之内。

(1)疾病早期,在严密观察下可试行非手术治疗,包括以下几项。

①监测生命体征,吸氧,降温,禁饮食,止痛、解痉。

②补充血容量,改善组织灌注,预防急性肾功能不全等脏器功能障碍,必要时应用血管活性药物,常用药物多巴胺、多巴酚丁胺等。

③依据血气分析等化验室检查纠正代谢性酸中毒及水、电解质平衡紊乱。

④使用肾上腺皮质激素,抑制全身炎症反应。

⑤抗感染:宜早期、足量应用广谱抗生素及对厌氧菌(特别是类杆菌属)有效的抗生素,如有可能,可依据细菌培养药敏试验选用敏感抗生素。近年来,随着强力有效的抗生素问世和普遍应用,急性梗阻性化脓性胆管炎患者死亡率明显下降,但不可盲目过分依赖抗生素而错过最佳的手术时机。

⑥全身营养支持治疗,静脉内给予维生素 K。

(2)经内镜鼻胆管引流术(ENBD):通过十二指肠镜经十二指肠乳头于胆道内置入导管,如可跨越胆道梗阻平面,即可有效引流梗阻近段胆管内高压感染的胆汁,达到胆道减压目的,部分患者可避免急诊手术。鼻胆管引流术一般只适用于胆管下端的梗阻,在高位的胆管阻塞时,引流常难以达到目的,如经 ENBD 治疗,病情无改善,应及时改行手术治疗。

2.手术治疗

(1)手术原则:积极做好术前准备,紧急手术、解除胆管梗阻、通畅引流。手术力求简单、有效,选择有利的时机施行才能达到目的,如果已出现严重的并发症,则单纯的引流胆道不能达到目的,治疗的策略上又需要做相应的改变。

(2)手术方式:通常采用胆总管切开减压、T 管引流。手术时必须注意解除引流口以上的胆管梗阻或狭窄,胆道引流管的一臂必须放置于最高梗阻平面的上方,手术才能达到目的,在梗阻远端的引流是无效的,病情不能得到缓解。如病情条件允许,还可切除炎症的胆囊,待患者渡过危险期后,再彻底解决胆管内的病变。禁忌手术中的造影、加压冲洗和反复搔刮,甚至对于胆总管下端结石引起的梗阻,如手术中患者情况不允许,不必强行取石,可待术后 6～8 周后,待患者病情稳定经胆道镜取石。多发性肝脓肿是本病严重而常见的并发症,应注意发现和及时处理。胆囊造瘘术因胆囊管细、迂曲,不能有效引流胆管,手术常常无效,应不予采用,所以强调对胆总管的直接减压、引流。

第二节 胆管癌

一、概述

胆管癌(CCA)是一种来源于胆管上皮的肝胆系统恶性肿瘤,可分为肝内胆管癌(ICC)和肝外胆管癌(ECC)。

肝内胆管癌又称外周型胆管癌(PCC),为来自肝内胆管二级分支以下胆管树上皮的恶性肿瘤,约占胆管癌的10%。ICC具有发生隐匿、恶性程度高、发展迅速、临床预后差等特点。世界范围内ICC占原发性肝癌的10%~20%。其发病率近年来呈上升趋势,欧洲每年新增原发性肝癌约50000例,其中20%为肝内胆管癌。由于ICC位于肝实质内,过去通常将其称为胆管细胞性肝癌与肝细胞肝癌一道统称为原发性肝癌。但ICC具有更高的淋巴结转移率,而淋巴结转移是影响ICC预后的重要因素,肝切除和淋巴结清扫已成为提高ICC患者预后的常规手术。因ICC生物学行为(肿瘤发生、侵袭和转移等)与肝细胞肝癌显著不同,而与肝外胆管癌一致,因此更多的学者主张将肝内胆管癌归入胆管癌的范畴。

肝外胆管癌是指发生在左右肝管至胆总管下端的胆管癌,约占胆管癌的90%,按其发生部位,可分为:①上段胆管癌或称高位胆管癌、肝门胆管癌,肿瘤位于肝总管、左右肝管及其汇合部,位于后者部位的癌肿又称Klatskin瘤;②中段胆管癌瘤位于胆囊管水平以下、十二指肠上缘以上的胆管;③下段胆管癌,肿瘤位于十二指肠上缘以下、肝胰壶腹以上的胆总管。其中肝门部胆管癌占肝外胆管癌的55%~75%,中下段胆管癌占25%~45%。

胆管癌的发病率有逐年上升的趋势,不同地域之间发病率差异很大,主要原因是各地环境危险因子不同。欧洲每年新发胆管癌为10000例,年龄标化的年发病率为1.5/10万,绝大部分患者发病时超过65岁,高峰年龄为70~80岁。男性略多于女性,可能与原发性硬化性胆管炎的男性发病率高有关。西方国家肝内胆管癌的发病率持续增加,可能与其国家的工业化有关。美国每年新增胆管癌约2500例,胆管癌的发病率为1/10万至2/10万,日本和以色列最高分别为5.5/10万人和7.3/10万人,年龄多在50~70岁。在我国,尚无胆管癌发病率的精确数字,但从临床资料总结发现,肝外胆管癌的发病率已高于胆囊癌,患者的年龄大多在50~70岁,男性与女性的比例为(2~2.5):1。

胆管癌预后很差,总的5年生存率不足5%。肝内胆管癌的5年生存率为13%~42%,平均生存时间为18~30个月。肝门胆管癌的预后最差,平均生存时间短于肝内胆管癌和中下段胆管癌,为12~24个月。可能与肝门胆管癌特殊的解剖部位有关,因其起病隐匿、难以早期发现,大多数患者就诊时已属晚期,肿瘤常因侵犯周围重要血管和肝而不能根治性切除,且术后极易复发(复发率高达60%~90%),75%的患者在1年内死亡。因此,改善胆管癌预后的关键是早期诊断、早期治疗,以及合理的综合治疗。

(一)病因学

胆管癌的确切原因尚不明确。目前,已确认胆管慢性炎症和胆道梗阻诱发的胆道细胞损伤是胆管癌发展进程中的两个主要因素,炎症状态下胆汁微环境中释放的细胞因子可导致细胞恶性转化。胆管癌可能与以下危险因素相关。

1.原发性硬化性胆管炎(PSC)

在西方国家,与胆管癌发病关系最密切的疾病是 PSC。一项瑞典研究发现 8% 的 PSC 患者在 5 年之内发生胆管癌。PSC 患者容易在早期(30~50 岁)罹患胆管癌,常见为多病灶并难以切除。PSC 患者胆管癌危险性增加是由于上皮性炎症不断增生并随着胆汁中内源性诱变剂产生而发生,并且胆汁淤积可进一步增加发生胆管癌的危险性。在因 PSC 而行肝移植术切除的肝标本中,36%~40% 可发现隐灶性胆管癌。

2.肝吸虫病

肝吸虫病是另一个比较明确的危险因子。麝猫后睾吸虫感染在泰国、老挝、马来西亚北部存在地方性,这些地区胆管癌的发生率高。肝吸虫致癌机制可能与成虫在胆管内蠕动的机械性刺激,虫体代谢产物和胆汁成分的化学刺激有关。感染麝猫后睾吸虫的叙利亚仓鼠可观察到胆管上皮细胞的恶性转化。另外地方性的致癌因素比如用盐腌的鱼引起的人体亚硝酸复合物增加被认为对麝猫后睾吸虫感染有协同作用。

3.先天性胆管扩张症

与胆管癌的发生有一定关系。癌变率可高达 30%,其中 75% 发生在成年人胆管囊肿(包括 Caroli 病),平均年龄 40~50 岁。未经治疗的胆管囊肿患者在 30 岁时发生恶性肿瘤的可能性达 15%~20%,较散发性病例发病年龄明显提前,病程越长癌变的危险性越高。肿瘤发病的机制可能与下列因素有关:胆胰管异形汇合、胰液反流入胆道、慢性炎症、细菌感染。胆管囊肿伴有肝内外胆管结石时,癌变的风险更大。

4.胆胰管连接异常(APBDJ)

易发生包括胆囊癌在内的胆道恶性肿瘤。胆总管囊肿患者患胆道肿瘤的风险均增加,其中胆囊癌的发生率约为 12%。

5.肝炎病毒

病毒性肝炎是亚洲较常见的危险因素,10% 以上的胆管癌患者患有肝炎。我国是 HBV 感染的高发区,HBV 携带者约占总人口的 9%。大量的流行病学和分子生物学研究已证实了 HBV 是人肝细胞癌(HCC)和肝内胆管细胞癌的重要的致病因素。有学者对年龄在 35~74 岁的 658 例胆道癌新病例进行流行病学调查,收集 390 例胆囊癌、195 例胆管癌和 73 例壶腹癌的临床资料,结果胆管癌患者血清中 HBV 的感染率高达 72%,国内外学者先后在肝外胆管癌组织中检测出 HBVDNA 及 HBV 的翻译产物,提示 HBV 的慢性感染与肝外胆管癌的发病密切相关。近来研究发现表明,丙型肝炎病毒(HCV)也是肝细胞癌危险因子,并且在胆管癌组织中已识别出 HCV 的 RNA。HBV 和 HCV 为嗜肝细胞性病毒,由于肝细胞与胆管细胞在胚胎发生上有同源性、在解剖学上有连续性且内环境也相同,因此 HBV 和 HCV 可感染肝细胞和肝内、外胆管细胞。当 HBV 和 HCV 感染胆管上皮细胞,在免疫作用下造成病毒性胆管细胞损伤,但其确切致癌机制尚不清楚。

6.胆石症

在西方非常少见,但在亚洲相当普遍,接近 10% 的肝内胆管结石患者将产生胆管癌。在日本,有 6％～18％接受肝切除的胆管癌患者有肝内胆管结石,在中国台湾则高达 70％。在我国,20 世纪 80 年代前肝内外胆管结石的发病明显高于胆囊结石,随着生活水平提高和环境卫生明显改善,胆囊结石的发病明显高于胆管结石。肝内胆管结石与肝内胆管癌密切相关,癌变率 0.36％～10％。一般认为,是肝胆管结石对胆管壁的长期机械刺激以及所引起的慢性胆道细菌感染和胆汁滞留产生的致癌物质(如胆蒽和甲基胆蒽等)等因素,导致胆管壁的慢性增生性炎症,继而引起胆管黏膜非典型上皮增生。对不同级别的胆管癌和胆管结石伴发黏膜上皮不典型增生的细胞 DNA 含量进行测定,提示此不典型增生是胆管癌的癌前病变,以后可逐渐移行成腺癌。

7.溃疡性结肠炎

胆管癌发生率 0.4％～1.4％,较一般人群高 9～21 倍,平均年龄 40～50 岁;病程长、全结肠受累更易患胆管癌;药物治疗和肠切除术不能降低其发生率。与溃疡性结肠炎致胆囊癌相同,发病机制不明,可能为:胃肠道中的梭状芽孢杆菌使肠肝循环中的胆汁酸→还原→3-甲基胆蒽(致癌物质),以及胆道感染等因素有关。

8.伤寒和副伤寒杆菌感染和带菌者

患胆管癌危险性比正常人高 100 倍以上,机制不明。

9.胆管腺瘤和乳头状瘤

临床少见,但具有恶变倾向,是癌前病变。

10.手术

行胆管空肠鲁氏 Y 形吻合术、肝胰壶腹括约肌成形术后,由于肠内容物及细菌反流入胆管内,长期反复感染和机械性损害亦可导致胆管黏液上皮增生、癌变。

11.其他

暴露于某些化学物质和放射性核素可能诱发胆管癌(如亚硝胺、石棉、胶质二氧化钍、氡等)。某些药物如异烟肼、甲基多巴、口服避孕药等,以及 EB 病毒感染、错构瘤等也可能是胆管癌发生的危险因素。口服亚硝胺类化学物质可诱发仓鼠的胆管癌,如同时伴有胆道不完全性梗阻,则胆管癌发生率更高。

据上海市胆道癌临床流行病学调查资料,既往有胆囊炎病史者胆管癌的危险性升高,调整的比数比(OR)为 1.9(95％ CI 1～3.3)。肝硬化者胆管癌的危险性明显增加,OR 为 3(95％ CI 1～9.1)。尚无证据显示吸烟与普通人群胆管癌发生有关,但吸烟与 PSC 患者胆管癌的发生密切相关。近来研究提示肥胖也是肝外胆管癌发生的危险因素之一。

(二)病理学

1.大体分型

巨检时,胆管癌可分为乳头型、结节型、硬化型和弥散型。肿瘤可以多中心和伴发胆囊癌。

(1)硬化型:最常见,多位于肝门部。呈生姜样质硬肿块,剖面灰白色或淡黄色,胆管壁极度增厚,中央仅见纤细腔道,甚至完全闭锁,与正常胆管交界处呈漏斗样缩窄。肿瘤常沿胆管周围组织、神经淋巴间隙、血管浸润扩展,并可侵犯肝实质。有时肿瘤沿黏膜向近或远端胆管浸润延伸,黏膜增厚和发白处即为肿瘤组织。

(2)乳头型:少见,多位于胆管下段和壶腹部。肿瘤呈息肉状或菜花样向腔内生长,扩张的胆管壁薄,隔着胆管壁能扪及质软肿瘤,边界清晰、稍能推动。癌细胞分化程度高,很少向胆管周围、血管、神经侵犯,手术切除率高,预后好。

(3)结节型:少见,多位于胆管中下段。肿瘤小而局限,呈结节状凸向胆管腔,管腔不规则狭窄,胆管壁稍增厚。肿瘤可侵犯胆管周围组织、血管和肝。此类型癌细胞分化程度高、生长缓慢,切除率较高,预后稍好。

(4)弥散型:极少见。肿瘤细胞分化程度低,肝内外胆管受到广泛侵犯,胆管壁广泛增厚,呈一条索状管道结构,管腔狭窄,管周结缔组织炎症反应明显与硬化性胆管炎难以鉴别。手术切除率极低,预后极差。

2.组织分型

98%以上为腺癌。高分化腺癌最常见,占60%~70%,中分化占15%~20%,低分化及未分化腺癌少见。镜检时,胆管癌大部分是分化良好的有黏液分泌的腺癌,甚至在其转移灶中有时也很难找到腺体及细胞的异形。癌细胞呈腺泡状、小腺腔、腺管状或条索状排列。癌细胞为柱形,核长卵型,浅或深染,异形性不大。同一腺腔中细胞异质性,核质比例升高,核仁明显,间质和周围神经浸润。腺腔周围的间质富于细胞,并呈同心圆排列,这些都是胆管癌的重要特征。其中,正常的腺上皮和那些核大、核仁明显的腺上皮存在于同一腺腔中最具有诊断价值。硬化型胆管癌伴有明显纤维化。部分胆管癌伴有神经内分泌分化,这种癌的预后较差。胆管癌可向肝十二指肠韧带旁、肝总动脉与腹腔动脉周围淋巴结转移,亦可向胰头后和肠系膜上动脉周围淋巴结扩散,肝转移亦较多见,但较少发生远处转移。

3.转移途径

直接侵犯和淋巴转移是胆管癌的主要转移方式,血行转移和种植转移少见。胆管癌常沿胆管周围组织、神经淋巴间隙、血管浸润扩展,并可侵犯肝实质。有时肿瘤可沿黏膜向近或远端胆管浸润延伸。胆管癌具有较高的淋巴结转移率。

二、临床表现

(一)黄疸

患者可出现黄疸,为逐渐加重的持续性黄疸,伴瘙痒和体重减轻。少数无黄疸患者表现为上腹部疼痛,有时伴发热、腹部包块。其他症状有食欲缺乏、恶心呕吐、乏力、消瘦。

(二)二便异常

大便灰白,呈白陶土色,尿色深黄,如浓茶。

(三)胆囊肿大

中段、下段胆管癌患者可触及肿大的胆囊,但Murphy's征可能阴性;而肝门部胆管癌胆囊一般不肿大。

(四)肝脏损害

肝功能失代偿可出现腹水或双下肢水肿。肿瘤侵犯或压迫门静脉,可造成门静脉高压;晚期患者可并发肝肾综合征。

(五)胆道感染

患者可合并胆道感染,感染细菌最常见为大肠杆菌、粪链球菌及厌氧性细菌。内镜和介入放射性检查可诱发或加重胆道感染,出现右上腹疼痛、寒战高热、黄疸,甚至出现休克。

(六)胆道出血

如癌肿破溃可导致上消化道出血,出现黑便,大便潜血阳性、贫血。

三、检查

(一)实验室检查

血总胆红素、直接胆红素、碱性磷酸酶和 γ-谷胺酰转移酶可显著升高。转氨酶一般轻度异常,这种胆红素、转氨酶升高不平衡现象有助于与病毒性肝炎相鉴别。凝血酶原时间延长。部分患者 CA19-9、CEA 可升高。

(二)影像学检查

影像学检查可以有助于明确胆管癌的诊断,了解有无转移灶及评估肿瘤可否切除。

1.超声显像检查

B 超检查简便、快捷、准确、花费少,可发现:①肝内外胆管扩张;②显示胆道的梗阻部位;③梗阻的性质。超声检查是梗阻性黄疸的首选检查。

内镜超声可以避免肠气的干扰,超声探头频率高,可以更清晰、显示肝外胆管肿瘤。它对中下段胆管癌和肝门部胆管癌的浸润深度断的准确性较高。还能判断区域淋巴结有无转移。引导下可以做直接胆道造影,也可以穿刺抽取胆汁测定 CA19-9、CEA 和做胆汁细胞学检查。在超声引导下还可以穿刺病变组织做组织学检查;也可以抽取梗阻部位胆汁做脱落细胞检查。

2.经皮肝穿刺胆道造影(PTC)

PTC 可清晰地显示肝内外胆管树的形态、分布和阻塞部位。该检查是侵袭性的操作,术后出血和胆漏是较常见和严重的并发症。

3.内镜逆行胆胰管造影(ERCP)

ERCP 不宜作为胆管癌的常规检查,甚至是相对禁忌的。对高位胆管癌,经皮肝穿刺胆道造影可以显示胆管癌的部位,也可以置放内支撑导管减黄。ERCP 对下段胆管癌有诊断意义,有助于与十二指肠乳头肿瘤、胰头癌相鉴别。

4.CT 检查

CT 能较准确显示胆管扩张和梗阻部位、范围,对确定病变的性质准确性较高,三维螺旋CT 胆道成像(SCTC)有代替 PTC、ERCP 检查的趋势。

5.磁共振胆胰管成像(MRCP)

MRCP 检查,是一种无创伤性的胆道显像技术。可以详尽地显示肝内胆管树的全貌、肿瘤阻塞部位和范围、有无肝实质的侵犯或肝转移,是目前肝门部胆管癌理想的影像学检查手段。

6.核素显影扫描

使用99m 锝 EHIDA 静脉注射,然后用 γ 相机连续摄影,可获得胆道的动态图像,对患者无损害,方法简单。

7.选择性肝动脉造影和门静脉造影

主要目的是了解门静脉及肝动脉与肿瘤的关系及受侵犯情况,帮助术前对肿瘤的可切除性做出评估。数字减影造影(DSA)可以显示肝门部入肝血流与肿瘤的关系,对胆管癌的扩大根治术有意义。

四、诊断

胆管癌根据临床表现即可考虑诊断。结合实验室检查和影像学检查可进一步明确诊断。影像诊断的发展,为胆管癌诊断提供了有效的手段。

五、鉴别诊断

鉴别诊断首先考虑胆总管结石,其特点是发作性胆道不全性梗阻,伴有胆石性胆管炎特有的三联症;而恶性梗阻性黄疸一般为持续性。胆总管下端的恶性肿瘤往往伴胆囊肿大,而结石性梗阻较少见。如果胆囊不肿大,临床上应排除原发性胆管硬化、药物性黄疸、慢性活动性肝炎等疾病。

六、治疗

(一)治疗原则

胆囊癌的治疗目标是:根治;延长生存期,提高生活质量;缩短住院时间。治疗原则也有三,即早期治疗、根治治疗、综合治疗。改善预后的关键是:重预防,早发现早治疗,规范胆囊癌手术,重视综合治疗

1.早期治疗

早期治疗的关键在于早期诊断。由于胆囊癌早期症状不典型,临床上不易早期诊断。大多数是在常规胆囊切除术中或术后(包括开放胆囊切除术和腹腔镜胆囊切除术)快速冷冻活检或石蜡病理中确诊。这类患者多为 Nevin I 期、II 期或 TNM 分期为 0 期、I 期,以往认为仅行胆囊切除术即可达治疗目的。但近年的研究表明,由于胆囊壁淋巴管丰富,胆囊癌可有极早的淋巴转移,并且早发生肝转移也不少见。因而,尽管是早期病例,亦有根治性切除的必要。

对有胆囊癌易患因素的病变行预防性胆囊切除术,特别是对 50 岁以上的慢性萎缩性胆囊炎、结石直径>3cm,瓷性胆囊、胆囊息肉、胆囊腺肌病、原发性硬化性胆管炎(PSC)、胰胆管汇合异常等患者,应行预防性胆囊切除术。

2.根治治疗

胆囊癌根治性手术的目标是肿瘤完全切除,病理学切缘阴性,切除范围至少应包括胆囊、受累的肝(切除胆囊附近 2cm 以上肝组织,甚至肝右叶切除或扩大肝右叶切除)和区域淋巴结。淋巴清扫要求将整个肝十二指肠韧带、肝总动脉周围及胰头后方的淋巴结缔组织连同血管鞘一并清除,真正使肝门骨骼化才符合操作规范,必要时还需游离胰头十二指肠,行腹主动脉周围骨骼化清扫。若位于胆囊颈部的肿瘤侵犯胆总管或胆囊管手术切缘不够,应该进行胆总管切除和肝管空肠吻合。

3.综合治疗

不能切除或不宜切除的胆囊癌,可采用综合治疗,包括化疗、放疗、免疫治疗、中医治疗和

靶向治疗等。对放化疗等辅助治疗的效果存在争议,传统的观念认为胆囊癌对放化疗均不敏感,疗效有限。但随着辅助治疗的研究深入,新的放化疗技术方法的进步以及新的化疗药物的应用,越来越多的前瞻性研究显示了令人振奋的结果,放疗、化疗及免疫治疗等综合治疗能明显地提高胆囊癌患者的生存时间和生活质量,因此,随着胆囊癌的综合治疗的研究不断深入,综合治疗将会更加受到重视。

(二)整体治疗方案

1.胆囊癌治疗方法选择的依据

在选择胆囊癌的治疗方法前,需弄清以下情况。

(1)肿瘤情况:TNM 分期是国际公认的确定治疗方法的依据之一,包括肿瘤的大小、胆囊壁的浸润深度、肝受犯范围和程度、淋巴结转移情况,肝外胆管和血管(尤其是门静脉和肝静脉)的受犯范围和程度,邻近脏器(胃、十二指肠、胰腺和横结肠等)受犯情况,以及远处脏器是否有转移等。通常 0～Ⅲ期可选择手术治疗,Ⅳ期则根据具体情况可选择手术和姑息性治疗。

(2)肝功能情况:对需要行较大范围肝切除的患者,术前应对肝储备情况进行精确评估。

(3)全身情况:包括年龄、心肺功能、糖尿病、其他脏器严重病变。

2.治疗方法的选择

应严格按照病理分期(TNM 分期)、邻近器官受犯情况、肝功能情况及患者的全身情况,选择合理的治疗方案。

(1)手术治疗

①单纯胆囊切除术:沿肝将胆囊完整切除。T_{is} 及Ⅰ期切缘阴性患者 5 年生存率可达 90% 以上。

②胆囊癌根治术:包括完整切除胆囊及胆囊床外 2cm 以上的肝组织,将肝十二指肠韧带骨骼化清扫(包括肝门区后胰头后淋巴结)。Ⅱ期、Ⅰ期切缘阳性患者,5 年生存率 70%～90%。

③扩大根治术:胆囊癌根治术同时需切除邻近脏器(胃、十二指肠、结肠等),累及肝外胆管时,同时行肝外胆管切除、胆管空肠鲁氏 Y 形吻合术,甚至胰十二指肠切除术。Ⅲ期及部分Ⅳ$_A$期患者,5 年生存率可达 20%～40%。

④姑息性手术:对部分Ⅳ期胆囊癌患者出现相关的并发症,为延长患者生存时间或改善患者生活质量而施以相应的手术,5 年生存率为 0～5%。

姑息性减黄术:对无法根治性切除或不能耐受手术的胆囊癌患者出现梗阻性黄疸时,可行PTCD 外引流或置入金属内支架管或经 ERCP 置入塑料胆道内支撑管或金属内支架管,近来可回收胆道金属内支架及具有内放射治疗作用的金属胆道支架管,也开始应用于临床。部分能耐受手术的患者,也可行肝胆管空肠鲁氏 Y 形吻合术、U 管或 T 管支撑引流术、金属胆道支架置入术。

胃空肠吻合术:伴有十二指肠梗阻。

姑息性胆囊切除术:对伴有胆囊炎患者,出现局限性腹膜炎,胆囊可能发生坏疽甚至穿孔时。

(2)规范胆囊癌的活检方法:不应剖开胆囊取组织活检,应整块切除胆囊送检,避免胆汁外溢、癌细胞播散和种植。

方法:在胆囊肿块周围正常肝、胃、肠处解剖和分离,整块切除胆囊游离缘肿块,将胆囊从胆囊床全层切下。肿瘤位于胆囊床一侧或向肝浸润性生长应行肝楔形切除;肿块向横结肠、十二指肠、胃窦部浸润性生长则应行胃、肠部分切除术;黄色肉芽肿性胆囊炎和胆囊胃肠道瘘:肿块处穿刺活检,化学胶封堵。

高度癌疑照此方法处理而病理为良性病变者,亦不应视为违反医疗常规,但对此观点,因受现行的医疗规范的限制,目前尚有争议。

(3)腹腔镜在胆囊癌诊治中的相关问题:当腹腔镜胆囊切除未及时发现肿瘤时,关于腹壁戳孔处肿瘤种植和胆囊切除几个月内便有腹腔内广泛播散的事实(发生率约 6%,发生戳孔种植或腹腔播散的患者平均生存时间不足 10 个月),已越来越引起人们关注,因此,术前高度怀疑或已确诊为胆囊癌的患者,一度被视为腹腔镜手术的禁忌。若在腹腔镜手术下怀疑为胆囊癌(可切除)时,应立即中转开腹手术。腹腔镜胆囊切除术中应避免胆囊破裂、胆汁外溢,应用标本袋装入标本后取出,并常规剖检胆囊,对可疑病灶,应及时送快速病理检查。

随着腹腔镜技术的完善以及对术中.操作的重视和改进,由于 50% 以上的胆囊癌患者在手术时被发现不能切除,因此,部分学者主张:对 TNM 分期Ⅰ~Ⅲ期胆囊癌患者,先行腹腔镜探查,如经探查发现肿瘤能被切除则转开腹手术,如不能切除则终止手术或选择其他治疗方法。优点是创伤小、恢复快,可明显改善患者的生活质量、缩短住院时间,也有利于其他综合治疗方法的尽早实施。

(4)化疗

①术后辅助治疗:以往的文献报道显示胆囊癌的化疗效果不佳,常用的药物有氟尿嘧啶(5-FU)、丝裂霉素(MMC)、多柔比星、表柔比星、顺铂等。近年来,一些新的化疗药开发并应用于胆管癌的治疗,以及化疗增敏方面的研究的进展,胆管癌的辅助化疗值得期待。例如:紫杉醇、紫杉特尔、依立替康、吉西他滨等。单一用药的有效率约为 10%;联合化疗:FAM 方案(5-FU+ADM+MMC)、吉西他滨+顺铂、吉西他滨+紫杉特尔、吉西他滨+氟尿嘧啶等,有效率为 15%~30%。有文献报道口服希罗达对胆管肿瘤效果较好,对晚期胆囊癌有效率为 50%。

复旦大学中山医院普外科对胆囊癌和肝外胆管癌体外药敏实验的研究发现,药物敏感性由高到低依次为紫杉醇(TAL)100%,吉西他滨(GZ)75%,米托蒽醌(Mito)66.7%,长春新碱(VCR)58.3%,羟喜树碱(HPT)58.3%,丝裂霉素(MMC)48.9%,卡铂(CP)48.5%,顺铂(DDP)46.7%,表柔比星(EADM)46.7%,多柔比星(ADM)30.3%,氟尿嘧啶(5-FU)33.3%,甲氨蝶呤(MTX)15.6%。结果提示,胆囊癌和胆管癌对 TAL,GZ,Mito,VCR,HPT 较敏感,MMC,CP,DDP,EADM 次之。

近年来有关胆囊癌化疗的系列性研究报道逐年增加,尤其是一些新的化疗药开发并应用于胆道癌的治疗,以及化疗增敏方面的研究的进展,辅助化疗的价值将日益受到重视。目前较为常用的胆囊癌化疗方案有:紫杉醇或紫杉特尔或吉西他滨联合奥沙利铂的方案。

②术前辅助化疗:胆囊癌的新辅助化疗,临床应用少,鲜有报道。

③选择性动脉插管灌注化疗:有报道在手术中经胃网膜右动脉置管入肝动脉,经皮下埋藏灌注药泵,于切口愈合后,选用 FMP 方案等化疗药物进行灌注化疗,根据病情需要间隔数周

重复使用。此外,通过门静脉注入碘化油加入化疗药物,使其微粒充分进入肝窦后可起到局部化疗和暂时性阻断肿瘤扩散途径的作用,临床应用取得了一定效果,为无法切除的胆囊癌伴有肝转移的患者提供了可行的治疗途径。

④腹腔化疗:腹腔内灌注顺铂和氟尿嘧啶对预防和治疗胆囊癌的腹腔种植转移有一定的疗效。亦有报道开腹手术直视下置入缓释氟尿嘧啶,未开腹术后患者通过腹腔引流管在 B 超指导下将缓释氟尿嘧啶洒于胆囊床周围,可能会延长生存期。

(5)放疗

①适应证:胆囊癌根治术后、不能切除或姑息性切除的晚期胆囊癌、术后局部复发者。

多组前瞻性的研究结果显示,胆囊癌对放疗有一定敏感性,可减少胆囊癌根治术后的复发率,对术后局部复发的病例以及不能切除或姑息性切除的晚期胆囊癌可缓解症状和延长生存时间。其中以 Kresl 和 Coworkers 的报道效果最好,外照射联合氟尿嘧啶等化疗可使根治性切除术患者的 5 年生存率由 33% 提高到 64%。近年来,伽马刀、射博刀等定向放射也有应用于胆囊癌原发灶和转移灶的治疗,可能有一定疗效,但缺乏大宗资料的研究。

②放疗方法选择:放疗方法有术前、术中、术后放疗以及经 PTCD 导管实施腔内照射,临床上应用最多的是术后放射治疗。术前放疗的目的是:降低肿瘤细胞的活性,减少术中转移的机会;尽可能地缩小肿瘤,增加手术切除的机会。但术前放疗临床应用少,鲜有报道。根据手术中明确的肿瘤部位和大小,并以金属夹对术后放疗的区域做出标记,进行外照射治疗。照射的剂量为 40~70Gy,分 5~7 周完成。术中放疗的剂量通常为 20~30Gy,术后可联合外照射和化疗治疗:45Gy 外照射、氟尿嘧啶 350mg/m² 第 1~5 和第 28~32 天滴注化疗。

体外照射范围,原则上应包括原发灶和区域淋巴结。病灶局限又无远处转移的非根治性切除是术后体外照射的最好适应证。综合各家术后放疗结果报道,接受术后放疗的患者中位生存期均高于对照组,尤其是对于 Nevin Ⅲ期、Ⅳ期或非根治性切除的病例,相对疗效更为明显。术后放射治疗一般在术后 4~5 周开始,外照射 4~5 周,选择的剂量既为肿瘤的治疗量又应在正常组织耐受范围之内。一般每周照射 5 天,1/d,每次为 1.8~2.0Gy。治愈性切除的预防性照射进行 5 周,总量为 50Gy,非治愈性切除的放射总量为 60~65Gy。腔内照射是指通过 PTCD 的导管将²²⁶镭、⁶⁰钴及¹⁹²铱等密封的小放射源送入胆管腔内的放疗。腔内照射具有局部病灶照射剂量大、周围脏器放射损伤小的优点,尤其适用于胆管狭窄。但对远离放射源的胆管断端及手术剥离面照射剂量不够,所以一般将腔内照射与体外照射联合应用,剂量分别为 10~20Gy 和 40~50Gy。

(6)介入治疗

①介入性胆道引流术:对已失去手术机会伴有黄疸的晚期胆囊癌,尚可采用介入性胆道引流术减黄,如 PTCD 外引流或经 PTCD 或 ERCP 途径置入胆道内支撑管或金属内支架引流等。

②介入区域性化疗:对肿瘤姑息性切除和肝转移患者还可行介入区域性化疗。具体方法是首先行选择性腹腔动脉造影,导管进入肝总动脉后,30 分钟内持续输注丝裂霉素 20mg,以后隔 6 周重复 1 次上述治疗。从第 2 次起每次丝裂霉素剂量为 10~15mg,每个患者至少接受 5~7 次治疗,总剂量为 75~85mg。也可选用紫杉醇、吉西他滨和奥沙利铂等化疗药物。结果

表明,高选择性动脉内化疗对肿瘤局限于胆囊壁(Nevin Ⅰ～Ⅲ期)者效果较好;如果肿瘤侵犯胆囊壁以外,区域性化疗起不到控制肿瘤生长的作用。介入区域性化疗的优点是:a.靶器官的药物浓度高;b.术前应用使肿瘤和周围血管之间产生炎性间隙,有助于提高手术切除率;c.术后应用可杀死体内残留的肿瘤细胞,减少术后复发和转移;d.对于不能切除的胆囊癌患者,介入性区域性化疗能有效地抑制肿瘤生长,延长患者生存期;e.减轻全身性的毒副作用。

(7)靶向治疗:有关胆囊癌的靶向治疗的研究报道不多,但研究已证实表皮生长因子受体(EGFR)和 C-Erb-B2 在胆囊癌组织中均有表达,因此,厄洛替尼,一种口服的表皮生长因子的酪氨酸激酶抑制药物,可用于胆囊癌的靶向治疗。环氧化酶-2(COX-2)在血管内皮生长因子介导的肿瘤发生中具有重要作用,预示 COX-2 抑制药可用于胆囊癌的靶向治疗药物,也可与化疗联合。

(8)其他治疗:其他治疗方法包括免疫治疗、生物治疗、中医治疗、射频消融治疗等,疗效尚不确定。有文献报道应用干扰素 α-2b 及胸腺素或喷丁、白介素-Ⅱ等生物制剂联合化疗,可提高疗效。

3.意外胆囊癌的诊治

意外胆囊癌是指在术中未能及时发现而在术后经病理证实的胆囊癌,常见原因有:术中未能认真剖检胆囊而漏诊;急性胆囊炎手术因胆囊壁明显增厚而不易发现病灶;胆囊息肉行腹腔镜胆囊或开腹手术以及胆囊壁增厚误诊为黄色肉芽肿性胆囊炎等,术中未送病理检查。

AJCC 会议强调了意外胆囊癌再次根治性手术的必要性,应根据癌肿的部位、大小、浸润深度、累及范围、病理分期、术中是否弥散,决定是否再手术及手术方式。①病理分期:查阅原始病历资料、术前术后影像学资料、手术记录、病理巨检和镜检报告;②癌肿是否弥散:了解术中胆囊破裂、癌组织破碎、胆囊大部分切除残留黏液烧灼、LC 穿刺孔种植、有无腹块、腹腔积液。一般而言,Ⅱ～Ⅲ期的意外胆囊癌应再手术治疗,术前应行相关检查,排除癌症转移或播散。

其实大多数意外胆囊癌只要术中仔细剖检胆囊并及时送病理检查是可以发现的,因此,意外胆囊癌防治的关键首先是在术中仔细剖检胆囊并及时送病理检查,对符合再手术条件的应及时再手术。

4.胆囊癌并发症的处理

(1)胆囊癌相关并发症的处理:合并急性胆囊炎胆囊肿大坏疽甚至穿孔,可行姑息性胆囊切除或胆囊造口术;出现阻塞性黄疸时,可根据具体情况选择合适的减黄方法,如内引流或外引流等;出现十二指肠梗阻时可行胃空肠吻合术等。

(2)胆囊癌术后并发症的处理:胆囊癌的术后并发症发生率为 20%～30%,死亡率为 0～4%,主要包括:腹腔脓肿、胆汁瘤、胆道感染、肺部和伤口感染、胆道狭窄严重时可出现黄疸等。对胆汁漏、腹腔感染可在超声引导下穿刺置管引流,并加强营养支持和积极抗感染治疗;对出现黄疸患者,可采用介入性胆道引流减黄术,如 PTCD 外引流或经 PTCD 或 ERCP 途径置入胆道内支撑管或金属内支架引流减黄。

5.出院后建议

(1)适当休息。

（2）调节饮食,加强营养。消炎利胆、保肝治疗。

（3）门诊定期随访复查:定期复查 B 超或 CT、肝功能、CEA 及 CA19-9 变化等。

（4）行胆道外引流患者,保持引流通畅,并记录每日引流量。

（5）胆道梗阻患者,如出现腹痛、发热和黄疸,及时到医院就诊。

（6）根据整体治疗方案安排辅助放化疗等治疗。

6.胆囊癌的预后

目前胆囊癌的预后仍很差,系列的大宗病例资料回顾性研究显示,胆囊癌患者(包括手术和非手术)的 5 年生存率不足 5%,平均生存时间不足 6 个月,根本原因是 40% 以上的患者就诊时已属晚期,不能根治性切除,根治性切除率仅约 25%。根治性手术可明显提高生存率,其生存时间主要取决于肿瘤侵犯胆囊壁的深度和范围以及淋巴结转移情况根治性切除患者的总的 5 年生存率超过 40%,T_1 期行单纯胆囊切除术患者的 5 年生存率接近 100%,T_2 及 T_3 期没有淋巴结转移的患者根治性切除术后 5 年生存率超过 50%,出现黄疸、淋巴结转移或远处转移的患者 5 年生存率为 0～10%。

（1）影响预后的因素:临床因素中,意外胆囊癌预后最好,中位生存期 26.5 个月;可疑胆囊癌患者中位生存期为 9.2 个月。同时,因肿瘤引起的梗阻性黄疸、胆道感染以及肠梗阻这一系列并发症均影响其预后。

病理因素方面,与绝大多数恶性肿瘤一样,胆囊癌预后与 TNM 分期明显呈正相关,分期越晚预后越差,其中 T 分期尤其重要。T 分期不但指肿瘤侵犯深度,同时预示淋巴结转移以及远处转移的概率;不同 T 分期患者,手术切除率不同,直接影响患者预后。淋巴结转移以及远处转移患者,均提示预后差。

（2）治疗方法与预后:手术切除是胆囊癌唯一有效的治疗方法,其预后与能否行根治性切除术以及切缘是否阴性密切相关。$T_{1a}N_0M_0$ 患者,行单纯胆囊切除术,术后切缘为阴性者,术后 5 年生存率为 99%～100%;$T_{1b}N_0M_0$ 患者为 95%～100%。$T_2N_0M_0$ 患者行根治性切除术(切缘为阴性者),术后 5 年生存率为 60%～80%,高于行单纯胆囊切除患者的 5 年生存率(10%～22%)。T_3 患者行根治性切除术后 5 年生存率为 15%～63%。T_4 患者绝大部分由于伴有门静脉侵犯或腹膜种植等原因,无法根治性切除,故行姑息性手术或行内支架置入术,其术后 5 年生存率几乎为零。

（3）胆囊癌的生物学特性与预后:胆囊癌恶性程度高、预后差,在基因水平上研究胆囊癌的生物学行为,有助于胆囊癌的早期诊断和治疗。胆囊癌的发生、发展是一个多基因共同作用的结果,许多基因与胆囊癌的发生、发展、转移以及预后有密切关系。目前对胆囊癌相关基因的研究集中在对 p53 和 ras 基因,关于其他基因的报道很少。随着胆囊癌分子生物学研究的进一步发展,将逐渐揭示胆囊癌发生、发展、转移的基础,并寻找特异性高、敏感性高、简便实用的肿瘤标记物用于临床检测,改善胆囊癌的预后情况。

7.胆囊癌的预防

改善预后的关键是:重预防,早发现早治疗,规范胆囊癌手术,合理的综合治疗。预防胆囊癌最有效的方法是:对有胆囊癌易患因素的病变行预防性胆囊切除术,特别是对 50 以上的慢性萎缩性胆囊炎、结石直径＞3cm、瓷性胆囊、胆囊息肉、胆囊腺肌病、原发性硬化性胆管炎(PSC)、胰胆管汇合异常等患者，应行预防性胆囊切除术。流行病学研究资料显示，全人群中其胆囊结石患者 20 年内发生胆囊癌的概率不足 0.5%，对无症状胆囊结石患者，行预防性胆囊切除术是不必要的。

(1)一级预防：即病因预防。胆囊癌仍无明确的病因，国内外的流行病学研究已经证明：胆囊结石、瓷化胆囊、胆囊息肉以及沙门菌感染等是胆囊癌的最重要的危险因素。加强卫生宣教，对老年胆囊结石患者等有危险因素的人群，定期门诊随访，必要时行预防性胆囊切除。

(2)二级预防：即早发现、早诊断、早治疗。对于具有危险因素患者如胆石症、胆囊息肉患者，一旦发现恶变可能，建议手术治疗。腹腔镜胆囊切除术中发现的意外胆囊癌患者，需术中冷冻明确肿瘤病理分期和切缘情况，以确定是否行进一步根治性手术治疗。同时建议腹腔镜胆囊切除术中尽量避免胆囊破损，取出胆囊标本时应置入标本袋内以防止意外肿瘤造成切口种植。对于不能行根治性切除术的患者，建议行姑息性治疗，解除胆道梗阻，其方法如内引流术、内镜胆道内支架置入术、PTCD 术等。

(3)三级预防：康复预防。对不能手术或手术后的患者，争取康复治疗，包括减黄、保肝支持治疗以及中西医结合治疗，以减轻痛苦，提高生活质量。

(4)预防复发转移的措施：①预防性全身化疗：根据个人具体情况制定个体化治疗方案；②局部放疗：根据个人具体情况制定相关治疗方案；③细胞因子免疫治疗；④细胞过继免疫治疗；⑤分子靶向治疗；⑥中医治疗。

参考文献

1.赵玉沛.普通外科学高级教程.北京:中华医学电子音像出版社,2020.

2.陈孝平,易继林.普通外科疾病诊疗指南(第3版).北京:科学出版社,2020.

3.蔡三军,赵任.大肠癌:基础与临床的转化.上海:上海交通大学出版社,2020.

4.任晓斌.实用普外科疾病诊疗学.北京:中国纺织出版社,2020.

5.戴显伟.肝胆胰肿瘤外科.北京:人民卫生出版社,2020.

6.赵玉沛.肝胆外科手术要点难点及对策.北京:科学出版社,2018.

7.卢实春.肝胆外科临床路径.北京:人民军医出版社,2018.

8.韩少良.普外科、肿瘤外科医师值班手册.上海:复旦大学出版社,2017.

9.陈孝平,汪建平,赵继宗.外科学(第9版).北京:人民卫生出版社,2018.

10.汤文浩.普外科入门.南京:东南大学出版社,2018.

11.袁媛.胃癌病因及早诊早治.北京:科学出版社,2018.

12.吴咸中,王鹏志.腹部外科实践.北京:人民卫生出版社,2017.

13.刘荣.肝胆胰脾机器人外科手术学.北京:人民卫生出版社,2019.

14.李敬东,王崇树.实用临床普通外科教程.北京:科学出版社,2018.

15.田德安.消化疾病诊疗指南.北京:科学出版社,2019.

16.胡敬宝.肝病临床诊断与治疗.吉林:吉林科学技术出版社,2019.

17.吴斌,陈小良,李建忠.消化内镜基本操作规范与技巧.北京:科学出版社,2019.

18.王朝晖.消化内科急危重症救治手册.河南:河南科学技术出版社,2019.

19.王国斌.胃肠外科手术要点难点及对策.北京:科学出版社,2018.

20.丹·隆戈.哈里森胃肠及肝病学.北京:科学出版社,2018.

21.金震东,李兆申.消化超声内镜学.北京:科学出版社,2018.

22.于中麟.消化内镜诊断金标准与操作手册(第2版).北京:科学出版社,2018.

23.张启瑜.钱礼腹部外科学(第2版).北京:人民卫生出版社,2017.

24.宋茂民,王磊.外科疾病学.北京:高等教育出版社,2017.

25.(美)JawadAhmad.西奈山肝病诊疗指南.北京:科学出版社,2018.

26.詹姆斯·加登,罗曼·帕克原.肝胆胰外科学(第5版).北京:北京大学医学出版社,2017.

27.吴金术.肝胆胰外科案例分析.北京:科学出版社,2017.

28.丛文铭.肝胆肿瘤外科病理学.北京:人民卫生出版社,2015.

29.金中奎,王西墨.肝胆外科围术期处理.北京:人民军医出版社,2015.

30.李荣祥,张志伟.腹部外科手术技巧.北京:人民卫生出版社,2015.

31.张洪义.肝胆外科腹腔镜手术并发症预防与处理策略.北京:人民卫生出版社,2015.

32.杨雁灵.普通外科基础手术精讲.北京:科学出版社,2016.

33.池肇春.实用临床肝病学(第2版).北京:人民军医出版社,2015.

34.贾杰.肝病相关性疾病.北京:科学出版,2016.